全国医药职业教育药学类规划教材

生物药物知识

（供高职高专使用）

主　编　杨群华　杜　敏

副主编　郭成栓

编　者　（以姓氏笔画为序）

王舰平（广东食品药品职业学院）

王玉亭（广东食品药品职业学院）

王增仙（山西生物应用职业技术学院）

杜　敏（广东食品药品职业学院）

李　脉（广东食品药品职业学院）

李　平（山西生物应用职业技术学院）

杨群华（广东食品药品职业学院）

赵　鑫（广东轻工职业技术学院）

郭　迪（广东食品药品职业学院）

郭成栓（广东食品药品职业学院）

商　捷（沈阳药科大学高等职业技术学院）

中国医药科技出版社

内 容 提 要

本教材是全国医药职业教育药学类规划教材之一，根据生物制药技术岗位群的需要和特点，结合最新2010年版《中华人民共和国药典》，设立了生物药物概述、抗生素、生化药物、生物制品、生物医学材料、实践训练6个模块。每个模块重点介绍定义、分类、用途及各类典型生物药物的名称、来源、性状、作用与用途、不良反应、注意事项、药物相互作用、贮藏等。

本教材针对性、实用性强，可供高等职业教育院校、高等医药专科学校生物制药专业使用，也可供药学类其他专业使用。

图书在版编目（CIP）数据

生物药物知识/杨群华，杜敏主编．—北京：中国医药科技出版社，2010.3
全国医药职业教育药学类规划教材．供高职高专使用
ISBN 978－7－5067－4564－2

Ⅰ.①生… Ⅱ.①杨… ②杜… Ⅲ.①生物制品：药物－高等学校：技术学校－教材 Ⅳ.①R977

中国版本图书馆CIP数据核字（2010）第026240号

美术编辑　陈君杞
版式设计　郭小平

出版　中国医药科技出版社
地址　北京市海淀区文慧园北路甲22号
邮编　100082
电话　发行：010-62227427　邮购：010-62236938
网址　www.cmstp.com
规格　787×1092mm $\frac{1}{16}$
印张　13½
字数　285千字
版次　2010年3月第1版
印次　2023年7月第10次印刷
印刷　北京市密东印刷有限公司
经销　全国各地新华书店
书号　ISBN 978-7-5067-4564-2
定价　**26.00元**
本社图书如存在印装质量问题请与本社联系调换

全国医药职业教育药学类规划教材

编 写 说 明

随着我国医药职业教育的迅速发展，医药院校对具有职业教育特色药学类教材的需求也日益迫切，根据国发［2005］35 号《国务院关于大力发展职业教育的决定》文件和教育部［2006］16 号文件精神，在教育部、国家食品药品监督管理局、教育部高职高专药品类专业教学指导委员会的指导之下，我们在对全国药学职业教育情况调研的基础上，于 2007 年 7 月组织成立了全国医药职业教育药学类规划教材建设委员会，并立即开展了全国医药职业教育药学类规划教材的组织、规划和编写工作。在全国 20 多所医药院校的大力支持和积极参与下，共确定 78 种教材作为首轮建设科目，其中高职类规划教材 52 种，中职类规划教材 26 种。

在百余位专家、教师和中国医药科技出版社的团结协作、共同努力之下，这套"以人才市场需求为导向，以技能培养为核心，以职业教育人才培养必需知识体系为要素、统一规范科学并符合我国医药事业发展需要"的医药职业教育药学类规划教材终于面世了。

这套教材在调研和总结其他相关教材质量和使用情况的基础上，在编写过程中进一步突出了以下编写特点和原则：①确定了"市场需求→岗位特点→技能需求→课程体系→课程内容→知识模块构建"的指导思想；②树立了以培养能够适应医药行业生产、建设、管理、服务第一线的应用型技术人才为根本任务的编写目标；③体现了理论知识适度、技术应用能力强、知识面宽、综合素质较高的编写特点。④高职教材和中职教材分别具备"以岗位群技能素质培养为基础，具备适度理论知识深度"和"岗位技能培养为基础，适度拓宽岗位群技能"的特点。

同时，由于我们组织了全国设有药学职业教育的大多数院校的大批教师参加编写工作，强调精品课程带头人、教学一线骨干教师牵头参与编写工作，从而使这套教材能够在较短的时间内以较高的质量出版，以适应我国医药职业教育发展的需要。

根据教育部、国家食品药品监督管理局的相关要求，我们还将组织开展这套教材的修订、评优及配套教材（习题集、学习指导）的编写工作，竭诚欢迎广大教师、学生对这套教材提出宝贵意见。

全国医药职业教育药学类
规划教材建设委员会
2008 年 5 月

前　　言

21 世纪是生命科学的世纪，在现代生物技术迅速发展的同时，加速培养现代生物制药技术人才，是迎接未来挑战的需要。目前，全国开设生物技术类专业的高职院校有200多所，其中大部分开设了有关生物制药工艺方面的课程，但未涉及更多的生物药物知识。生物药物知识是生物制药技术应用领域的重要组成部分，因此开设该课程具有一定的迫切性和可行性。

通过该课程的学习，学生可以学到用于多种恶性传染病的预防、诊断和多种顽固疾病的治疗以及为达到某种特殊医学目的或保健作用而使用的生物药物的基础知识，学校可以培养适合生物制药技术岗位群需要，能从事生物药物的生产、检验、营销等技术工作的高等应用型专业人才。

本教材以化学本质和化学特性不同的各类生物药物为基础，构建抗生素、生化药物、生物制品、生物医学材料等知识模块。教材编写严格遵循市场需求，根据岗位特点及技能需求，打破了传统学科制思维模式，具有基础性、前瞻性、系统性及实用性的特点。知识体系由浅入深，循序渐进；语言通俗易懂，简明扼要；内容适度够用，拓宽视野。

本教材基于职业教育学生认知特点，使用较新的体例格式，采取"综合概述→各论介绍"的模式进行各教学模块的编写，并在书中选配小知识、知识拓展、课后练习等，激发学生兴趣。本教材既可作为生物制药技术专业的专业课教材，又可作为相关专业的公共选修课教材。本教材具有一定的可裁剪性和可拼接性。

广东食品药品职业学院的杨群华、杜敏、郭成栓、郭迪、李脉、王舰平、王玉亭，山西生物应用职业技术学院的李平、王增仙，沈阳药科大学高等职业技术学院的商捷，广东轻工职业技术学院的赵鑫共同完成了本教材的编写工作。为使本教材适应行业发展及职业教育需要，我们参考了大量国内外相关文献，并结合自己的教学实践经验进行编写。在此，向各参考文献的原作者及热情提供帮助的广大师生表示感谢。

由于生物制药技术发展日新月异，且编者学识水平有限，本教材难免会有错误与不妥之处，热忱欢迎广大读者与同仁批评指正，以便本教材在再版中得以改正和完善。

编　者
2010 年 1 月

目　　录

模块一　生物药物概述

【学习目标】

1. 了解生物制药技术、生物药物等基本概念；
2. 掌握生物药物的特性；
3. 掌握生物药物的分类；
4. 了解生物药物的发展。

　　健康正常的人体内存在多种与代谢紧密相关的生理活性物质，如蛋白质、酶、核酸、激素、抗体、细胞因子等。这些物质维持着人体正常的生命活动，帮助人体躲避疫情、战胜疾病、保持健康状态。人体一旦受到外界环境的干扰或人体自身衰老而导致上述某种生理活性物质的产生或作用受到阻碍时，就会发生与该物质相关的疾病，如胰岛素分泌障碍时就会发生糖尿病。

一、基市概念

1. 生物技术

　　生物技术是以生命科学为基础，利用生物体、生物组织、细胞、体液或其代谢产物，并与生物工程技术相结合，设计构建具有预期性状的新物种或新品系，利用这样的新物种或新品系进行加工生产，为社会提供商品和服务的综合性技术应用体系。

　　生物技术作为 21 世纪高新技术的核心，是一门涉及多学科的综合技术应用体系，与生物技术相关的学科很多，主要有生物学、化学、遗传学等。生物技术的研究成果越来越广泛地应用于医药、食品、农业、生态、能源、环境保护及海洋生物等领域，日益显示出它在解决人类面临的难以解决问题中的巨大作用。今后，生物技术应用的深度和广度还将不断扩展，这要求生物技术人员尽可能掌握全面而坚实的知识。

知识拓展

现代生物技术

（1）基因工程 即 DNA 体外重组技术，是用人为方法将所需要的供体细胞中的 DNA 分离出来，在离体条件下用适当的工具酶进行切割后，把它与作为载体的病毒、质粒的 DNA 拼接起来，然后与载体一起导入适当的受体细胞进行正常复制和表达的技术。

（2）酶工程 是酶学与化学技术结合的产物，将酶、细胞器、微生物细胞或动植物细胞等放在一定的生物反应器中，利用酶、细胞器或细胞所具有的生物催化功能，借助工程手段将相应的原料转化成所需产品的技术。

（3）细胞工程 是细胞水平上的遗传工程，应用细胞生物学和分子生物学的理论和方法，按照人们的设计蓝图，进行细胞水平上的遗传操作，改变细胞的遗传基础，大规模培养细胞、组织乃至完整生物体的技术。

（4）发酵工程 是采用现代化工程技术手段，在合适条件下，利用生物（主要是微生物）和有活性的离体酶的某些功能，为人类生产有用产品，或直接用微生物参与控制某些工业生产过程的技术。

（5）生化工程 是为生物技术服务的化学工程，利用化学工程原理和方法对实验室所取得的生物技术成果加以开发的技术，包括生物反应器、生物传感器的设计与应用，发酵动力学研究，反应过程优化等。

（6）蛋白质工程 是第二代基因工程，根据蛋白质的精细结构和生物活力的作用机制之间的关系，利用基因工程的手段，按照人类自身的需要，定向地改造天然的蛋白质，甚至创造新的、自然界本不存在的、具有优良特性的蛋白质的技术。

（7）抗体工程 是利用重组 DNA 和蛋白质工程技术，对抗体基因进行加工改造和重新装配，经转染适当的受体细胞后，表达抗体分子，或利用细胞融合、化学修饰等方法改造抗体分子的技术。

（8）海洋生物技术 是现代生物技术与海洋生物学的交叉产物，开发利用各国领海或公海海域中的海洋生物，进行繁殖或改良，并提取分离各类生物活性物质的技术。

2. 生物制药技术

生物制药技术是利用生物体或生物过程，在人为设定的条件下生产各种生物药物的技术，是现代药物生产的主要技术平台。

医药行业是永续增长的朝阳行业，生物医药则是朝阳中的朝阳。生物技术最早应用于医药领域，成果特别显著。近 20 年来，以基因工程、细胞工程、酶工程为代表的现代生物技术迅猛发展，美国、英国、德国、日本等发达国家投入大量的人力、物力和财力，用于研究和开发用于医药领域的生物技术产品，目前全球正处于生物制药技术大规模产业化阶段。现代生物技术的发展，为生物制药技术开拓了许多新的领域。

3. 生物药物

生物药物是指综合运用生物学、微生物与免疫学、生物化学及药学等的原理和方法，利用生物体、生物组织、细胞、体液或其代谢产物，加工制成的一类用于预防、治疗和诊断疾病的物质。

广义的生物药物包括从动物、植物及微生物等生物原料中制取的各种天然活性物质及其完全人工合成或半合成的天然活性物质类似物。因而，抗生素、生化药品和生物制品均属于生物药物的范畴。

生物药物的发展非常迅速，阵营非常庞大。目前全世界的医药品有一半是生物合成的，特别是合成分子结构复杂的药物时，它不仅比化学合成法简便，而且有更高的经济效益。医药上应用的青霉素、链霉素、庆大霉素等抗生素绝大多数来自微生物。我们日常生活中补充的维生素、氨基酸、核酸、糖类、脂类等生物药物是人体重要的营养物质。生物药物还将广泛用于治疗癌症、艾滋病、冠心病、贫血、发育不良、糖尿病等多种顽固疾病。

二、生物药物的特性

（一）生物药物原料的特殊性

1. 原料的多样性

生物药物原料以天然的生物材料为主，包括人、动物、植物、微生物及海洋生物等天然的生物组织、体液和分泌物。随着生物技术的发展，有目的人工制得的生物原料成为当前生物制药原料的主要来源。例如用人工免疫法制得的动、植物，人工构建的基因工程细菌、工程细胞等。

2. 原料的有效成分含量低

激素、酶等在生物体内含量极低，导致生物药物原料杂质含量较高，生产工艺复杂，收率较低。例如用于制备天然胰岛素的胰岛中，胰岛素含量仅为0.002%。

3. 原料的易腐败性

生物药物原料多为高营养物质，极易被微生物分解或被自身代谢酶破坏，导致腐败变质，有效成分活性丧失，甚至产生热原或致敏物质。因此，对原料的保存、加工有一定要求，尤其对温度、时间和无菌操作等方面有严格要求。

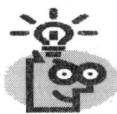

【小知识】　2010年版《中国药典》规定：炭疽杆菌、肉毒梭菌及破伤风梭菌制品应在各制品的专用设施内生产；人血浆制品的生产用设施及设备应专用，不得与其他异种蛋白制品混用；卡介苗生产需要独立建筑物和厂房；卡介苗与结核菌素制品的生产车间应严格分开，卡介苗、结核菌素的生产设备要专用。

（二）生物药物生产制备的特殊性

生物药物多从非常复杂的生物原料中提取，一般来说没有固定的工艺可遵循。生物药物稳定性差，其分子结构中具有特定的活性部位，该活性部位以其严格的空间构象维持其生理活性，该结构一旦破坏，生物药物活性也就随着消失。所以，生物药物对热、酸、碱、重金属及 pH 变化等各种理化因素都较敏感，甚至机械搅拌、压片机冲头的压力、金属器械、空气、日光等对生物药物活性都会产生影响。

为了确保生物药物的有效药理作用，从原料处理、制造工艺、制剂、贮藏、运输和使用等各个环节都要严加控制。为此，生产过程中，根据产品的特点，对温度、pH、溶解氧、CO_2、生产设备等生产条件及生产管理均有严格的要求，并对产品的有效期、贮藏条件和使用方法均须作出明确规定。

（三）生物药物剂型的特殊性

由于生物药物易被人体胃肠道环境变性、酶解，给药途径多采用注射给药等方式。不同的给药途径，可直接影响生物药物疗效的发挥，所以，生物药物对剂型大都有特殊要求。例如对胰岛素依赖的糖尿病患者，需将胰岛素制成缓释剂或控释剂，效果较好。

（四）生物药物检验的特殊性

生物药物多为复杂的大分子，具有一定的生理功能，其结构与功能有着严格的对应关系。因此，生物药物检验具有特殊性，不仅要有理化检验指标，更要有生物活性检验指标和安全性检验指标。

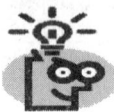

【小知识】　　生物制品必须具备安全和有效两个重要条件，所以生物制品的质量检定包括安全性和效力检定两个方面。安全性检定包括毒性试验、防腐剂试验、热原质试验、安全试验、有关安全性的特殊试验（如致敏原、DNA、重金属）等；而效力检定包括浓度测定、活菌率或病毒滴度测定、动物保护率试验、免疫抗体滴度测定、稳定性试验等。

（五）生物药物药理学特性

生物药物的结构与人体的生理活性物质十分接近或相同，在药理学上对机体具有更高的生化机制合理性和特异疗效性，在临床使用中表现出以下特点。

1. 治疗针对性强，疗效高

在机体代谢发生障碍时应用与人体的生理活性物质十分接近或类似的生物活性物质作为药物来补充、调整、增强、抑制、替换或纠正代谢失调，其作用机制合理、结果有效，针对性强、疗效高、用量小。例如细胞色素 c 作为生物氧化过程中的电子传递体，细胞缺氧时能进入细胞及线粒体内，增强细胞对氧的利用，用于一氧化碳中毒、催眠药中毒等组织缺氧的急救和辅助用药，效果显著。

2. 营养价值高，毒副作用小

生物药物主要有蛋白质、核酸、糖类、脂类等，多为维持机体正常代谢的原料。这些物质的组成单元为氨基酸、核苷酸、单糖、脂肪酸等，对机体无害且是重要的营养物质。生物药物进入机体后易被机体吸收利用并直接参与机体的正常代谢与调节，对机体的毒副作用小。

3. 免疫性副作用时有发生

生物药物主要由生物原料制得，不同物种之间的种属差异甚至相同物种之间的个体差异较大，导致生物活性物质的结构存在不同，使用时易发生免疫反应等。

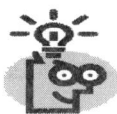

【小知识】　2010 年版《中国药典》于 2010 年 7 月 1 日起正式执行，共分为三部。一部收载药材及饮片、植物油脂和提取物、成方制剂和单味制剂，共 2165 种；二部收载化学药品、抗生素、生化药品、放射性药品及药用辅料，共 2271 种；三部收载生物制品，共 131 种。

三、生物药物的分类

伴随着生物制药技术的蓬勃发展，生物药物在现代医药中占有重要的地位。但由于生物药物的原料复杂、结构多样、功能广泛，任何一种分类方法都会有不完善之处。

（一）按照生物药物来源分类

1. 人体组织来源的生物药物

该类药物疗效好，无毒副作用，但受来源限制无法批量生产。现投产的主要品种仅限于人血液制品、人胎盘制品和人尿制品。生物技术的应用解决了因原料限制而无法生产药物的难题，保障了临床用药需求，如利用基因工程技术生产重组人生长激素。

2. 动物组织来源的生物药物

该类药物多经提取、纯化制备而成，来源丰富，价格低廉，可以批量生产，缓解了人体组织原料来源不足的情况。但由于动物和人存在着较大的种属差异，有些药物的疗效低于人源的同类药物，甚至对人体无效。如人生长激素对治疗侏儒症有效，而动物生长激素对治疗侏儒症无效且会引起免疫反应。

3. 植物来源的生物药物

该类药物为具有生理活性的天然有机化合物，如从菠萝中提取的菠萝蛋白酶，资源十分丰富。据不完全统计，全世界约有 40% 的药物来源于植物，我国有详细记载的近 5000 种。随着生物技术的发展，转基因植物生产药物进一步成熟，该类药物将会有更大的发展。

4. 微生物来源的生物药物

微生物具有种类繁多、容易变异、生长繁殖迅速、易于培养等特点，是生物制药非常有发展前途的资源。来源于微生物的药物在种类、品种、用途等方面都较多，包括各种初级代谢产物、次级代谢产物及工程菌生产的各种人体内活性物质。该类药物有氨基酸、蛋白质、酶、糖类、核酸、抗生素、维生素、疫苗等。

5. 海洋生物来源的生物药物

海洋占地球表面的 3/4，有 20 多万种海洋生物，是目前各国重点开发的领域。与陆生生物比较，有些海洋生物具有耐高温或低温、耐高压、耐高盐和耐低营养的特点，研究开发利用这些具有特殊功能的海洋极端生物可能获得陆地上无法得到的新天然产物。从海洋生物制取的药物，又称海洋药物。从海洋中分离的天然化合物，其结构多与陆地天然物质不同，具备较为独特的化学结构，在生物医学及疾病防治上显示出巨大的应用潜力，具有抗菌、抗病毒、抗肿瘤、抗心血管疾病等生物活性。

（二）按照化学本质和化学特性分类

1. 抗生素

（1）β-内酰胺类　主要包括青霉素类、头孢菌素类及非典型β-内酰胺类，如青霉素钠、头孢氨苄、克拉维酸钾等。

（2）氨基糖苷类　如硫酸庆大霉素、硫酸阿米卡星等。

（3）四环素类　如盐酸四环素、盐酸土霉素等。

（4）大环内酯类　如红霉素、阿奇霉素等。

（5）其他　如多黏菌素、杆菌肽等多肽类抗生素；氯霉素等酰胺醇类抗生素。

2. 生化药物

（1）氨基酸类药物　主要包括天然的氨基酸、氨基酸混合物及氨基酸的衍生物。例如谷氨酸用于肝昏迷、神经衰弱和癫痫；由氨基酸与右旋糖酐或乙烯吡咯酮配伍而成的复方氨基酸注射液，是较好的血浆代用品。

（2）多肽和蛋白质类药物　主要包括活性多肽、蛋白质类药物等。例如促肾上腺皮质激素，可促进肾上腺皮质的组织增生以及皮质激素的生成和分泌，属于39肽。

（3）酶类药物　多属于水解酶，已广泛应用于疾病的治疗和诊断，包括助消化的胃蛋白酶、抗炎的溶菌酶、抗血栓的尿激酶、抗肿瘤的门冬酰胺酶等。

（4）核酸类药物　主要包括碱基、核苷、核苷酸、多核苷酸及其衍生物等。例如巯基嘌呤可用于急性白血病；肌苷可用于各种急性和慢性肝脏疾病；三磷酸腺苷二钠（ATP）可用作供能剂。

（5）糖类药物　主要包括单糖、寡糖、多糖及其衍生物等。例如肝素具有很强的抗凝作用；硫酸软骨素可清除体内血液中的脂类和脂蛋白，防治动脉粥样硬化症。

（6）脂类药物　主要包括不饱和脂肪酸类、磷脂类、胆酸类、固醇类、胆色素等。例如脑磷脂、卵磷脂可用于肝病、冠心病和神经衰弱症；谷固醇有降低血清胆固醇的作用，用于高胆固醇血症和防治动脉粥样硬化症。

（7）维生素类药物　主要包括脂溶性维生素和水溶性维生素。例如维生素 D 对钙磷代谢及小儿骨骼生长具有重要作用；维生素 C 参与人体代谢，降低毛细血管脆性，刺激凝血功能等。

3. 生物制品

（1）疫苗类　如卡介苗、流感全病毒灭活疫苗、吸附破伤风疫苗等。

（2）抗体类　如单克隆抗体、多克隆抗体等。

（3）血液制品类　如人血白蛋白、人免疫球蛋白等。

（4）细胞因子类　如注射用重组人促红细胞生成素、注射用重组人干扰素 γ 等。

（5）重组激素类　如重组人胰岛素、重组人生长激素等。

（三）按照功能用途分类

生物药物广泛用于医学的各领域，在疾病的治疗、预防、诊断等方面发挥着重要作用，按此法分类便于临床应用。

1. 治疗药物

治疗疾病是生物药物的主要功能。生物药物以其独特的生理调节作用，对许多常见病、多发病、疑难病均有很好的治疗作用，且毒副作用低。例如生物药物对糖尿病、免疫缺陷病、心脑血管病、内分泌障碍、肿瘤等的治疗效果是其他药物无法替代的。

2. 预防药物

对于许多传染性疾病来说，预防比治疗更重要。预防是控制感染性疾病传播的有效手段，常见的预防药物有各种疫苗等。在疾病的预防方面只有生物药物可担此任。随着生物技术应用范围的增大，生物药物的疗效和品种都将大为改善和提高。它将对降低医疗费用，提高国民身体素质和生活质量起重要作用。

3. 诊断药物

疾病的临床诊断也是生物药物重要用途之一，用于诊断的生物药物具有速度快、灵敏度高、特异性强的特点。现已应用的有：免疫诊断试剂、酶诊断试剂、单克隆抗体诊断试剂和基因诊断试剂等。

4. 其他

生物药物在保健品、食品、化妆品、医用材料等方面也有广泛的应用。

四、生物药物的发展

1953 年以来，美国的沃森和英国的克里克共同提出了生命基本物质 DNA 的双螺旋结构模型，这项 20 世纪生命科学的重大发现揭开了生命科学划时代的一页。之后，随着生物技术的不断发展，生物技术在新型生物药物开发中的应用，取得了颇有成效的进步，特别是基因工程技术的应用，使得生物药物品种不断增多（表 1－1）。

表 1－1　1953 年以来生物技术发展大事记

年代	主要事件
1953 年	提出了 DNA 双螺旋结构模型
1973 年	建立了 DNA 重组技术
1975 年	建立了鼠源性单克隆抗体技术
1977 年	利用基因工程大肠杆菌表达出了人脑生长激素释放抑制激素
1978 年	利用基因工程大肠杆菌表达出了人胰岛素
1981 年	第一个单克隆抗体诊断试剂盒在美国被批准使用
1982 年	FDA 批准重组人胰岛素在美国上市
1990 年	美国批准第一个体细胞基因治疗方案
1997 年	英国培养出第一只克隆羊多莉
2000 年	人类基因组计划草图完成，人类后基因组计划及蛋白质组计划启动
2004 年	我国主持的人类肝脏蛋白质组计划正式启动
2005 年	联合国通过《关于人类的克隆宣言》，要求各国禁止从事违人类尊严的任何形式的克隆人实验
2006 年	日本获得功能与胚胎干细胞类似的准"诱导多功能干细胞（iPS）"
2009 年	基因疗法作为一种潜力巨大的疾病治疗方法，用于尝试治疗致命脑病等罕见疾病，取得不同程度的进展

1. 传统生物药物

生物药物的应用最早可追溯到远古几千年以前，古代的我国在此方面创造了光辉的成就。我们的祖先利用长在豆腐上的霉来治疗疖疮，用紫河车（胎盘）作强壮剂，用鸡内金止遗尿及消食健胃。明代李时珍的《本草纲目》记载药物1892种，除植物药物外，有动物药物444种，（其中，鱼类63种、兽类123种、鸟类77种、蚧类45种、昆虫类百余种）。19世纪，法国科学家巴斯德发现空气中的普通细菌能抑制炭疽杆菌的生长。同期，俄国科学家梅契尼科夫用乳酸杆菌来抑制人体肠道内的有害腐生菌。

2. 近代生物药物

早期的生物药物多来自动植物组织，有效成分不明确。1928年，英国细菌学家弗莱明发现青霉素，为生物制药技术开辟了新的纪元。但青霉素从发现到大规模生产花费了十几年时间。随后，大量的抗生素被发现，20世纪40年代发现了14种，50年代发现了20种。以青霉素、链霉素等抗生素为代表的生物制药技术进入了工业化生产时代。除了抗生素之外，还有氨基酸、维生素等一系列生物药物相继出现。该类药物主要是微生物的初级代谢产物或次级代谢产物，常用微生物纯种发酵进行生产，大多数都是需氧发酵。该类药物产品数量逐渐增大，产品质量逐渐提高，产品种类逐渐增多（表1－2）。

表1－2　近代生物药物

药物种类	药物名称
抗生素	青霉素钠、头孢氨苄、硫酸链霉素、盐酸四环素、红霉素、克拉霉素等1000多种
氨基酸	谷氨酸、盐酸精氨酸、甘氨酸、门冬酰胺等
维生素	维生素 B_2、维生素 C、维生素 A 等
核酸	肌苷、盐酸阿糖胞苷、聚肌胞等
多糖	右旋糖酐、肝素钠、硫酸软骨素等
蛋白质	单细胞蛋白、硫酸鱼精蛋白、胃膜素等
酶制剂	骨蛋白酶、胰酶、糜蛋白酶、溶菌酶等

3. 现代生物药物

20世纪70年代，因为重组DNA技术的出现，诞生了由淋巴细胞杂交瘤技术制备的单克隆抗体，生物制药技术得以发展并上升到了新的高度。近十多年来，美国、英国、日本等发达国家投入大量人力和物力，研究和开发基因工程药物，已取得新的进展。根据美国药学会的统计，至20世纪初，全世界已有2.5亿人使用了生物药物，已经开发成功和正在开发的生物药物达到371种，能治疗200多种疾病，其中大部分为癌症及其相关疾病。美国FDA近5年批准的生物技术药物数量超过了过去13年的总和。

我国在基因工程药物研究方面也取得了令人瞩目的成就，逐步缩短了与发达国家的差距，具备了一定的国际竞争力。1989年，我国第一个拥有自主知识产权的基因工程药物——重组人干扰素α1b被批准生产，标志着我国生产基因工程药物实现了零的突破。一批批基因工程药物和疫苗正逐步从实验室研究转向产业化；应用于诊断或导向药物的单克隆抗体和单克隆抗体衍生物研究进展顺利；人工血液代用品进入临床疗效研究；疾病相关基因的定位和克隆取得了重大突破；应用酶工程技术，一批相应的诊断酶、试剂盒、酶电极以及诊断测试仪器不断研制出来。

知识拓展

生物制药技术"四高一低"

生物制药技术是典型的高新技术产业之一，具有"四高一低"的特征：

（1）高技术　主导技术为基因工程技术，既表现在对生产设备、生产环境的要求高，又表现在对参与者素质的高标准、严要求。

（2）高投入　生物药物前期的研究开发周期长、费用高，后期还须投入相当大的资金建造满足生物制品安全规范及 GMP 要求的洁净厂房及其他生产设施。

（3）高收益　生物药物的高附加值带来了产品的高额利润，但产品价格偏高，给市场推广增加了一定的难度。

（4）高风险　一是研究开发失败的风险；二是市场风险，即研制出来的生物药物适应面不够广泛、市场容量太小或产品寿命周期太短，导致投资难以收回。

（5）低污染　生物制药技术的副产物一般对人和环境不造成危害，可以再次利用。

【课后练习】

1. 下列药物中，不属于生物药物范畴的是（　　　）。
   A. 重组人生长激素　　B. 重组链激酶　　　　C. 磺胺嘧啶　　　　　D. 肝素钠
2. 卡介苗属于（　　　）类生物药物。
   A. 抗生素类　　　　　B. 生化药物　　　　　C. 生物制品　　　　　D. 基因重组药物
3. 用于制造人工皮肤的甲壳素主要来自于（　　　）。
   A. 动物　　　　　　　B. 植物　　　　　　　C. 海洋生物　　　　　D. 微生物
4. 我国第一个拥有自主知识产权的基因工程药物为（　　　）。
   A. 重组人干扰素 α1b　　　　　　　　　　　B. 重组人胰岛素
   C. 乙肝疫苗　　　　　　　　　　　　　　　D. 重组人生长激素
5. 吸附破伤风疫苗属于（　　　）。
   A. 治疗药物　　　　　B. 预防药物　　　　　C. 诊断药物　　　　　D. 保健品
6. 硫酸软骨素属于（　　　）。
   A. 脂类药物　　　　　B. 多肽类药物　　　　C. 核酸类药物　　　　D. 糖类药物
7. 生物药物较易出现的不良反应为（　　　）。
   A. 毒性反应　　　　　B. 变态反应　　　　　C. 致畸作用　　　　　D. 后遗效应
8. 抗生素的主要来源是（　　　）。

A. 动物　　　　　　　B. 植物　　　　　　　　C. 微生物　　　　　　D. 海洋生物

9. 利用杂交瘤技术生产单克隆抗体属于（　　　）。

A. 基因工程　　　　　B. 细胞工程　　　　　　C. 酶工程　　　　　　D. 蛋白质工程

10. 1953 年，生命科学的重大发现是（　　　）。

A. DNA 双螺旋结构模型　　　　　　　　　B. DNA 重组技术

C. 鼠源性单克隆抗体技术　　　　　　　　D. 人类基因组图谱

（杜　敏）

模块二 抗 生 素

【学习目标】

1. 了解抗生素、抗菌谱、抗菌活性、抑菌药、杀菌药等基本概念;
2. 掌握抗生素的分类;
3. 熟悉抗生素的计量单位和商品规格标识;
4. 掌握微生物耐药性产生机制及预防措施。

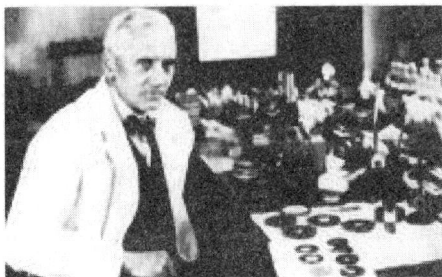

图 2 - 1　弗莱明在他的实验室内

人类长期与疾病斗争的过程中,早已利用某些微生物来治疗疾病,我国应用微生物或其产品来治疗疾病有着悠久的历史和丰富的实践。《本草拾遗》记载,屋内坛下尘土和胡燕窠土能治疗疮痈等恶疾,可能就是利用了土壤微生物所产生的抗生物质。在欧洲、南美等地,数世纪前也有用发霉的面包等来治疗溃疡、肠道感染和化脓性创伤等。

1928 年,英国细菌学家弗莱明在他简陋的实验室里研究导致人体发热的葡萄球菌(图 2 - 1)。由于盖子没有盖好,他发觉培养细菌用的琼脂上附了一层青霉菌,这是从楼上研究青霉菌的实验室窗口飘落进来的。令弗莱明感到惊讶的是,在青霉菌的近旁,葡萄球菌忽然不见了。这个偶然的发现深深吸引了他,他设法培养这种霉菌进行多次试验,据此发现了葡萄球菌的克星——青霉素,但当时青霉素的提纯问题还没有得到解决。

1935 年,英国牛津大学生物化学家钱恩和物理学家弗罗里对弗莱明的发现大感兴趣。钱恩负责青霉菌的培养和青霉素的分离、提纯,弗罗里负责对动物试验观察。至此,青霉素的功效得到了证明(图 2 - 2)。由于青霉素的发现和大量生产,拯救了千百万肺炎、脑膜炎、

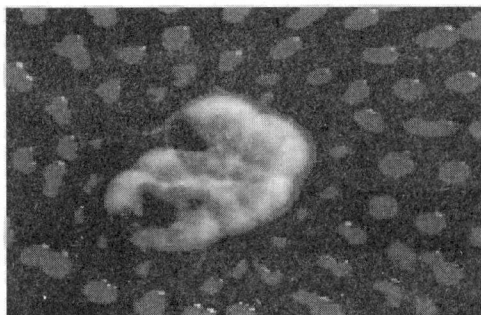

图 2 - 2　中央是青霉菌,周围是致病菌
距青霉菌最远的细菌个大、色浓,活力十足;距青霉菌较近的细菌较小、色浅,活力较差;最接近青霉菌的细菌最小、发白,已经死亡。

脓肿、败血症患者的生命。为了表彰这一造福人类的贡献，弗莱明、钱恩、弗罗里于1945年共同获得诺贝尔医学和生理学奖。

由于青霉素的发现及其神奇疗效，引起了其他抗生素的研究风潮。1944年，美国放线菌专家瓦克斯曼在灰色链霉菌中发现链霉素，能有效地治疗肺结核；氯霉素、新霉素、土霉素、四环素相继在1954年前被发现；万古霉素于1956年由东方链霉菌属的发酵物中纯化出来；接着往后的10年间，卡那霉素、灰黄霉素、巴龙霉素、林可霉素、庆大霉素、妥布霉素陆续被发现。如今，抗生素是人类使用最多的一类抗菌药物，自从青霉素正式投产以来，已有一百多种抗生素进入商业化生产，为人类的防病治病做出了重要的贡献。

一、基本概念

1. 抗生素

抗生素是生物（包括微生物、动物和植物）在其生命活动过程中所产生的（有些用化学或生物学方法所衍生的），能在低微浓度下有选择地抑制或杀灭其他生物功能的一类有机化学物质。用化学方法合成的氯霉素"仿制品"、具有抗肿瘤作用的博来霉素、青霉素母核加入不同侧链的半合成青霉素等，习惯上也均称为抗生素。

2. 抗菌谱

抗菌谱系指一种或一类抗生素（或抗菌药物）所能抑制（或杀灭）微生物的类、属、种范围。其中仅作用于某一菌种或某一菌属的抗生素称为窄谱抗生素。例如青霉素的抗菌谱主要包括革兰阳性菌和某些阴性球菌；链霉素的抗菌谱主要是部分革兰阴性杆菌。而对多种致病菌或多种病原微生物有抑制或杀灭作用的药物称为广谱抗菌药。例如四环素类的抗菌谱覆盖面广，包括一些革兰阳性和阴性细菌，以及立克次体、支原体、衣原体等。

3. 抗菌活性

抗菌活性指药物抑制或杀灭微生物的能力。临床上常用最低抑菌浓度（MIC）和最低杀菌浓度（MBC）来评价抗菌药物的抗菌活性。MIC值低，表明细菌对该药敏感；MIC值高，则提示细菌对药物敏感性差或耐药。临床上可参考药敏试验和抗菌药物的MIC选用相应的抗菌药物。

4. 抑菌药

抑菌药系指能抑制微生物生长繁殖，而无杀灭作用的药物，如盐酸四环素、红霉素等。

5. 杀菌药

杀菌药系指不仅能抑制微生物生长繁殖，而且对其具有杀灭作用的药物，如青霉素钠、头孢氨苄等。

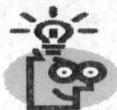

【小知识】　抗生素的命名原则：①以合成抗生素的动物、植物或微生物的分类学名称命名，如鱼素、蒜素、黄连素、青霉素、链霉素、灰黄霉素等；②以抗生素的化学结构或化学性质的特征命名，如四环素、环丝氨酸、杆菌肽、氯霉素等；③以一些有纪念意义或抗生素产生菌首次发现地的地名命名或习惯上已采用的俗名，如创新霉素、庐山霉素、正定霉素、金霉素、土霉素等。

二、抗生素的分类

抗生素的种类繁多，性质复杂，用途广泛，因此对其进行系统完善的分类有一定的困难，只能从实际出发进行大致分类。

（一）按照抗生素的生物来源分类

1. 细菌产生的抗生素

这类抗生素主要来自于多黏杆菌、枯草杆菌、芽孢杆菌，例如由多黏杆菌产生的多黏菌素、枯草杆菌产生的杆菌肽等。

2. 放线菌产生的抗生素

在所有已发现的抗生素中，由放线菌产生的抗生素占50%以上。其中，又以链霉菌属产生的抗生素为最多。这类抗生素主要有链霉素、四环素、红霉素、制霉菌素等。

3. 真菌产生的抗生素

这类抗生素较为重要，如青霉素、头孢菌素等。

4. 高等植物产生的抗生素

例如从被子植物蒜中提取出来的蒜素，从中药黄连中提取出来的黄连素等。

5. 动物产生的抗生素

例如从动物脏器中提取出来的鱼素、肝素等。

6. 海洋生物产生的抗生素

海洋生物，特别是海洋微生物已成为新抗生素产生的重要源泉。目前，从海洋生物中已陆续分离到许多抗菌活性物质，包括脂肪酸类、糖类、丙烯酸类、苯酚类、溴苯酚类、吲哚类、酮类、多糖类、多肽类等。它们分子结构丰富多样、新颖独特，是陆地生物所不具有的。

（二）按照抗生素的作用机制分类

1. 干扰细胞壁合成的抗生素

β – 内酰胺类抗生素、去甲万古霉素、杆菌肽、磷霉素等药物通过不同环节阻碍敏感细菌细胞壁的合成，致使细胞壁缺损，使菌体失去保护屏障，不能抵抗低渗环境进而死亡。

2. 抑制蛋白质合成的抗生素

四环素类、大环内酯类、氨基糖苷类和氯霉素类抗生素通过抑制蛋白质合成过程中的不同环节而发挥抗菌作用。由于抗菌药物对细菌的核蛋白体有高度的选择性，故不影响哺乳动物蛋白质合成。

3. 抑制核酸合成的抗生素

丝裂霉素、博来霉素、阿霉素等抗肿瘤抗生素可与DNA结合使之破坏分解，抑制DNA合成，对RNA及蛋白质合成也有一定的抑制作用。

4. 增加胞浆膜通透性的抗生素

多黏菌素、两性霉素B、制霉菌素等药物能增加细菌细胞膜的通透性，导致菌体内的核苷酸、氨基酸、糖类和盐类等重要物质大量外漏，从而使敏感菌死亡。

5. 作用于能量代谢系统的抗生素

抗霉素能抑制电子转移，短杆菌肽 S 和寡霉素能抑制氧化磷酸化作用等，因其毒性较强，限制了其在临床上的应用。

（三）按照抗生素的化学结构分类

1. β - 内酰胺类抗生素

这类抗生素都包含一个四元内酰胺环，是临床应用最多的一类抗生素，如青霉素类、头孢菌素类等。

2. 氨基糖苷类抗生素

这类抗生素既含有氨基糖苷，又含有氨基环醇的结构，毒副作用较大，如硫酸庆大霉素、硫酸阿米卡星等。

3. 四环素类抗生素

这类抗生素以四并苯为母核，如盐酸四环素、盐酸土霉素等，其抗菌谱较广，几乎无过敏反应且口服效果好，但易产生耐药性，对牙齿和骨骼的不良反应明显。

4. 大环内酯类抗生素

这类抗生素含有一个大环内酯作配糖体，以糖苷键和 1~3 个分子的糖相连。因其毒性较低，也是临床应用较广的一类抗生素，如红霉素、阿奇霉素等。

5. 其他

如多黏菌素、氯霉素等。

三、抗生素的计量单位和商品规格标示

（一）抗生素的计量单位

抗生素的计量用效价、单位来表示。

1. 效价

效价是衡量抗生素生物活性高低的标志，即引起生物反应的功效单位，可用理化方法检测，也可用生物检测方法测定（表2-1）。

表2-1 常用抗生素的理论效价

抗生素	理论效价	抗生素	理论效价
链霉素碱	1000U/mg	土霉素碱	1000U/mg
链霉素硫酸盐	798U/mg	土霉素碱（含二分子结晶水）	927U/mg
土霉素盐酸盐	927U/mg	红霉素碱	1000U/mg
红霉素碱（含二分子结晶水）	953U/mg	红霉素乳糖酸盐	672U/mg
金霉素盐酸盐	1000U/mg	新霉素	1000U/mg
四环素盐酸盐	1000U/mg	四环素碱	1082U/mg
青霉素钠	1670U/mg	青霉素钾	1598U/mg
普鲁卡因青霉素	1009U/mg	苄星青霉素（长效西林）	1211U/mg
卡那霉素	1000U/mg	多粘菌素 B	10000U/mg
庆大霉素	1000U/mg	巴龙霉素	1000U/mg

2. 单位

单位是衡量抗生素有效成分的具体尺度，是效价的表示方法。各种抗生素单位的含义各不相同。

（1）重量单位　以抗生素的生物活性部分的重量 $1\mu g$ 作为 1 单位，即 $1mg = 1000U$。用这种方法表示，对同一种抗生素的不同盐类而言，只要它们的单位相同，即使不同盐类称重不同，它们的有效部分重量是相同的。例如链霉素硫酸盐、土霉素盐酸盐、卡那霉素和红霉素的游离碱以及新生霉素的游离酸均以重量单位表示。

（2）类似重量单位　以特定的抗生素纯品的重量 $1\mu g$ 作为 1 单位，即 $1mg = 1000U$。例如纯金霉素盐酸盐及四环素盐酸盐（包括无生物活性的盐酸根在内）$1\mu g$ 为 $1U$。这种类似重量单位，在国际上已经习惯沿用。

（3）重量折算单位　以原始的活性单位相当的实际重量作为 1 单位加以折算。例如最初以 50ml 肉汤培养基内能完全抑制金黄色葡萄球菌生长的最小青霉素量为 1 单位，将这部分青霉素纯化后，其重量相当于青霉素 G 钠盐纯品 $0.5988\mu g$，即 $1mg = 1670U$。

（4）特定单位　以特定量的抗生素标准品（或对照品）作为 1 单位。例如第一批杆菌肽国际标准品（1953 年）杆菌肽 A 为 $1mg = 55U$；制霉菌素（1963 年）为 $1mg = 3000U$ 等。这类抗生素的效价单位的精确定义很难确定，折算效价也难以计算，只能以国际标准品的效价单位作为比较的基准。

除以上四种之外，还有标准品和国际单位。标准品是指纯度较高的抗生素，每毫克含有一定量的单位，可作为测定效价的标准。每种抗生素都有其标准品，有些抗生素，如青霉素、链霉素已获得国际间一致协议，将它们的效价单位称为国际单位（IU）。

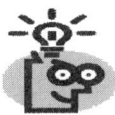

【小知识】　　医疗用抗生素必须具备以下特性：①具有选择性毒力，即对人体组织和正常细胞毒性轻微，对某些致病菌或肿瘤细胞却有强大毒性；②在人体应发挥其抗生效能，不被血、脑脊液及其组织成分破坏，且不应大量与血浆蛋白结合；③口服或注射给药后很快被吸收，并迅速分布至被感染的器官和组织；④不易产生耐药性；⑤具有较好的理化性质，以利于提取、精制及贮藏。

（二）抗生素的商品规格标示

1. 以重量表示

合成及半合成的抗生素，它们化学结构明确、能用理化方法测定其含量、纯度较高、质量较稳定，常用重量来表示单位，如注射用苯唑西林钠 $0.5g/$支，氨苄西林钠 $0.125g/$片。

2. 以效价单位表示

对于非合成的抗生素，由于大多化学结构未定，常需按微生物方法测定效价，习惯上以效价单位表示其规格，如硫酸粘菌素片：50 万单位/片。

3. 以效价单位表示，并加注重量

这些抗生素的化学结构大都明确，有的用理化方法测定含量，有的用微生物方法测定效价。但由于它们的单位规定很不一致，有些用盐基、有些用盐表示。为避免误解，这些抗生素商品标签上的标示量常以效价单位表示，并加注重量；也可以重量表示，在括号内注明效价单位，例如注射用硫酸链霉素每支含100万单位（相当于纯链霉素碱1g）;，如注射用青霉素钠每支含0.24g（40万单位）。

四、微生物的耐药性

耐药性又称抗药性，是指由于反复用药或用药量不足而引起病原体对某些药物敏感性下降直至消失的现象（表2-2）。

表2-2　现有抗生素及其耐药菌株调查结果

各种类型抗生素	耐药菌株
β-内酰胺类系列 青霉素类、头孢菌素类、单环内酰胺、碳青霉烯类	金黄色葡萄球菌、肺炎球菌、表面葡萄球菌、流感杆菌、淋病双球菌、大肠埃希菌、铜绿假单胞菌、肠球菌等
氨基糖苷类系列 阿米卡星、庆大霉素、妥布霉素	葡萄球菌、肠球菌、连锁球菌、肠内细菌群、铜绿假单胞菌等
大环内酯类系列 林可霉素 氯林可霉素	连锁球菌、肺炎球菌、肠球菌、葡萄球菌等

（一）耐药性产生机制

1. 产生灭活酶

这是细菌产生耐药性的主要原因。灭活酶有两种：一种为水解酶，如某些金黄色葡萄球菌能产生β-内酰胺酶，可水解青霉素或头孢菌素；另一种为钝化酶（又称合成酶），如氨基糖苷类钝化酶，可催化某些基团结合到抗生素的羟基或氨基上，使抗生素失活。

2. 改变细菌胞浆膜通透性

细菌通过各种途径使抗菌药物不易进入菌体细胞，从而难作用于靶位。例如细菌对四环素的耐药性主要由于所带的耐药质粒可诱导细菌产生三种新的蛋白质，阻塞了细菌细胞壁水孔，使药物无法进入。

3. 改变细菌体内靶位结构

细菌体内药物受体和靶酶蛋白质构型发生变化，不利于菌体与抗菌药物结合。例如细菌核蛋白体30S亚基上链霉素作用靶位P10蛋白发生改变，导致细菌对链霉素产生耐药性。

4. 其他

细菌可改变自身代谢途径或增加对药物具有拮抗作用的底物浓度等产生耐药性，如细菌对磺胺产生的耐药性。

（二）耐药性预防措施

1. 改善抗生素的使用

合理使用抗生素是遏制细菌耐药性行动的关键，目前抗生素滥用问题已引起各国政府的高度重视并积极采取措施制止。为了避免细菌耐药性的产生，必须做到以下几点。

（1）选择使用敏感的抗生素　熟悉各种抗生素的抗菌活性、药代动力学、适应证和不良反应，按患者的生理、病理、免疫等状况合理用药。临床上应重点做好药敏试验，根据试验结果选用高敏的抗生素。如果发现细菌对某类抗生素产生耐药性之后，应及时更换作用机制不同的抗菌药物。

（2）控制抗生素的使用范围　严格控制抗生素用于预防感染，尽量避免在皮肤和黏膜等局部应用抗生素。用其他药物能治好的疾病，不要使用抗生素；使用一种抗生素能治好的疾病，不要同时使用多种抗生素；用窄谱抗生素能治好的疾病，不要使用广谱抗生素。

（3）掌握科学的使用方法　选用适宜的给药方案和给药途径，剂量要足够，疗程和给药方案要适当。一般使用抗生素时，开始宜用较大剂量，使血中的药物浓度尽快达到有效浓度，防止因剂量不足而产生耐药性。用药剂量应以厂家推荐的剂量为准，不能随意加大或减少。对于一般性的传染病和感染症，应连续用药 3~5d，直至症状消失后再用 1~2d，切忌停药过早、中断用药。针对急性传染病和严重感染症，使用抗生素的剂量应适当加大，用药时间要适当加长，但要避免长期用药。另外，交替使用抗生素或其他抗菌药物，也是防止细菌产生耐药性的重要措施。

2. 凭处方购买抗生素

1998 年，世界卫生大会敦促各成员国采取措施鼓励正确使用合适的抗菌药物，禁止无执业医务人员处方前提下使用抗菌药物。我国政府明确规定：从 2004 年 7 月 1 日起，未列入非处方药药品目录的各种抗菌药物，包括抗生素、磺胺类、喹诺酮类、抗结核、抗真菌药物等，在全国范围内所有零售药店必须凭执业医师处方才能销售。

3. 减少抗生素在食品业中的应用

某些抗生素用作食用动物的生长促进剂、食品的保鲜剂及防腐剂。欧盟药品委员会不顾欧洲抗生素生产商的强烈反对，做出决议：从 2006 年 1 月起，禁止在动物饲料中添加各种抗感染药，违者将受重罚。同时，应减少在食用动物中滥用和误用抗菌药物，所有用于食用动物疾病控制的抗菌药物必须要有处方。

4. 加强各项监督管理

控制抗生素药品价格，减少疾病负担，防止患者因资金短缺不能完成疗程而导致用量不足。加强卫生消毒措施，阻止感染的传播，从而最大限度阻止耐药菌的交叉传播。禁止假冒抗生素的生产、销售和流通，禁止在非正规市场上销售抗生素。加强疾病预防措施，提高免疫覆盖率及开发新的疫苗，减少对抗生素的需求。

5. 鼓励开发新抗生素

当前在研的一些新型抗生素被寄予超级抗生素的厚望。其中，最吸引眼球的莫过于即将上市并已经吸引了市场部分注意力的糖肽类抗生素。例如辉瑞公司将用于治疗复杂性皮肤和软组织感染的 Dalbavancin（Zeven）等。

知识拓展

耐药菌——难以对付的敌人

在被称为抗生素"黄金时代"的 20 世纪五六十年代，全世界每年死于感染性疾病的人数约为 700 万，而这一数字到了 1999 年则上升到 2000 万。在号称世界上科技最发达国家的美国，1982～1992 年间死于传染性疾病的人数上升了 40%，死于败血症的人数上升了 89%，造成病死率升高的主要原因是耐药菌带来的用药困难。据国外医学杂志最新报道，在医院化验室分离出的金黄色葡萄球菌中有 60% 为"耐甲氧青霉素"耐药菌株。这就是长期使用抗菌药物所造成的恶果。目前不仅各种细菌对现有抗菌药物，如青霉素类、头孢菌素类、四环素类、大环内酯类、氨基糖苷类和喹诺酮类等，产生了耐药性，而且就连药物学家称是对付耐药菌的"最后一道防线"的万古霉素在上市后短短几年亦已在医院里分离到"万古霉素低敏感性金黄色葡萄球菌"。这一发现使药物学家感到震惊。如何对付耐药菌已成为国际医学界所面临的一棘手难题。

迅猛发展起来的耐药菌株已与耐药结核菌、艾滋病病毒并列成为当今严重威胁人类安全的三大病原微生物。由于新药来源逐渐枯竭，新型抗菌药物的研发远不及耐药菌产生的速度快。专家担忧长此下去，人类将面临无抗菌药物可用的人为灾难，可能又回到抗菌药物发现之前的黑暗年代。

【课后练习】

1. 下列药品中，不属于抗生素的是（   ）。
   A. 阿莫西林　　　　　B. 氯霉素　　　　　C. 磺胺嘧啶　　　　　D. 万古霉素
2. 头孢菌素属于（   ）类抗生素。
   A. β - 内酰胺类　　　B. 氨基糖苷类　　　C. 大环内酯类　　　　D. 四环素类
3. 博来霉素等抗肿瘤抗生素的主要作用机制是（   ）。
   A. 干扰细菌细胞壁合成　　　　　　　　B. 抑制细菌蛋白质合成
   C. 抑制细菌核酸合成　　　　　　　　　D. 增加细菌胞浆膜通透性
4. 细菌对青霉素产生耐药性主要是因为（   ）。
   A. 细菌产生灭活酶　　　　　　　　　　B. 细菌改变细胞膜的通透性
   C. 细菌改变靶位结构　　　　　　　　　D. 细菌改变自身代谢途径
5. 抗生素的主要产生菌是（   ）。
   A. 细菌　　　　　　　B. 放线菌　　　　　C. 霉菌　　　　　　　D. 酵母菌
6. 青霉素最早是由（   ）所发现的。
   A. 钱恩　　　　　　　B. 虎克　　　　　　C. 弗莱明　　　　　　D. 弗罗里

7. 1944 年，美国瓦克斯曼发现了（　　　）。

    A. 土霉素　　　　　　　B. 头孢菌素　　　　　　　C. 氯霉素　　　　　　　D. 链霉素

8. 下列哪种情况下应用抗生素是合理的（　　　）。

    A. 对发热患者，直接使用抗生素

    B. 对病毒性感染的发热患者，给予抗生素治疗

    C. 确定病原体后首先使用高敏感性抗生素

    D. 外科手术前后多日连续应用抗生素

9. 随着抗生素的发现和使用，提高了感染性疾病的治疗效果，但是，也造成了一些负面效应。例如有些长时间、大剂量服用"先锋霉素"的患者，表现出了肚胀和消化不良的现象，你认为其主要原因是（　　　）。

    A. 人体消化腺的分泌功能被新型抗生素抑制

    B. 人体的小肠绒毛的吸收功能被新型抗生素抑制

    C. 抗生素改变了食物的化学结构

    D. 抗生素破坏了人体肠道的微生态平衡

10. 下面哪项叙述是错误的（　　　）。

    A. 早期抗生素主要用于治疗细菌或霉菌感染性疾病，故曾称为抗菌素

    B. 氯霉素等结构简单的抗生素可以用完全化学合成法制得

    C. 由于反复用药或用量不足而引起病原体对某些抗生素敏感性下降直至消失的现象，称为耐受性

    D. 抗生素在很低的浓度下能抑制或杀灭各种病原菌，达到治疗目的

（杨群华）

第一章 β－内酰胺类抗生素

【学习目标】

1. 了解青霉素类、头孢菌素类药物的分类；
2. 掌握β－内酰胺类抗生素的作用特点；
3. 了解非典型β－内酰胺类药物；
4. 掌握β－内酰胺类抗生素代表药物的医药商品知识。

β－内酰胺类抗生素是一个巨大的药品家族，该类药品在国际医药市场的销售额占抗菌药物的50%左右。根据国内外抗生素药品市场的调查，β－内酰胺类抗生素仍是当今抗生素领域中最具生命力的类别之一，几乎每年均有新品种上市。特别是各种新的头孢菌素及非典型β－内酰胺类抗生素，其品种、产量在世界抗生素生产中均居首位。

第一节 概 述

β－内酰胺类抗生素的主要特征是分子结构中含有一个四元的β－内酰胺环结构，即其母核结构。本类药物具有杀菌活性强、毒性低、适应证广及临床疗效好的特点，其分子结构中的β－内酰胺环与药物的抗菌作用密切相关。此环若被破坏，则药物的抗菌活性消失。本类药物的化学结构，特别是酰胺侧链的改变，可得到具有耐酸、耐酶或广谱作用的半合成抗生素。根据分子结构不同，β－内酰胺类抗生素可分为以下几种。

1. 典型β－内酰胺类

（1）青霉素类　如青霉素G、青霉素V、阿莫西林、氨苄西林等。

（2）头孢菌素类　如头孢氨苄、头孢拉定、头孢克洛、头孢呋辛酯等。

2. 非典型β－内酰胺类

（1）头霉素类　如头孢西丁、头孢美唑、头孢米诺钠等。

（2）氧头孢烯类　如拉氧头孢钠、氟氧头孢等。

（3）碳青霉烯类　如亚胺培南、美洛培南等。

（4）单环β－内酰胺类　如氨曲南、卡芦莫南钠等。

（5）β－内酰胺酶抑制剂类　如克拉维酸钾、舒巴坦等。

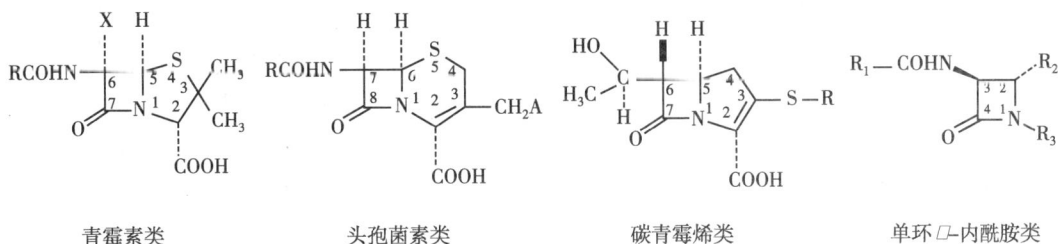

青霉素类　　　　头孢菌素类　　　　碳青霉烯类　　　　单环β-内酰胺类

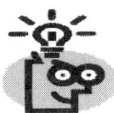

> 【小知识】β-内酰胺类抗生素的作用特点：①通过抑制敏感菌细胞壁的合成而发挥抗菌作用，因人类细胞无细胞壁，故这类抗生素对人类的毒性微弱；②属于繁殖期杀菌剂；③除青霉素 G 和半合成耐青霉素酶的新型青霉素外，其他均为广谱抗生素；④易致过敏，尤其是青霉素 G 可发生严重的过敏性休克。

一、青霉素类

自 1940 年青霉素应用于临床以来，国内外医药界一致公认它是高效、低毒的抗生素，加之价格低廉，易于大规模生产，至今仍为最畅销的抗生素。但由于其具有抗菌谱窄、不耐酸、易被青霉素酶破坏等缺点，人类对它的化学结构进行改造，获得了具有耐酸、耐酶、广谱等特点的半合成青霉素。20 世纪 70 年代，人们又从微生物代谢物中发现了一些母核与青霉素相似，也含有 β-内酰胺环，而不具有四氢噻唑环结构的青霉素类。

1. 按照发展年代分类

可将青霉素类药物分为三代：第一代青霉素是指天然青霉素，如青霉素 G（苄青霉素）等；第二代青霉素是指以青霉素母核 6-氨基青霉烷酸（6-APA），改变侧链而得到半合成青霉素，如甲氧苯青霉素、羧苄青霉素、氨苄青霉素等；第三代青霉素是指母核结构带有 β-内酰胺环，但不具有四氢噻唑环，如硫霉素、奴卡霉素等。

2. 按照来源及作用分类

目前，应用于临床的青霉素类药物主要有天然青霉素和半合成青霉素两类（表2-3）。

表2-3　青霉素类分类及作用特点

	类别	作用特点	药物商品
	天然青霉素类	主要作用于革兰阳性菌，不耐青霉素酶	注射用青霉素钠（钾）
半合成青霉素类	耐酸青霉素类	抗菌谱与青霉素相同，耐酸，可口服	青霉素 V 钾片（胶囊）
	耐酶青霉素类	对 β-内酰胺酶稳定性高，具有抗耐药金黄色葡萄球菌的能力、耐酸	注射用苯唑西林钠、氟氯西林钠胶囊、注射用萘夫西林钠
	广谱青霉素	广谱，耐酸，可口服；对革兰阴性菌作用强；不耐酶，对耐药金黄色葡萄球菌无效	阿莫西林片、注射用氨苄西林钠
	广谱、抗铜绿假单胞菌青霉素	主要作用于铜绿假单胞菌	注射用哌拉西林钠、注射用美洛西林钠、注射用羧苄西林钠
	作用于革兰阴性菌青霉素	主要作用于革兰阴性菌	匹美西林片、注射用替莫西林

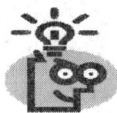

【小知识】 β - 内酰胺类抗生素都共同具有一个核心 β - 内酰胺环，其基本作用机制是与细菌的青霉素结合蛋白结合，从而抑制细菌细胞壁的合成。细菌产生 β - 内酰胺酶是对 β - 内酰胺类抗生素产生耐药的主要原因。细菌产生的 β - 内酰胺酶与 β - 内酰胺环结合并打开 β - 内酰胺环，导致药物失活。迄今为止报道的 β - 内酰胺酶已超过 300 种。

二、头孢菌素类

头孢菌素类药物是一类含有 7 - 氨基头孢烷酸（7 - ACA）结构的半合成广谱 β - 内酰胺类抗生素。自 1948 年，意大利的 Brotzu 从撒丁岛城市排污口附近的海水中发现顶头孢霉菌，并证明其产物头孢菌素 C 具有广谱的抗菌作用。由于头孢菌素 C 的抗菌活性不高、抗菌谱不理想，科学家通过一系列化学改造得到了 100 多种广谱、高效、耐酶的半合成头孢菌素。至此，头孢菌素类药物发展迅猛，已成为当今世界市场上销售份额最大的抗生素。在市场营销中，常按药物研制开发时间的先后顺序，将头孢菌素类药物分为四代（表 2 - 4）。

表 2 - 4　头孢菌素类分类

分类	常用药物商品
第一代	头孢氨苄片、头孢羟氨苄胶囊、头孢拉定干混悬剂、注射用头孢拉定、注射用头孢唑啉钠、注射用头孢替唑、头孢曲嗪胶囊
第二代	注射用头孢呋辛钠、头孢呋辛酯片、头孢克洛颗粒、注射用头孢孟多酯钠、注射用盐酸头孢替安、注射用头孢美唑钠*、注射用头孢西丁钠、头孢丙烯片*
第三代	注射用头孢噻肟钠、注射用头孢曲松钠、头孢地尼胶囊、注射用头孢地嗪钠*注射用头孢他啶、注射用头孢哌酮钠、头孢克肟胶囊
第四代	注射用硫酸头孢匹罗*、注射用头孢吡肟*

注：*者为 20 世纪 90 年代后上市的药物商品。

（1）第一代　开发年代为 1962 ~ 1972 年，抗菌谱广，对革兰阳性菌作用强，对革兰阴性菌作用较差，对 β - 内酰胺酶的稳定性较差，且对肾有一定的毒性，尤其在剂量大、疗程长或与氨基糖苷类抗生素或强效利尿药合用时尤为明显。

（2）第二代　开发年代为 1970 ~ 1976 年，对多数 β - 内酰胺酶较第一代稳定，抗菌谱较第一代广，对革兰阳性菌的作用与第一代相似或略差，对革兰阴性菌的作用较第一代强，但对某些肠杆菌科细菌和铜绿假单胞菌等抗菌活性仍较差，肾毒性较第一代小。

（3）第三代　大多数系 20 世纪 70 年代中期至 80 年代开发，抗菌谱更广，抗菌活性强，对革兰阴性菌（包括铜绿假单胞菌和大肠埃希菌）抗菌活性甚强，对多数 β - 内酰胺酶高度稳定，多数可通过血脑屏障，适用于敏感菌所致的脑膜炎，几乎无肾毒性。

（4）第四代　20 世纪 80 年代中期后开发，抗菌活性高，抗菌谱更广，对 β - 内酰胺酶高度稳定，对多数耐药菌株活性超过第三代头孢菌素类及氨基糖苷类抗生素，基本无肾毒性。

知识拓展

头孢硫脒：一路挥洒王者之风

头孢硫脒是20世纪70年代末我国惟一自主研发成功的头孢品种，但由于种种原因，一直未能实现产业化。头孢硫脒作为抗感染的一线用药，虽然属于第一代头孢菌素，但其对革兰阳性菌、肠球菌和耐甲氧西林金黄色葡萄球菌等的杀菌效果甚至比第二代、第三代更胜一筹，甚至部分替代"王牌"产品万古霉素。其应用范围广，对呼吸道感染、尿路感染、皮肤及软组织感染、耳鼻喉感染、败血症、胆道感染等均有确切疗效，安全性高，不良反应少。

广药集团广州白云山制药股份有限公司看到了这一产品的市场前景，把这个"冷藏"了20多年的老产品挖掘出来，作为重点开发的目标。经过多年的成果转化工作，攻克了合成工艺的瓶颈，实现了产业化。头孢硫脒成为广州白云山制药总厂的四大支柱品种之一。产品"仙力素"上市后，经过几年的临床推广，已在医生与患者中树立了一定的知名度，市场地位不断提升，成为国内抗生素药物中的"重磅炸弹"。

由于头孢硫脒化学结构非常特殊，产品稳定性差，生产工艺难以控制，工业化难度较大，广州白云山制药总厂及时申报了一系列专利，力图从名称、制备方法和产品用途等多方面进行保护。"结晶头孢硫脒及其制备方法和用途"的发明专利已于2005年7月27日正式获得国家知识产权局授权发明专利，并荣获上海市科技发明一等奖，荣获我国创新药物国家级最高奖——2006年度国家技术发明二等奖。

三、非典型 β - 内酰胺类

β - 内酰胺酶抑制剂是新型的非典型 β - 内酰胺类药物，其本身并没有或仅有较弱的抗菌活性，抗菌谱较窄。但 β - 内酰胺酶抑制剂与对 β - 内酰胺酶不稳定的 β - 内酰胺类抗生素合用后，能与 β - 内酰胺酶紧密结合，使该酶不能与后者作用，保持后者的抗菌活性，抗菌作用增强，抗菌谱扩大，从而显示出其独特的临床使用价值。

目前在医疗上应用的主要有克拉维酸钾、舒巴坦、他唑巴坦三种，均使用它们的复方制剂。常用药物商品有阿莫西林克拉维酸钾、氨苄西林舒巴坦、头孢哌酮钠舒巴坦钠、哌拉西林他唑巴坦等。

第二节 各 论

一、青霉素类

青霉素钠
Benzylpenicillin Sodium

【别名】苄基青霉素钠盐，苄青霉素钠，青霉素 G 钠。

【来源】本品系由青霉菌培养液中提取分离制得的一种有机酸，与金属离子结合成盐。

【性状】本品为白色结晶性粉末；无臭或微有特异性臭；有引湿性；遇酸、碱或氧化剂等即迅速失效，水溶液在室温放置易失效。

【作用与用途】本品通过抑制细菌细胞壁合成而发挥杀菌作用。本品对溶血性链球菌、肺炎链球菌和不产青霉素酶的葡萄球菌具有良好抗菌作用。淋病奈瑟菌、脑膜炎奈瑟菌、白喉棒状杆菌、炭疽芽孢杆菌、牛型放线菌、念珠状链杆菌、李斯特菌、钩端螺旋体和梅毒螺旋体对本品敏感。本品对梭状芽孢杆菌属等具良好抗菌作用。

本品为以下感染的首选药物：①溶血性链球菌感染，如咽炎、扁桃体炎、猩红热、丹毒、蜂窝织炎和产褥热等；②肺炎链球菌感染，如肺炎、中耳炎、脑膜炎等；③不产青霉素酶葡萄球菌感染；④炭疽；⑤破伤风、气性坏疽等梭状芽孢杆菌感染；⑥梅毒；⑦钩端螺旋体病；⑧回归热；⑨白喉。

本品亦可用于治疗：①流行性脑脊髓膜炎；②放线菌病；③淋病；④奋森咽峡炎；⑤莱姆病；⑥多杀巴斯德菌感染；⑦鼠咬热；⑧李斯特菌感染；⑨厌氧菌感染。

【不良反应】①过敏反应：较常见，包括荨麻疹等各类皮疹、间质性肾炎、哮喘发作等和血清病型反应；过敏性休克偶见，一旦发生，必须就地抢救，予以保持气道畅通、吸氧及使用肾上腺素、糖皮质激素等治疗措施。②毒性反应：静脉滴注大剂量本品或鞘内给药时，可因脑脊液药物浓度过高导致抽搐、肌肉阵挛、昏迷及严重精神症状等（青霉素脑病）。③赫氏反应和治疗矛盾：用青霉素治疗梅毒、钩端螺旋体病等疾病时可由于病原体死亡致症状加剧，称为赫氏反应；治疗矛盾也见于梅毒患者，系治疗后梅毒病灶消失过快，而组织修补相对较慢或病灶部位纤维组织收缩，妨碍器官功能所致。④二重感染：可出现耐青霉素金黄色葡萄球菌、革兰阴性杆菌或念珠菌等二重感染。⑤应用大剂量青霉素钠可因摄入大量钠盐而导致心力衰竭。

【注意事项】①应用本品前需详细询问药物过敏史并进行青霉素皮肤试验，皮试液为每 1ml 含 500 单位青霉素，皮内注射 0.05～0.1ml，20min 后，观察皮试结果，阳性反应者禁用。②交叉过敏反应。③在换用不同批号青霉素时，需重做皮试。④避免过分饥饿时使用。⑤水溶液在室温下不稳定，20 单位/ml 青霉素溶液 30℃放置 24h 效价下降 56%，青霉烯酸含量增加 200 倍，应用本品须新鲜配制。⑥尽量避免局部使用青霉素类药物。

【药物相互作用】①氯霉素、红霉素、四环素类、磺胺类可干扰本品的活性，不宜合用。②丙磺舒、阿司匹林、吲哚美辛、保泰松和磺胺药减少青霉素的肾小管分泌而延长本品的血清半衰期。青霉素可增强华法林的抗凝作用。③本品与重金属，特别是铜、锌、汞呈配伍禁忌。④青霉素静脉输液中加入头孢噻吩、林可霉素、四环素、万古霉素、琥乙红霉素、两性霉素 B、去甲肾上腺素、间羟胺、苯妥英钠、盐酸羟嗪、丙氯拉嗪、异丙嗪、维生素 B 族、维生素 C 族等后将出现浑浊。⑤本品与氨基糖苷类抗生素临床常联用治疗重症感染，同瓶滴注可导致氨基糖苷类抗生素被 β - 内酰胺环灭活，不能置同一容器内给药。血浆中的 β - 内酰胺类抗生素仍可灭活氨基糖苷类抗生素，给药时间应间隔 1h 以上。

【药物商品】 注射用青霉素钠：每支 0.12g（20 万单位）；0.24g（40 万单位）；0.48g（80 万单位）；0.6g（100 万单位）；0.96g（160 万单位）；2.4g（400 万单位）。

【贮藏】 原料严封，在凉暗干燥处保存。注射剂密闭，在凉暗干燥处保存。

阿莫西林
Amoxicillin

【别名】 羟氨苄青霉素，阿莫仙，阿莫灵，奥纳欣，强必林，氧他西林。

【来源】 半合成青霉素类。

【性状】 本品为白色或类白色结晶性粉末；味微苦。

【作用与用途】 本品广谱、耐酸、不耐酶。对肺炎链球菌、溶血性链球菌等链球菌属、不产青霉素酶葡萄球菌、粪肠球菌等需氧革兰阳性球菌，大肠埃希菌、奇异变形杆菌、沙门菌属、流感嗜血杆菌、淋病奈瑟菌等需氧革兰阴性菌的不产 β - 内酰胺酶菌株及幽门螺杆菌具有良好的抗菌活性。

本品适用于敏感菌所致的以下感染：①溶血链球菌、肺炎链球菌、葡萄球菌或流感嗜血杆菌所致中耳炎、鼻窦炎、咽炎、扁桃体炎等上呼吸道感染；②大肠埃希菌、奇异变形杆菌或粪肠球菌所致的泌尿生殖道感染；③溶血链球菌、葡萄球菌或大肠埃希菌所致的皮肤软组织感染；④溶血链球菌、肺炎链球菌、葡萄球菌或流感嗜血杆菌所致急性支气管炎、肺炎等下呼吸道感染；⑤急性单纯性淋病；⑥伤寒、伤寒带菌者及钩端螺旋体病。

【不良反应】 ①恶心、呕吐、腹泻及假膜性肠炎等胃肠道反应。②皮疹、药物热和哮喘等过敏反应。③由念珠菌或耐药菌引起的二重感染。④血清氨基转移酶可轻度增高。

【药物商品】 ①阿莫西林片：每片 0.125g；0.25g。②阿莫西林胶囊：每粒 0.125g；0.25g。③注射用阿莫西林钠：每支 0.5g。

【贮藏】 阿莫西林原料及制剂应遮光，密封保存。阿莫西林钠原料严封，在干燥处保存。注射用阿莫西林钠遮光，密封保存。

2010 年版《中国药典》收载的部分青霉素类抗生素见表 2 - 5。

表 2 - 5　2010 年版《中国药典》收载的部分青霉素类抗生素

药物名称	简要介绍
青霉素钾 Benzylpenicillin Potassium	【性状】本品为白色结晶性粉末；无臭或微有特异性臭；有引湿性；遇酸、碱或氧化剂等即迅速失效，水溶液在室温放置易失效 【药物商品】注射用青霉素钾：每支 0.125g（20 万单位）；0.25g（40 万单位）；0.5g（80 万单位）；0.625g（100 万单位） 【贮藏】原料严封，在凉暗干燥处保存。注射剂密闭，在凉暗干燥处保存 【用药指导】本品肌注局部疼痛较明显，用苯甲醇溶液稀释溶解，可消除疼痛
青霉素 V 钾 Phenoxymethylpenicillin Potassium	【性状】本品为白色结晶或结晶性粉末；无臭或微臭，微苦 【药物商品】①青霉素 V 钾片：每片 0.236g（40 万单位）。②青霉素 V 钾胶囊：每粒 0.236g（40 万单位） 【贮藏】原料遮光，密封，在凉暗处保存。片剂遮光，密封，在凉暗处保存。胶囊剂遮光，密封，在凉暗处保存 【用药指导】华北制药集团的产品经过临床 1 万例免皮试的验证和质量考核，使用前可免做青霉素皮试
氨苄西林 Ampicillin	【性状】本品为白色结晶性粉末；味微苦 【药物商品】注射用氨苄西林钠：每支 0.5g；1.0g；2.0g 【贮藏】氨苄西林原料遮光，严封，在干燥处保存。氨苄西林钠原料严封，在干燥处保存。注射剂密闭，在干燥处保存 【用药指导】本品对肠球菌及李斯特菌的作用优于青霉素钠
苄星青霉素 Benzathine Benzylpenicillin	【性状】本品为白色结晶性粉末 【药物商品】注射用苄星青霉素：每支 30 万单位；60 万单位；120 万单位 【贮藏】原料遮光，密封，在阴凉干燥处保存。注射剂密封，在干燥处保存 【用药指导】本品为青霉素 G 长效制剂

二、头孢菌素类

头孢氨苄
Cefalexin

【别名】先锋霉素Ⅳ，苯甘孢霉素。

【来源】半合成头孢菌素类。

【性状】本品为白色至微黄色结晶性粉末；微臭。

【作用与用途】除肠球菌属、甲氧西林耐药葡萄球菌外，肺炎链球菌、溶血性链球菌、产或不产青霉素酶葡萄球菌的大部分菌株对本品敏感。本品对奈瑟菌属有较好抗菌作用。本品对部分大肠埃希菌、奇异变形杆菌、沙门菌和志贺菌有一定抗菌作用。

本品适用于敏感菌所致的急性扁桃体炎、咽峡炎、中耳炎、鼻窦炎、支气管炎、肺炎等呼吸道感染、尿路感染及皮肤软组织感染等。

【不良反应】①恶心、呕吐、腹泻和腹部不适较为多见。②皮疹、药物热等过敏反应，偶可发生过敏性休克。③头晕、复视、耳鸣、抽搐等神经系统反应。④应用本品期间偶可出现一过性肾损害。

【注意事项】①有青霉素类药物过敏性休克史者不可应用本品，其他患者应用本品时必须注意头孢菌素类与青霉素类存在约 5% ~7% 交叉过敏反应机会。②有胃肠道疾病史的患者慎用本品。③每天口服剂量超过 4g（无水头孢氨苄）时，应考虑改用注射用头孢菌素类药物。④本品主要经肾排出，肾功能减退患者应减量。⑤本品为第一代头孢菌素口服制剂，不宜用于重症感染。

【药物商品】①头孢氨苄干混悬剂：每袋 0.5g；1.5g。②头孢氨苄片：每片 0.125g；0.25g。③头孢氨苄胶囊：每粒 0.125g；0.25g。④头孢氨苄颗粒：每袋 50mg；125 mg。

【贮藏】原料及制剂均避光，密封，在凉暗处保存。

头孢呋辛钠
Cefuroxime Sodium

【别名】西力欣，头孢呋肟酯，头孢呋肟，呋肟头孢菌素，头孢呋新，头孢氨呋肟钠。

【来源】半合成头孢菌素类。

【性状】本品为白色至微黄色粉末或结晶性粉末；无臭，味苦；有引湿性。

【作用与用途】本品为第二代头孢菌素类抗生素，对革兰阳性球菌的抗菌活性与第一代头孢菌素相似或略差，但对葡萄球菌和革兰阴性杆菌产生的 β - 内酰胺酶相当稳定。本品对流感嗜血杆菌有较强抗菌活性。大肠埃希菌、奇异变形杆菌等对本品敏感。

本品用于敏感菌所致的以下感染：①呼吸道感染，急、慢性支气管炎，感染性支气管扩张症，细菌性肺炎，肺脓肿和术后胸腔感染；②耳、鼻、喉科感染，鼻窦炎、扁桃腺炎、咽炎；③泌尿系统感染，急、慢性肾盂肾炎、膀胱炎及无症状的菌尿症；④皮肤和软组织感染，蜂窝织炎、丹毒、腹膜炎及创伤感染；⑤骨和关节感染，骨髓炎及脓毒性关节炎；⑥产科和妇科感染，盆腔炎；⑦淋病，尤其适用于不宜用青霉素治疗者。

【不良反应】①偶见皮疹及血清氨基转移酶升高，停药后症状消失。②与青霉素有交叉过敏反应。③长期使用本品可导致非敏感菌的增殖，胃肠失调，假膜性结肠炎。④肌内注射时，注射部位会有暂时的疼痛。

【注意事项】①有胃肠道疾病史者和肾功能减退者应慎用。②溶液发生浑浊或有沉淀不能使用。③不同浓度的溶液可呈微黄色至琥珀色。

【药物商品】注射用头孢呋辛钠：每支 0.25g；0.5g；0.75g；1.0g；1.25g；1.5g；1.75g；2.0g；2.25g。

【贮藏】原料及制剂遮光，密封，在冷处保存。

2010 年版《中国药典》收载的部分头孢菌素类抗生素见表 2 - 6。

表 2 - 6 2010 年版《中国药典》收载的部分头孢菌素类抗生素

药物名称	简要介绍
头孢拉定 Cefradine	【性状】本品为白色或类白色结晶性粉末；微臭 【药物商品】①头孢拉定干混悬剂：每袋 0.125g；0.25g；1.5g；3.0g。②头孢拉定片：每片 0.25g；0.5g。③头孢拉定胶囊：每粒 0.125g；0.25g；0.5g。④头孢拉定颗粒：每袋 0.125g；0.25g。⑤注射用头孢拉定：每支 0.5g；1.0g 【贮藏】原料遮光，充氮，密封，在低于 10℃ 处保存。干混悬剂、片剂、胶囊剂、颗粒剂密封，在凉暗处保存。注射剂密闭，在凉暗处保存 【用药指导】2009 年 1 月，国家食品药品监督管理局提醒广大医务工作者、药品生产经营企业及广大公众，警惕本品的不良反应

药物名称	简要介绍
头孢呋辛酯 Cefuroxime Axetil	【性状】本品为白色或类白色粉末；几乎无臭，味苦 【药物商品】①头孢呋辛酯片：每片 0.125g；0.25g。②头孢呋辛酯胶囊：每粒 0.125g；0.25g 【贮藏】原料及制剂遮光，密封，在阴凉处保存 【用药指导】本品为第二代头孢菌素，口服经胃肠道吸收后，在酯酶作用下迅速水解为头孢呋辛而发挥抗菌作用
头孢克洛 Cefaclor	【性状】本品为白色至微黄色粉末或结晶性粉末；微臭，味苦 【药物商品】①头孢克洛干混悬剂：每袋 0.125g；1.5g。②头孢克洛片：每片 0.25g。③头孢克洛胶囊：每粒 0.25g。④头孢克洛颗粒：每袋 0.1g；0.125g；0.25g 【贮藏】原料遮光，密封保存。制剂遮光，密封，在凉暗干燥处保存 【用药指导】本品为第二代头孢菌素，对不产酶金黄色葡萄球菌和肺炎球菌的抗菌作用较头孢羟氨苄强 2～4 倍
头孢曲松钠 Ceftriaxone Sodium	【性状】本品为白色或类白色结晶性粉末；无臭 【药物商品】注射用头孢曲松钠：每支 0.25g；0.5g；1.0g；2.0g 【贮藏】原料遮光，严封，在阴凉干燥处保存。注射剂遮光，密闭，在阴凉干燥处保存 【用药指导】本品为第三代注射用头孢菌素，对肠杆菌科细菌有强大活性，与含钙剂或含钙产品合并用药，有可能导致致死性结局的不良事件
头孢他啶 Ceftazidime	【性状】本品为白色或类白色结晶性粉末；无臭或微有特臭 【药物商品】注射用头孢他啶：每支 0.5g；1.0g 【贮藏】原料密封，在凉暗处保存。注射剂密闭，在凉暗处保存 【用药指导】本品为第三代注射用头孢菌素，是一种高效抗铜绿假单胞菌药物，也是治疗革兰阴性菌感染危重患者的首选药物
头孢地尼 Cefdinir	【性状】本品为微黄色至黄色结晶性粉末；有微臭 【药物商品】头孢地尼胶囊：每粒 0.1g 【贮藏】原料及胶囊剂遮光，密封，在阴凉处保存 【用药指导】本品为最新第三代口服头孢菌素，对 β - 内酰胺酶具有高度稳定性，具有抗菌谱广、疗效高、毒性低等特点

三、非典型 β - 内酰胺类

克拉维酸钾
Clavulanate Potassium

【别名】棒酸钾，奥格门汀，安美汀。

【来源】本品系由棒状链霉菌所产生的一种新型 β - 内酰胺酶抑制剂。

【性状】本品为白色至微黄色结晶性粉末；微臭；极易引湿。

【作用与用途】本品对耐药菌产生的 β - 内酰胺酶有强效广谱抑酶作用，与阿莫西林联用，可保护其不被 β - 内酰胺酶灭活而发挥其杀菌作用。

本品可用于一般产酶耐药菌引起的各种感染，但对高度耐药的肠杆菌属引起的感染、铜绿假单胞菌感染与耐甲氧西林金黄色葡萄球菌（MRSA）感染无效。

【不良反应】①过敏反应：与青霉素 G 有交叉过敏反应。②可发生阿莫西林的各种药物不良反应。③口服联合制剂，胃肠道反应比单独使用阿莫西林增多，主要为腹泻、恶

心、呕吐、消化不良等。④约有1%患者可能引起白色念珠菌重感染。

【注意事项】①应询问青霉素过敏史，青霉素过敏者禁用。②不论口服或注射给药，均需事先做皮试。③克拉维酸单次剂量不超过0.2g，每日剂量一般以不超过0.4g为宜。

【药物商品】①阿莫西林克拉维酸钾片：每片0.375g（含阿莫西林0.25g，克拉维酸钾0.125g）；0.625g（含阿莫西林0.5g，克拉维酸钾0.125g）；0.3125g（含阿莫西林0.25g，克拉维酸钾0.0625g）；0.457g（含阿莫西林0.4g，克拉维酸钾0.057g）；1.0g（含阿莫西林0.875g，克拉维酸钾0.125g）。②注射用阿莫西林钠克拉维酸钾：每支1.2g（含阿莫西林1g，克拉维酸钾0.2g）。

【贮藏】克拉维酸钾原料严封，在 -20℃以下干燥处保存。阿莫西林克拉维酸钾片密封，在凉暗干燥处保存。注射用阿莫西林钠克拉维酸钾密闭，在凉暗干燥处保存。

【课后练习】

1. β - 内酰胺类抗生素的作用机制主要是（   ）。
   A. 抑制细菌核酸合成
   B. 增加细菌胞浆膜通透性
   C. 干扰细菌细胞壁合成
   D. 抑制细菌蛋白质合成

2. 不属于 β - 内酰胺类抗生素的是（   ）。
   A. 阿莫西林　　　　B. 克拉维酸　　　　C. 普鲁卡因　　　　D. 头孢拉定

3. 属于天然青霉素的是（   ）。
   A. 苄青霉素　　　　B. 阿莫西林　　　　C. 氨苄西林　　　　D. 苄星青霉素

4. 青霉素钠不能作为（   ）的首选用药。
   A. 溶血性链球菌感染　B. 肺炎链球菌感染　C. 梅毒　　　　D. 放线菌病

5. 属于广谱、耐酸、不耐酶的半合成青霉素类药物是（   ）。
   A. 阿莫西林　　　　B. 青霉素V　　　　C. 青霉素钾　　　　D. 头孢拉定

6. 不属于 β - 内酰胺酶抑制剂的是（   ）。
   A. 他唑巴坦　　　　B. 舒巴坦　　　　C. 安坦　　　　D. 克拉维酸钾

7. 我国惟一自主研发成功的头孢菌素品种是（   ）。
   A. 头孢氨苄　　　　B. 头孢呋辛　　　　C. 头孢拉定　　　　D. 头孢硫脒

8. 能与青霉素钠同时使用的是（   ）。
   A. 红霉素　　　　B. 丙磺舒　　　　C. 氯霉素　　　　D. 链霉素

9. 关于青霉素类药物描述正确的是（   ）。
   A. 口服青霉素类药物无需进行皮试
   B. 属于抑菌剂
   C. 青霉素钠水溶液在室温下比较稳定
   D. 一旦发生过敏性休克，必须就地抢救

10. 奥格门汀是以下哪项的复方制剂（   ）。
   A. 阿莫西林 + 克拉维酸钾
   B. 氨苄西林 + 舒巴坦
   C. 头孢哌酮钠 + 舒巴坦钠
   D. 哌拉西林 + 他唑巴

（郭　迪）

第二章 氨基糖苷类抗生素

【学习目标】

1. 了解氨基糖苷类抗生素的分类；
2. 掌握氨基糖苷类抗生素的作用特点；
3. 掌握氨基糖苷类抗生素代表药物的商品知识。

第一节 概 述

氨基糖苷类抗生素是一类由微生物产生或经半合成制得的含有一个氨基环醇和一个或多个氨基糖分子，由配糖键连接而成的有机碱性化合物。氨基糖苷类抗生素起源于1944年美国瓦克斯曼发现的链霉素，其后又成功地上市了一系列具有里程碑意义的卡那霉素、庆大霉素、妥布霉素，确立了氨基糖苷类抗生素在治疗革兰阴性菌感染中的地位。20世纪70～90年代，地贝卡星、阿米卡星、奈替米星、异帕米星及依替米星相继出现，成功获得了对早期抗生素耐药的细菌有效且不良反应较低的半合成氨基糖苷类抗生素。

一、氨基糖苷类抗生素的分类

氨基糖苷类抗生素分为天然和半合成两大类。天然的包括由链霉菌属培养液中提取获得的链霉素、卡那霉素、妥布霉素、新霉素、大观霉素等；由小单孢菌属培养液中提取获得的庆大霉素、西索米星、小诺霉素等。半合成的包括阿米卡星、奈替米星等。

尽管本类抗生素存在耳毒性、肾毒性等缺点，但其价格低廉、杀菌作用快速而完全、可用于治疗某些难治感染性疾病，尤其是大观霉素和阿米卡星在治疗淋病、铜绿假单胞菌感染方面的地位至今仍为其他药物无法取代。在今后若干年内，本类药物仍将继续用于临床治疗。

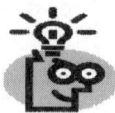

【小知识】 据报道，肠杆菌科细菌对氨基糖苷类抗生素的耐药性逐渐增加，其耐药机制主要为钝化酶的作用。细菌会产生各种钝化酶，将氨基糖苷类抗生素的游离氨基乙酰化，游离羟基磷酸化、核苷化，使药物不易进入细菌内，也不易与细菌内靶位结合，从而失去抑制蛋白质合成的能力。目前已发现的氨基糖苷类抗生素钝化酶达20种以上。

二、氨基糖苷类抗生素的作用特点

1. 通过抑制敏感菌蛋白质合成的多个环节而发挥杀菌作用，属于静止期杀菌剂（图 2 - 3）。

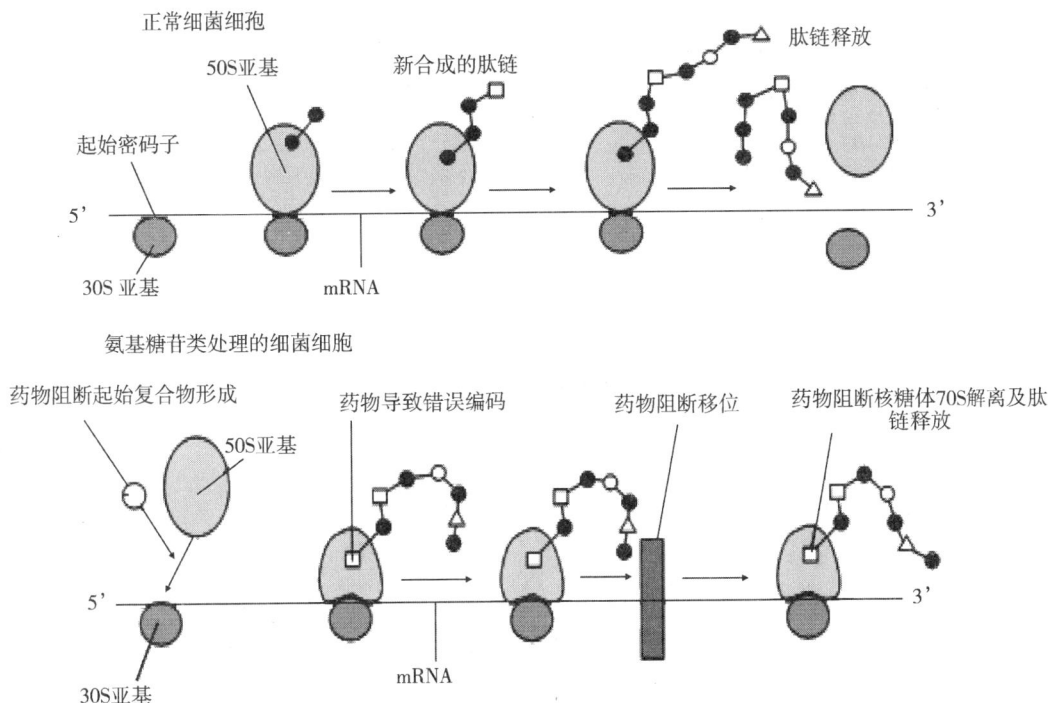

图 2 - 3　氨基糖苷类抗生素的作用机制

2. 抗菌谱较广，对革兰阳性菌、阴性菌均有效，尤其对革兰阴性杆菌作用突出。

3. 毒副作用较大，包括耳毒性、肾毒性、神经肌肉接头阻滞和过敏反应等。

（1）耳毒性　使用氨基糖苷类抗生素有可能导致前庭及听觉功能的损伤。血浆内的药物可弥散到内耳的内淋巴液及外淋巴液中，使前庭器官及耳蜗内感觉毛细胞发生退行性变性和永久性听力丧失。这类毒性作用是随药物剂量及用药时间而变化的，一旦进展到听力丧失即使停药也不能恢复。

氨基糖苷类抗生素的耳毒性主要临床表现：①前庭功能失调，表现为眩晕、头痛、视力减退、急剧动作时可发生恶心、呕吐，严重者可致平衡失调、步态不稳等。用药后发生率依次为：卡那霉素 > 链霉素 > 庆大霉素 > 妥布霉素。②耳蜗神经损害，表现为耳饱满感、头晕、耳鸣、听力减退和永久性耳聋等。用药后发生率依次为：卡那霉素 > 阿米卡星 > 西索米星 > 庆大霉素 > 妥布霉素。

（2）肾毒性　氨基糖苷类抗生素主要以原型由肾脏排泄，并可通过细胞膜吞饮作用使药物大量蓄积在肾皮质，故可引起肾毒性。轻则引起肾小管肿胀，重则产生肾小管急性坏死，但一般不损伤肾小球。肾毒性通常表现为蛋白尿、管型尿、血尿等，严重时可产生氮质血症、肾功能降低。肾毒性的大小依次为：卡那霉素、西索霉素 > 庆大霉素、丁胺卡那霉素>妥布霉素>链霉素。

（3）神经肌肉阻滞　氨基糖苷类抗生素可与 Ca^{2+} 络合，使体内 Ca^{2+} 含量降低，或与 Ca^{2+} 竞争，抑制神经末梢释放乙酰胆碱，并降低突触后膜对乙酰胆碱的敏感性，造成神经肌肉接头传递阻断，引起心肌抑制、呼吸衰竭等。这类反应以链霉素和卡那霉素较多发生。

（4）过敏反应　链霉素过敏性休克的发生率仅次于青霉素 G。

4. 细菌对氨基糖苷类抗生素易产生耐药性，且本类抗生素之间有部分或完全交叉耐药性。

5. 口服难吸收，仅作肠道感染用；全身感染必须注射给药，90% 以原型从尿中排出，故适用于泌尿系统感染。

知识拓展

慎用耳毒性药物

1999 年 2 月 29 日，卫生部、教育部、民政部等部门决定确立每年 3 月 3 日为"全国爱耳日"。据统计，我国有听力语言障碍的残疾人 1770 万，听力障碍严重影响了这一群体的生活和学习。其中，聋哑儿有 600 万，7 岁以下的聋儿可达 80 万，耳毒性药物是损伤儿童听力的主要原因之一，每年约有 3 万儿童不恰当使用耳毒性药物致聋。

耳毒性药物主要有：抗生素，如链霉素、庆大霉素、阿米卡星、妥布霉素、万古霉素、小诺米星；利尿药，如呋塞米、依他尼酸；水杨酸类，如乙酰水杨酸、吲哚美辛；抗疟药，如奎宁、氯喹等。此类药物有的损害前庭神经，有的损害耳蜗神经，这种损害往往是进行性而不可逆的。1999 年卫生部颁布了"常用耳毒性药物临床使用规范"，规定了 30 种耳毒性药物的使用标准，指导医生正确、规范地使用，减少和避免听力语言残疾的发生。

为了避免或减少药物中毒性耳聋的发生，要做到以下几点：

（1）本类药物毒性较强，不宜用作轻、中度感染和门诊一线用药。医务人员须严格掌握药物的适应证及不良反应，在给患者选择药物时要权衡利弊，谨慎用药，严格掌握用药剂量、疗程及给药途径。婴幼儿、老人、孕妇及肾功能不全者应慎用耳毒性药物，应用此类药物时最好能进行听力测试及血药浓度监测。

（2）家族中有药物性耳聋患者的其他家族成员禁用耳毒性药物。医生用药前应询问家族史，患者及其家长也应主动向医生介绍自己有无药物过敏史及家族中有无因用药导致耳聋的成员，以帮助医生选择用药。

（3）加强自我保健意识，患者及其家长要了解耳毒性药物的知识，应到正规医院就诊，按医生的处方用药，一旦发现耳鸣、眩晕等早期症状应及早停药。

第二节 各 论

硫酸链霉素
Streptomycin Sulfate

【别名】链霉素硫酸盐，链霉素，威霉素，福爱力，新红康。

【来源】本品由灰色链霉菌培养液提取分离制得。

【性状】本品为白色或类白色的粉末；无臭或几乎无臭，味微苦；有引湿性。

【作用与用途】本品对结核分枝杆菌有强大抗菌作用，是最早使用的抗结核病药物，被誉为结核化疗史上的里程碑药物。本品对许多革兰阴性杆菌，如大肠埃希菌、克雷伯菌属、变形杆菌属、肠杆菌属、沙门菌属、志贺菌属、布鲁菌属、巴斯德杆菌属等也具抗菌作用；脑膜炎奈瑟菌和淋病奈瑟菌亦对本品敏感。

本品主要与其他抗结核药联合用于结核分枝杆菌所致各种结核病的初治病例。本品亦可与其他抗菌药物联合用于鼠疫、腹股沟肉芽肿、布鲁菌病、鼠咬热等的治疗。本品亦可与青霉素或氨苄西林联合治疗草绿色链球菌或肠球菌所致的心内膜炎。

【不良反应】①血尿、排尿次数减少或尿量减少、食欲减退、口渴等肾毒性症状。②耳毒性症状：影响前庭功能时可有步履不稳、眩晕等症状；影响听神经出现听力减退、耳鸣、耳部饱满感等。③面部或四肢麻木、针刺感等周围神经炎症状。④视力减退（视神经炎）、嗜睡、软弱无力、呼吸困难等神经肌肉阻滞症状。

【注意事项】①交叉过敏反应。②第8对脑神经损害、重症肌无力或帕金森病、肾功能损害患者慎用本品。③疗程中应定期进行尿常规和肾功能测定、听力检查或听电图测定。④细菌与本品接触后极易产生耐药性，宜与其他抗菌药物或抗结核药物联合应用。

【药物相互作用】①本品与其他氨基糖苷类抗生素合用，可增加耳毒性、肾毒性以及神经肌肉阻滞作用的可能性。②本品与神经肌肉阻断药（如地西泮）合用，可加重神经肌肉阻滞作用。③本品与依他尼酸、呋塞米或万古霉素等合用，可增加耳毒性及肾毒性。④本品与头孢菌素类抗生素合用，可增加肾毒性。⑤本品与碱性药（如碳酸氢钠、氨茶碱等）合用，抗菌效能增加，但毒性也相应增加。

【药物商品】注射用硫酸链霉素：每支 0.75g（75 万单位）；1g（100 万单位）；2g（200 万单位）；5g（500 万单位）。

【贮藏】原料严封，在干燥处保存。注射剂密闭，在干燥处保存。

硫酸庆大霉素
Gentamycin Sulfate

【别名】硫酸正泰霉素，艮他霉素。

【来源】本品由小单孢菌属培养液提取分离制得，为多组分抗生素。本品为我国独立自主研制成功的广谱抗生素，1967 年开始研制，1969 年底研制成功，取名"庆大霉素"，意指庆祝"九大"召开。

【性状】 本品为白色或类白色的粉末；无臭；有引湿性。

【作用与用途】 本品为广谱抗生素，抗菌活性强，是治疗各种革兰阴性杆菌感染的重要药物。本品用于铜绿假单胞菌、耐药金黄色葡萄球菌、大肠埃希菌及其他敏感菌等引起的各种系统或局部感染，如败血症、呼吸道感染、胆道感染以及烧伤感染等（对中枢感染无效）。本品还可口服用于肠道感染、肠道术前准备及局部用于皮肤感染。

【不良反应】 ①对耳前庭损害较大，而对耳蜗损害较小。②常用量对肾有轻度损害，疗程过长或用量过大时，可引起耳、肾毒性。

【药物商品】 ①硫酸庆大霉素片：每片20mg（2万单位）；40mg（4万单位）。②硫酸庆大霉素注射液：每支1ml:2万单位；1ml:4万单位；2ml:8万单位。③硫酸庆大霉素缓释片：每片40mg（4万单位）。④硫酸庆大霉素颗粒：每袋10mg（1万单位）；40mg（4万单位）。⑤硫酸庆大霉素滴眼液：每支8ml:4万单位。

【贮藏】 原料、缓释片密封，在干燥处保存。片剂、颗粒剂密封，在凉暗干燥处保存。注射剂、滴眼液密闭，在凉暗处保存。

硫酸阿米卡星
Amikacin Sulfate

【别名】 硫酸丁胺卡那霉素，硫酸阿米卡霉素。

【来源】 本品为半合成氨基糖苷类。

【性状】 本品为白色或类白色粉末或结晶性粉末；几乎无臭，无味。

【作用与用途】 本品被认为是最优秀的氨基糖苷类抗生素，其抗菌谱最宽，对铜绿假单胞菌作用强于庆大霉素。本品最突出的优点是对多数氨基糖苷类钝化酶稳定，故尤其适用于治疗革兰阴性杆菌对卡那霉素、庆大霉素或妥布霉素耐药菌株所致的严重感染。

【不良反应】 ①耳毒性以耳蜗损害为主，且缺乏先症候，可致不可逆听力减退。②长期用药可致菌群失调。其他参见庆大霉素。

【药物商品】 ①硫酸阿米卡星注射液：每支1ml:0.1g（10万单位）；2ml:0.2g（20万单位）。②注射用硫酸阿米卡星：每支0.2g（20万单位）。

【贮藏】 原料严封，在干燥处保存。注射液密闭，在凉暗处保存。注射用无菌粉末密闭，在干燥处保存。

2010年版《中国药典》收载的部分氨基糖苷类抗生素见于表2-7。

表2-7 2010版《中国药典》收载的部分氨基糖苷类抗生素

药物名称	简要介绍
硫酸依替米星 Etimicin Sulfate	**【性状】** 本品为白色或类白色的粉末或疏松固体；无臭；极具引湿性 **【药物商品】** ①硫酸依替米星注射液：每支1ml:50mg；2ml:100mg。②注射用硫酸依替米星：每支50mg；100mg **【贮藏】** 原料严封，在干燥处保存。注射液密闭保存。注射用无菌粉末密闭，在凉暗干燥处保存 **【用药指导】** 本品由江苏省微生物研究所研制，为我国首创的半合成氨基糖苷类抗生素，具有抗菌谱广、抗菌活性强，抗交叉耐药性好等特点

续表

药物名称	简要介绍
硫酸奈替米星 Netilmicin Sulfate	【性状】本品为白色或类白色的粉末或疏松块状物；无臭，味微苦；有引湿性 【药物商品】硫酸奈替米星注射液：每支1ml:5万单位；2ml:10万单位 【贮藏】原料密封，在-6℃以下冷冻保存。注射剂密闭，在阴凉处保存 【用药指导】本品对需氧革兰阴性杆菌有强大抗菌活性，耳毒性、肾毒性较庆大霉素低
妥布霉素 Tobramycin	【性状】本品为白色或类白色粉末；有引湿性 【药物商品】硫酸妥布霉素注射液：每支2ml:80mg（8万单位） 【贮藏】原料密封，在干燥处保存。注射剂密闭，在凉暗处保存 【用药指导】本品抗菌谱与庆大霉素相似，对耐庆大霉素菌株仍有效，抗铜绿假单胞菌效力比庆大霉素强2～5倍，为抗铜绿假单胞菌的首选药物
硫酸新霉素 Neomycin Sulfate	【性状】本品为白色或类白色的粉末；无臭，极易引湿 【药物商品】①硫酸新霉素片：每片0.1g（10万单位）；0.25g（25万单位）；②硫酸新霉素滴眼液：每支8ml（4万单位） 【贮藏】原料及片剂密封，在干燥处保存。滴眼液遮光，密闭，在凉处保存 【用药指导】本品全身用药有显著肾毒性和耳毒性，目前仅限于口服或局部应用
盐酸大观霉素 Spectinomycin Hydrochloride	【性状】本品为白色或类白色结晶性粉末 【药物商品】注射用盐酸大观霉素：每支2g（200万单位） 【贮藏】原料及制剂密封，在干燥处保存 【用药指导】本品对淋病奈瑟菌有高度抗菌活性，对产生β-内酰胺酶的淋病奈瑟菌也有良好的抗菌活性，主要用于对青霉素、四环素等耐药菌株引起的感染

【课后练习】

1. 以下氨基糖苷类抗生素中，耳、肾毒性最大的是（　　　）。
   A. 卡那霉素　　　　　B. 庆大霉素　　　　　C. 奈替米星　　　　　D. 妥布霉素

2. 治疗鼠疫和兔热病的首选药是（　　　）。
   A. 链霉素　　　　　　B. 四环素　　　　　　C. 红霉素　　　　　　D. 庆大霉素

3. 过敏性休克发生率仅次于青霉素的抗生素是（　　　）。
   A. 庆大霉素　　　　　B. 卡那霉素　　　　　C. 链霉素　　　　　　D. 妥布霉素

4. 呋塞米可增加下列哪种药物的耳毒性（　　　）。
   A. 四环素　　　　　　B. 环丙沙星　　　　　C. 红霉素　　　　　　D. 卡那霉素

5. 庆大霉素与羧苄青霉素混合静脉滴注可（　　　）。
   A. 增强庆大霉素抗铜绿假单胞菌活性　　　　B. 降低庆大霉素抗菌活性
   C. 用于耐药金黄色葡萄球菌感染　　　　　　D. 用于肺炎球菌败血症

6. 氨基糖苷类药物分布浓度较高的部位是（　　　）。
   A. 血液　　　　　　　B. 浆膜腔　　　　　　C. 脑脊液　　　　　　D. 肾脏

7. 下列哪项不属于氨基糖苷类药物的不良反应（　　　）。
   A. 变态反应　　　　　B. 神经肌肉阻断作用　C. 骨髓抑制　　　　　D. 肾毒性

8. 不适当的联合用药是（　　　）。
   A. 链霉素＋异烟肼治疗肺结核
   B. 庆大霉素＋羧苄青霉素治疗铜绿假单胞菌感染
   C. 庆大霉素＋链霉素治疗G⁻菌感染
   D. 青霉素＋白喉抗毒素治疗白喉

9. 氨基糖苷类药物的抗菌作用机制主要是（　　　）。

    A. 干扰细菌细胞壁合成

    B. 抑制细菌蛋白质合成

    C. 抑制细菌核酸合成

    D. 增加细菌胞浆膜通透性

10. 链霉素与异烟肼合用可（　　　）。

    A. 增加肾毒性

    B. 增加耳毒性

    C. 增强抗菌活性

    D. 增加神经－肌肉接头阻滞

（杜　敏）

第三章 四环素类抗生素

【学习目标】

1. 了解四环素类抗生素的分类；
2. 掌握四环素类抗生素的作用特点；
3. 掌握四环素类抗生素代表药物的医药商品知识。

第一节 概 述

四环素类抗生素是由链霉菌所产生的或经半合成制得的具有氢化并四苯母核基本结构的一类碱性广谱抗生素。1948 年，Dr. Benjamin Duggar 从金霉素链霉菌培养液中发现了第一个四环素类抗生素——金霉素。不久以后，土霉素、四环素相继被发现，并对其结构进行改造，开发了多西环素、米诺环素等半合成产品。

一、四环素类抗生素的分类

四环素类抗生素分为天然和半合成两大类。天然的包括四环素、土霉素、金霉素、去甲金霉素等。目前，金霉素已被淘汰，去甲金霉素在我国不生产，四环素和土霉素较常用。半合成的包括多西环素、米诺环素、赖氨四环素、甲氯环素、甲烯土霉素、美他环素、替加环素、氢吡四环素、多霉素等。

曾广泛应用于临床的四环素类抗生素，由于常见病原菌对该类药物耐药性普遍升高及不良反应多见，目前已不作为常见细菌感染的首选用药，主要用于立克次体、支原体、衣原体等非细菌性感染及布氏杆菌病（与其他药联用）、霍乱等敏感细菌所致的感染。但由于该类抗生素价格低廉，在我国农村及贫困地区仍有一定市场。

二、四环素类抗生素的作用特点

1. 均为黄色结晶性粉末，具弱碱性，水溶性差，临床多用其盐酸盐。

2. 抗菌谱广，对革兰阳性菌、阴性菌均有抗菌作用，且对螺旋体、立克次体、支原体、衣原体、原虫、放线菌、阿米巴原虫等也有抑制作用。

3. 主要通过干扰菌体蛋白质的合成而发挥抗菌作用，同时还可以改变细菌细胞膜的通透性，属于速效抑菌剂，在高浓度时也具有杀菌作用。

4. 不良反应

（1）妨碍骨、牙的生长　牙齿发育期患者（胚胎期至 8 岁）接受四环素类抗生素，可产生牙釉质和骨质发育不良，故妊娠期和 8 岁以下患者不可使用该类药物。药物与牙体组织内的钙结合，形成极稳定的螯合物，沉积于牙体组织中，导致牙齿着色呈棕黄色、灰褐色或更深；同时还会影响牙釉质钙化导致牙釉质发育不全。由于着色主要发生在牙本质，所以，四环素牙颜色难以去除。乳牙着色比恒牙明显，因为乳牙的釉质较薄、透明，不易遮盖牙本质中的黄色复合物。一般牙齿着色的程度与药物的种类、剂量和给药次数有关。

（2）其他　肝脏损害、肾脏损害、胃肠道反应、局部刺激、二重感染等。

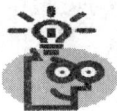

【小知识】　　　细菌对四环素类抗生素的耐药现象属于渐进型，近年来耐药菌株日渐增多，且同类品种之间存在交叉耐药性，使该类药物临床效果受到一定的影响。细菌对本类药物耐药的主要原因是细菌细胞膜蛋白变异，通透性下降，致使菌体内药物浓度低下，达不到有效抑菌浓度。

5. 体内过程：各种四环素类抗生素的口服吸收程度不同。土霉素、地美环素和四环素的吸收率为 60%～80%，多西环素和米诺环素的吸收率达 90% 或更高。四环素类抗生素与抗酸药、钙盐、铁盐、镁、铝、铋等能形成不溶性络合物，因而含这些离子的药物可阻碍四环素类药物的吸收。四环素类抗生素易透过胎盘屏障和进入乳汁，但不易透过血脑屏障，脑脊液中的药物浓度一般仅为血药浓度的 1/10；药物多以原型经肾脏排泄，部分药物的排泄可形成肝肠循环。

知识拓展

四环素类抗生素的新功效

近几年来，国外学者对四环素这一老抗生素品种进行了广泛深入的研究，发现了四环素衍生物具有许多令人感兴趣的新用途。展望今后几年，新型四环素衍生物有望成为治疗牙龈炎、牙龈萎缩、肿瘤、糖尿病、骨折与骨质疏松症等多种常见病的治疗药，四环素类抗生素这一沉寂已久的老药可能重新焕发出活力。

（1）目前，妇女停经后的常见病——骨质疏松症的治疗趋向是抑制骨吸回，暂时还没有能用新的正常骨置换损失骨的药物。动物试验表明，CollaGenex 制药公司开发出新的四环素衍生物不仅能抑制人体最丰富的蛋白质——胶原的破坏，还能阻止骨损坏和刺激新骨形成。这种独特的性质对治疗骨质疏松症有明显的潜在意义，正好填补了上述空白。

（2）Stony Brook 牙医学院研究人员提出多西环素的特殊制剂 Periostat（R）（多西环素半水合物和半乙醇化物）在治疗成人牙周炎中的作用。研究揭示，牙周炎症的初始症状是由于细菌感染所致，而骨和连接组织本身的破坏却是由人体应答细菌感染而产生的酶介导的。这种称之为宿主反应的现象一旦遇到 Periostat 就能加以解决。

（3）美国哈佛医学院 Beth Israel Deaconess 医学中心进行了一种非抗微生物四环素衍生物 Metastat（R）对 HIV - 相关性卡波济肉瘤患者作用的临床试验。这些患者在此之前尽管用了各种细胞毒剂肿瘤仍复发，然而他们对 Metastat 的应答良好，有 3 例患者已证实肿瘤完全消退，且该药物在有效治疗剂量下，全身性毒性很小。据研究，Metastat 是通过抑制血管生成起作用的。新血管能提供肿瘤生长必需的养分，而新血管的生成是由一组酶介导的，它们破坏连接组织的胶原，允许血管朝着肿瘤延伸并为肿瘤生长提供空间。而 Metastat 对这些酶有强大的抑制作用以及有直接的抗肿瘤活性。

此外，新研究工作显示，四环素类药物还将在糖尿病并发症如神经病和视网膜病的治疗中起作用。

第二节 各 论

盐酸四环素
Tetracycline Hydrochloride

【别名】四环素。

【来源】本品系由放线菌金色链丛菌培养液中提取分离制得的一种有机碱，与盐酸成盐。

【性状】本品为黄色结晶性粉末；无臭，味苦；有引湿性；遇光色渐变深，在碱性溶液中易破坏失效。

【作用与用途】本品抑制细菌蛋白质的合成，为广谱抑菌剂，高浓度时具杀菌作用。本品对革兰阳性菌的作用比对革兰阴性菌强，但不如 β - 内酰胺类抗生素；对革兰阴性菌作用不如氨基糖苷类抗生素及氯霉素；对铜绿假单胞菌无抗菌活性。

本品主要用于立克次体病（斑疹伤寒、恙虫病）、衣原体病（淋巴肉芽肿、沙眼、鹦鹉热）、支原体肺炎、回归热、霍乱、布氏杆菌病等。

【不良反应】①胃肠道反应，如恶心、呕吐、上腹不适、腹胀、腹泻等。②变态反应，多为斑丘疹和红斑，偶有过敏性休克和哮喘发生。③二重感染，常见有耐药金黄色葡萄球菌、革兰阴性杆菌和真菌等引起的消化道、呼吸道和尿路感染，严重者可致败血症。由于人体内正常菌群减少，导致维生素缺乏、真菌繁殖，出现口干、咽炎、口角炎、舌炎、舌苔色暗或变色等。④影响牙和骨骼生长。⑤肝毒性，通常为脂肪肝变性。⑥肾毒性。

【注意事项】①本品宜空腹口服，即餐前 1h 或餐后 2h 服用，以避免食物对吸收的影响。②应用本品时应饮用足量水，避免食管溃疡和减少胃肠道刺激症状。③某些患者服用本品后，日晒时会有光敏现象，建议患者服用本品期间不要直接暴露于阳光或紫外线下，一旦皮肤有红斑则立即停药。

【药物商品】①盐酸四环素片：每片 0.125g；0.25g。②盐酸四环素胶囊：每粒 0.25g。③注射用盐酸四环素：每支 0.125g；0.25g；0.5g。

【贮藏】原料遮光，密封或严封，在干燥处保存。片剂和胶囊剂遮光，密封，在干燥处保存。注射剂遮光，密闭，在干燥处保存。

盐酸多西环素
Doxycycline Hyclate

【别名】脱氧土霉素，强力霉素，伟霸霉素，长效土霉素。

【来源】本品为半合成四环素类，由土霉素 6α 位上脱氧而制成。

【性状】本品为淡黄色至黄色结晶性粉末；无臭，味苦。

【作用与用途】本品抗菌谱及作用与四环素相似，具速效、强效和长效的特点。作用比四环素强 2～10 倍，有效血药浓度可维持 24h 以上，可每天给药 1 次。本品有较高的脂溶性，对组织穿透力较强，在胸导管淋巴液、腹水、肠组织、眼和前列腺组织中均有较高浓度，约为血药浓度的 60%～75%。肾功能损害患者应用本品时，药物自胃肠道的排泄量增加，成为主要排泄途径，因此本品是四环素类中可安全用于肾功能损害患者的药物。

【不良反应】①胃肠道反应。②变态反应，较常见。

【药物商品】①盐酸多西环素片：每片 0.05g；0.1g。②盐酸多西环素胶囊：每粒 0.1g。

【贮藏】原料及片剂遮光，密封保存。胶囊剂密封，在阴凉干燥处保存。

2010 年版《中国药典》收载的部分四环素类抗生素见表 2－8。

表 2－8 2010 年版《中国药典》收载的部分四环素类抗生素

药物名称	简要介绍
盐酸土霉素 Oxytetracycline Hydrochloride	**【性状】**本品为黄色结晶性粉末；无臭，味微苦；微有引湿性；在日光下颜色变暗，在碱溶液中易破坏失效 **【药物商品】**盐酸土霉素片：每片 0.125g；0.25g **【贮藏】**原料及片剂遮光，密闭，在干燥处保存 **【用药指导】**目前常见致病菌对本品耐药现象严重，仅用于敏感菌感染
盐酸金霉素 Chlortetracycline Hydrochloride	**【性状】**本品为金黄色或黄色结晶；无臭，味苦；遇光色渐变暗 **【药物商品】**①盐酸金霉素软膏：每支 1%。②盐酸金霉素眼膏：每支 0.5% **【贮藏】**原料遮光，密封，在干燥处保存。软膏剂密闭，在干燥阴凉处保存。眼膏剂密闭，在干燥的凉处保存 **【用药指导】**本品只限局部使用，用于敏感菌所致的浅表皮肤感染及眼部感染
盐酸美他环素 Metacycline Hydrochloride	**【性状】**本品为黄色结晶性粉末；无臭，味苦 **【药物商品】**①盐酸美他环素片：每片 0.1g。②盐酸美他环素胶囊：每粒 0.1g；0.2g **【贮藏】**原料遮光，密封保存。片剂及胶囊剂密封，在阴凉干燥处保存 **【用药指导】**某些四环素或土霉素耐药的菌株对本品仍可敏感
盐酸米诺环素 Minocyclin Hydrochloride	**【性状】**本品为黄色结晶性粉末；无臭，味苦；有引湿性 **【药物商品】**①盐酸米诺环素片：每片 50mg；100mg。②盐酸米诺环素胶囊：每粒 50mg；100mg **【贮藏】**原料、片剂及胶囊剂遮光，密封保存 **【用药指导】**本品具有高效和长效性质，抗菌作用最强

【课后练习】

一、单项选择题

1. 四环素类抗生素的抗菌作用机制是（　　）。

　　A. 抑制细菌叶酸的代谢　　　　　　　　B. 抑制细菌细胞壁的合成

　　C. 抑制细菌蛋白质的合成　　　　　　　D. 抑制细菌核酸的合成

2. 四环素类抗生素的抗菌作用范围，不包括的是（　　）。

　　A. 立克次体　　　　B. 支原体　　　　　C. 螺旋体　　　　　D. 真菌

3. 关于四环素类抗生素的说法错误的是（　　）。

　　A. 属于广谱慢效抑菌剂，高浓度时具杀菌作用

　　B. 耐药现象严重，仅在病原菌对本类药物呈现敏感时，方有指征选用该类药物

　　C. 宜空腹口服，即餐前1h或餐后2h服用，以避免食物对吸收的影响

　　D. 8岁以下小儿不宜使用本类药物

4. 不属于四环素类的不良反应为（　　）。

　　A. 肝损害　　　　　B. 影响牙骨生长　　C. 抑制骨髓造血功能　D. 二重感染

5. 具有高效和长效性质，抗菌作用最强的四环素类抗生素是（　　）。

　　A. 盐酸美他环素　　B. 盐酸米诺环素　　C. 盐酸土霉素　　　　D. 盐酸金霉素

6. 强力霉素指的是（　　）。

　　A. 盐酸美他环素　　B. 盐酸米诺环素　　C. 盐酸土霉素　　　　D. 盐酸多西环素

二、处方分析

处方：Rp

硫酸亚铁片　0.3mg×20　sig　0.3mg　t.i.d　po

盐酸四环素片　0.25mg×10　sig　0.25mg　q.i.d　po

思考问题：（1）叙述上述处方。

　　　　　（2）上述处方配伍是否合理？为什么？

　　　　　（3）盐酸四环素片属于哪类抗生素？其作用有何特点？

（王增仙）

第四章　大环内酯类抗生素

【学习目标】

1. 了解大环内酯类抗生素的分类；
2. 掌握大环内酯类抗生素的作用特点；
3. 掌握大环内酯类抗生素代表药物的医药商品知识。

第一节　概　　述

　　大环内酯类抗生素是一类由微生物产生或经半合成制得的含有 12 ~ 16 个碳骨架的大环内酯和 1 ~ 3 个氨基糖的有机弱碱性化合物。1952 年，科学家们从红色链丝菌培养液中分离出第一个大环内酯类抗生素——红霉素，并于 1953 年由美国礼来公司正式推广上市。此后陆续出现竹桃霉素、螺旋霉素、吉他霉素、麦迪霉素、交沙霉素以及它们的衍生物。大环内酯类抗生素虽然不像 β - 内酰胺类抗生素那样占据抗菌药物市场主导地位，但仍为全球抗感染用药中十分重要的类别，占据了其他"非主流"抗菌药物市场的大部分市场份额，有专家预言：21 世纪将是大环内酯类抗生素的时代。

一、大环内酯类抗生素的分类

1. 按照大环结构含碳母核的不同分类

（1）14 元大环内酯类　如红霉素、竹桃霉素、克拉霉素、罗红霉素、地红霉素等。

（2）15 元大环内酯类　如阿奇霉素等。

（3）16 元大环内酯类　如麦迪霉素、乙酰麦迪霉素、吉他霉素、乙酰吉他霉素、交沙霉素、螺旋霉素、乙酰螺旋霉素、罗他霉素等。

2. 按照发现的先后顺序和抗菌特点分类

（1）第一代大环内酯类　如红霉素、麦迪霉素、螺旋霉素、竹桃霉素、交沙霉素及吉他霉素等。它们口服可吸收，体内分布广，血药浓度低，但组织中浓度相对较高，主要经胆汁排泄，并有肝肠循环，但不易透过血脑屏障。该类药物对革兰阳性菌、部分革兰阴性杆菌、某些厌氧菌、军团菌、衣原体和支原体均有效，可用于对 β - 内酰胺类抗生素过敏或耐药患者的治疗，但抗菌谱窄、不耐酸、口服有胃肠道反应，静脉注射易引起静脉炎。

（2）第二代大环内酯类　如罗红霉素、克拉霉素、氟红霉素、阿奇霉素等。与第一代相比较，它们具有抗菌谱广、抗菌活性强、对酸稳定、生物利用度高、血药浓度高，组织渗透性好、半衰期延长、不良反应少而轻等优点。

（3）第三代大环内酯类　近年来，由于耐药菌的不断出现，在对红霉素衍生物进行化学结构修饰以寻找对耐药菌有效的新大环内酯类活性化合物研究已取得了重大进展。目前，不易耐药的酮内酯、酰内酯及氮杂内酯等第三代大环内酯类抗生素正在研究开发之中。其中，以克拉霉素改型获得的酮内酯类抗生素——泰利霉素已成功上市，显示了对红霉素耐药菌的优良抗菌活性。

3. 按照来源分类

（1）天然的大环内酯类　如红霉素等。

（2）半合成的大环内酯类　如克拉霉素、罗红霉素、地红霉素、阿奇霉素、乙酰螺旋霉素等。

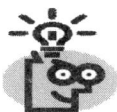

【小知识】　细菌对大环内酯类抗生素的耐药机制主要为：①靶位结构改变，细菌针对大环内酯类抗生素产生耐药基因，合成甲基化酶，使核糖体的50S亚基的药物结合部位甲基化；②产生灭活酶，使大环内酯类抗生素水解、磷酸化、乙酰化或核苷化而失活；③摄入减少和外排增多，耐药菌膜成分改变或出现新的成分，导致大环内酯类抗生素进入菌体内的量减少。

二、大环内酯类抗生素的作用特点

（1）通过抑制敏感菌的蛋白质合成而发挥抗菌作用，属于静止期快速抑菌剂。

（2）抗菌谱窄，但比青霉素略广，主要作用对象为革兰阳性菌、军团菌属、衣原体属、支原体属和厌氧菌等。

（3）在碱性环境中抗菌活性较强，治疗尿路感染时常需碱化尿液。

（4）大多数品种供口服，但对胃酸极不稳定，故常制成肠溶片或酯化衍生物，以增加口服吸收率。由于血药浓度低，一般不宜用于严重感染，仅适用于轻、中度感染。

（5）细菌对大环内酯类、青霉素类及头孢菌素类之间无明显交叉耐药性，故多用于后两者的耐药菌感染。由于大环内酯类抗生素的化学结构具有一定的相似性，所以本类药物具有交叉耐药性。

（6）无严重不良反应，毒副作用较低，可用于对 β - 内酰胺类抗生素过敏的患者。

知识拓展

大环内酯类抗生素非抗菌活性的研究

大环内酯类抗生素非抗菌活性的研究将大大拓宽此类药物的应用范围。近年来有很多关于大环内酯类抗生素用于肿瘤、类风湿关节炎、支气管扩张、哮喘、胃肠动力障碍等非感染性疾病治疗的报告。

（1）免疫抑制作用 红霉素广泛应用于预防器官移植者的排异反应和免疫性皮肤疾病，对治疗严重的银屑病、异位性皮炎、坏疽性脓皮病和泛发性扁平苔藓等很有效，且不引起类固醇导致的皮肤萎缩不良反应。

（2）抗炎作用 罗红霉素的重要靶位是肥大细胞，可抑制肥大细胞释放炎症介质，可用于慢性炎症的治疗。

（3）治疗哮喘作用 克拉霉素可减少类固醇用量，明显改善哮喘患者呼吸道过敏状态。其机制除减少类固醇清除率、提高糖皮质激素敏感性外，还与其抗炎症作用相关，因而减少黏液分泌，并且在与类固醇合用时发挥抑制 T 淋巴细胞活性作用而轻度免疫抑制功能、同时降低茶碱清除率。

（4）其他 红霉素可促进囊腔和胸水的吸收，可用于治疗腋臭、酒糟鼻、反射性肠梗阻等。

第二节　各　　论

红霉素
Erythromycin

【别名】威霉素，福爱力，新红康。

【来源】本品由红色链霉菌培养液中提取分离制得。

【性状】本品为白色或类白色的结晶或粉末；无臭，味苦；微有引湿性。

【作用与用途】本品属窄谱抗生素，抗菌谱与青霉素相似但较广，作用弱于青霉素。本品对革兰阳性菌，如金黄色葡萄球菌、肺炎链球菌、白喉杆菌、梭状芽孢杆菌等具有较强抗菌作用，尤其对耐青霉素的金黄色葡萄球菌有效。本品对某些革兰阴性菌，如脑膜炎双球菌、军团菌、幽门螺旋杆菌、百日咳杆菌有较强作用，还能抑制支原体、放线菌、螺旋体、立克次体、衣原体等。本品主要用作耐青霉素金黄色葡萄球菌的轻、中度感染和作为对青霉素过敏者的替代品。本品对于军团菌肺炎和支原体肺炎，可作为首选药。

【不良反应】①胃肠反应，如恶心、呕吐、腹泻、厌食等。②久服易引起转氨酶升高、肝肿大及黄疸等肝损害症状，不宜与四环素合用。③过敏反应，偶见药热、皮疹。

【注意事项】①本品为抑菌性药物，给药应按一定时间间隔进行，并需空腹服用，以保持体内有效血药浓度。②片剂应整片吞服，掰碎则受胃酸破坏而降效。③不可肌注以免刺激，静滴易引起静脉炎，速度宜放慢。④一般不与低 pH 的葡萄糖输液配伍，可添加维生素 C 注射液或 5% 碳酸氢钠注射液使其稳定。⑤本品在体内分布广泛，主要经胆汁排泄，进行肝肠循环，其在胆汁中的浓度可高达血浆药物浓度的数十倍以上。

【药物商品】①红霉素肠溶片：每片 0.125g（12.5 万单位）；0.25g（25 万单位）。

②红霉素软膏：每支 1%。③红霉素眼膏：每支 0.5%。

【贮藏】原料及片剂密封，在干燥处保存。软膏剂密闭，在阴凉干燥处保存。眼膏剂密封，在阴凉干燥处保存。

阿奇霉素
Azithromycin

【别名】维宏，希舒美，泰力特，舒美特，阿齐霉素，阿齐红霉素，阿红霉素。

【来源】本品为半合成大环内酯类，是将红霉素肟经贝克曼重排后得到的扩环产物，再经还原、N-甲基化等反应，将氮原子引入到大环内酯骨架中制得的第一个环内含氮的 15 元环化合物。

【性状】本品为白色或类白色结晶性粉末；无臭，味苦；微有引湿性。

【作用与用途】本品抗菌谱较红霉素广且作用更强。对革兰阴性菌具有更高的抗菌活性；对肺炎支原体的作用为本类药物中最强；对流感嗜血杆菌、淋球菌的作用比红霉素强 4 倍；对军团菌的作用比红霉素强 2 倍；对梭状芽胞杆菌的作用也比红霉素强；对金黄色葡萄球菌感染也比红霉素有效。本品用于敏感菌引起的呼吸道、皮肤和软组织感染。

【不良反应】①轻、中度消化道反应，包括恶心、腹痛、腹泻、呕吐等，其发生率较红霉素低。②偶有头昏、头痛、发热、皮疹、关节痛等过敏反应。

【注意事项】①本品克服了红霉素口服给药不耐酸的缺点，口服稳定性增加，生物利用度增高，作用增强。②本品半衰期长，每天只需给药 1 次，连续给药到 2~3 次日后药效可持续数天。③肝功能不全者慎用，严重肝病患者不应使用。

【药物商品】①阿奇霉素干混悬剂：每袋 0.1g（10 万单位）。②阿奇霉素片：每片 0.125g（12.5 万单位）；0.25g（25 万单位）。③阿奇霉素分散片：每片 0.1g（10 万单位）；0.125g（12.5 万单位）；0.25g（25 万单位）；0.5g（50 万单位）。④阿奇霉素胶囊：每粒 0.125g（12.5 万单位）；0.25g（25 万单位）。⑤阿奇霉素颗粒：每袋 0.1g（10 万单位）；0.125g（12.5 万单位）；0.25g（25 万单位）；0.5g（50 万单位）。

【贮藏】原料、胶囊剂密封，在阴凉干燥处保存。干混悬剂、片剂、颗粒剂密封，在干燥处保存。分散片剂遮光，密封，在干燥处保存。

克拉霉素
Clarithromycin

【别名】克拉红霉素，甲红霉素，甲氧基红霉素，克红霉素，克拉仙。

【来源】本品为半合成大环内酯类，是红霉素 C_6 羟基甲基化后得到的衍生物。

【性状】本品为白色或类白色结晶性粉末；无臭，味苦。

【作用与用途】本品被认为是目前最安全有效的广谱抗生素之一，其特点是高效、耐酸、耐酶，口服吸收好，且以改善生物利用度为特征，是取代红霉素的大环内酯类品种。本品抗菌谱类似红霉素但更广，抗菌活性（尤其对革兰阳性菌、嗜肺军团菌、肺炎衣原体）为大环内酯类中最强的，对流感杆菌作用优异。本品主要用于敏感菌所致的上、下呼吸道感染，皮肤软组织感染和泌尿生殖系统感染。

【不良反应】 主要有消化道反应、头痛等，一般较轻。

【注意事项】 ①因在动物胚胎中浓度为人血清的 2~17 倍，故孕妇禁用。②本品首过消除大，生物利用度仅有 55%。③与其他大环内酯有交叉过敏性。

【药物商品】 ①克拉霉素片：每片 50mg；0.125g；0.25g。②克拉霉素胶囊：每粒 0.125g；0.25g。③克拉霉素颗粒：每袋 0.05g，0.1g，0.125g，0.25g。

【贮藏】 原料遮光，密封保存。片剂、胶囊剂、颗粒剂遮光，密封，在阴凉干燥处保存。

罗红霉素
Roxithromycin

【别名】 罗氏芬，罗力得，立复。

【来源】 本品为半合成大环内酯类，是红霉素 C-9 肟的衍生物。

【性状】 本品为白色或类白色的结晶性粉末；无臭，味苦；略有引湿性。

【作用及适应证】 本品作用与红霉素相近，抗菌活性较红霉素强 1~4 倍。本品对金黄色葡萄球菌、链球菌、棒状杆菌、李司德菌、军团菌等高度敏感或较敏感，对口腔拟杆菌、痤疮丙酸杆菌等厌氧菌及脑炎弓形体、衣原体、梅毒螺旋体也有较好的抗菌作用。本品主要用于敏感菌引起的呼吸道感染，泌尿道感染，皮肤软组织、五官科感染等。

【不良反应】 主要有胃肠反应，但发生率低于红霉素。

【用药指导】 ①本品克服了红霉素口服给药不耐酸的缺点，口服稳定性增加，作用增强。②口服宜餐前服用。③本品与红霉素间存在交叉耐药性、交叉过敏性。

【药物商品】 ①罗红霉素干混悬剂：每袋 25mg；50mg；75mg。②罗红霉素片：每片 50mg；75mg；150mg。③罗红霉素分散片：每片 50mg；75mg；150mg。④罗红霉素胶囊：每粒 50mg；75mg；150mg。⑤罗红霉素颗粒：每袋 25mg；50mg；75mg；150mg。

【贮藏】 原料、片剂、分散片剂、颗粒剂密封，在干燥处保存。干混悬剂、胶囊剂遮光，密封，在干燥处保存。

2010 年版《中国药典》收载的部分大环内酯类抗生素见表 2-9。

表 2-9　2010 年版《中国药典》收载的部分大环内酯类抗生素

药物名称	简要介绍
硬脂酸红霉素 Erythromycin Stearate	**【性状】** 本品为白色或类白色的结晶或粉末；无臭，味微苦 **【药物商品】** ①硬脂酸红霉素片：每片 0.05g（5 万单位）；0.125g（12.5 万单位）；0.25g（25 万单位）。②硬脂酸红霉素胶囊：每粒 0.1g（10 万单位）；0.125g（12.5 万单位）。③硬脂酸红霉素颗粒：每袋 50mg（5 万单位） **【贮藏】** 原料、片剂、胶囊剂、颗粒剂遮光，密封，在干燥处保存 **【用药指导】** 本品对酸较稳定，故在胃中破坏较少，在十二指肠分离成具抗菌活性的红霉素，并以盐基形式从小肠吸收

药物名称	简要介绍
乙酰螺旋霉素 Acetylspiramycin	【性状】本品为白色至微黄色粉末；味苦 【药物商品】①乙酰螺旋霉素片：每片0.1g（10万单位）；0.2g（20万单位）。②乙酰螺旋霉素胶囊：每粒0.1g（10万单位）；0.2g（20万单位） 【贮藏】原料、片剂、胶囊剂密封，在凉暗干燥处保存 【用药指导】本品体外抗菌活性较弱，但耐酸，口服吸收好，经胃肠道吸收后脱去乙酰基变成抗菌活性强的螺旋霉素，与其他抗生素无交叉耐药性
琥乙红霉素 Erythromycin Ethylsuccinate	【性状】本品为白色粉末或结晶性粉末；无臭，无味 【药物商品】①琥乙红霉素片：每片0.1g（10万单位）；0.125g（12.5万单位）；0.25g（25万单位）。②琥乙红霉素分散片：每片0.1g（10万单位）；0.125g（12.5万单位）。③琥乙红霉素胶囊：每粒0.1g（10万单位）。④琥乙红霉素颗粒：每袋0.05g（5万单位）；0.1g（10万单位）；0.125g（12.5万单位）；0.25g（25万单位） 【贮藏】原料、片剂、分散片剂、胶囊剂密封，在干燥处保存。颗粒剂遮光，密封，在干燥处保存 【用药指导】本品在胃酸中较红霉素稳定，在体内水解后释放出红霉素而起抗菌作用
依托红霉素 Erythromycin estolate	【性状】本品为白色结晶性粉末；无臭，无味或几乎无味 【药物商品】①依托红霉素片：每片0.125g（12.5万单位）。②依托红霉素胶囊：每粒50mg（5万单位）；125mg（12.5万单位）。③依托红霉素颗粒：每袋75mg（7.5万单位）；250mg（25万单位） 【贮藏】原料、片剂、胶囊剂、颗粒剂遮光，密封保存 【用药指导】本品属抑菌剂，但高浓度时具杀菌作用，仅对分裂活跃的细菌有效

【课后练习】

1. 下列有关红霉素的论述，错误的是（　　　）。
   A. 能耐酸，肠中吸收快而完全　　　　　　B. 体内分布广泛
   C. 肝、胆中浓度高　　　　　　　　　　　D. 消除以肝代谢为主

2. 不属于大环内酯类抗生素的是（　　　）。
   A. 乙酰螺旋霉素　　　B. 麦迪霉素　　　　C. 林可霉素　　　　D. 罗红霉素

3. 阿奇霉素临床应用范围不包括（　　　）。
   A. 白喉　　　　　　　B. 百日咳　　　　　C. 支原体肺炎　　　D. 肺结核

4. 治疗青毒素过敏患者的链球菌感染，宜选用的抗生素是（　　　）。
   A. 阿莫西林　　　　　B. 头孢克洛　　　　C. 罗红霉素　　　　D. 庆大霉素

5. 治疗军团菌感染首选（　　　）。
   A. 青霉素G　　　　　B. 链霉素　　　　　C. 克拉霉素　　　　D. 乙氧萘青霉素

6. 大环内酯类抗生素的抗菌作用机制主要为（　　　）。
   A. 干扰细菌细胞壁合成　　　　　　　　　B. 抑制细菌蛋白质合成
   C. 抑制细菌核酸合成　　　　　　　　　　D. 增加细菌胞浆膜通透性

7. 关于大环内酯类抗生素描述错误的是（　　　）。
   A. 乙酰螺旋霉素经胃肠道吸收后脱去乙酰基变成抗菌活性强的螺旋霉素而发挥作用
   B. 阿奇霉素的半衰期长，每天只需给药1次
   C. 红霉素在胆汁中的浓度可高达血浆药物浓度的数十倍以上
   D. 幼儿使用红霉素片剂可以掰碎口服

8. 罗氏芬的主要成分是（　　）。

    A. 红霉素　　　　　　B. 阿奇霉素　　　　　C. 克拉霉素　　　　　D. 罗红霉素

9. 希舒美的主要成分是（　　）。

    A. 红霉素　　　　　　B. 阿奇霉素　　　　　C. 克拉霉素　　　　　D. 罗红霉素

10. 目前，最为安全有效的广谱大环内酯类抗生素是（　　）。

    A. 红霉素　　　　　　B. 阿奇霉素　　　　　C. 克拉霉素　　　　　D. 罗红霉素

（赵　鑫）

模块三　生化药物

【学习目标】

1. 熟悉生化药物的概念；
2. 掌握生化药物的分类；
3. 了解生化药物的特点。

一、基本概念

生化药物是从动物、植物及微生物提取的，亦可用生物－化学半合成或用现代生物技术制得的生命基本物质，如氨基酸、多肽、蛋白质、酶、辅酶、多糖、核酸、脂类等以及它们的衍生物、降解物及大分子的结构修饰物等。这类物质是维持生物正常生理活动、治疗疾病、保持健康状态所必需的生化成分，可用于预防、治疗、诊断疾病。

二、生化药物的分类

1. 氨基酸类药物

是机体构成蛋白质的基本单位，是机体生命活动的物质基础，包括天然的氨基酸、氨基酸衍生物及氨基酸的混合物等，如精氨酸、谷氨酸、乙酰半胱氨酸、谷氨酰胺、复方氨基酸注射液（3S、6S、9S、11S、13S、14S、15S、17S、18S，S 代表氨基酸的种类）等。

2. 多肽类药物

是以多肽激素和多肽细胞生长调节因子为主的一大类内源性生化药物，其在机体内浓度很低，但活性很强，对机体生理功能的调节起到十分重要的作用。已用于临床的多肽类药物达 20 种以上，如催产素（9 肽）、加压素（9 肽）、促肾上腺皮质激素（39 肽）、胰高血糖素（29 肽）、降钙素（32 肽）等。

3. 蛋白质类药物

主要包括蛋白质类激素、蛋白质类细胞因子、血浆蛋白等。例如生长激素（GH）、甲状旁腺激素（PH）、促甲状腺激素（TSH）、卵泡刺激素（FSH）、绒毛膜促性腺激素（HCG）、黄体生成素（LH）等属于蛋白质类激素；白蛋白、免疫球蛋白、纤维蛋白原等属于血浆蛋白。

4. 酶类药物

早期的酶类药物主要用于治疗消化道疾病，随着分离、提取工艺的改进和品种的增多，酶类药物已被广泛地用于治疗和诊断疾病。酶类药物主要分为助消化酶、消炎酶、心血管疾病的治疗酶、抗肿瘤酶等，如胃蛋白酶、胰酶、溶菌酶、菠萝蛋白酶、纤溶酶、尿激酶、门冬酰胺酶、细胞色素 c、超氧化物歧化酶（SOD）、RNA 酶、DNA 酶等。

5. 核酸类药物

除了天然存在的碱基、核苷酸等被称为核酸类药物外，它们的类似物、衍生物或这些物质的聚合物均属于核酸类药物。核酸类药物主要分为碱基类、核苷类、核苷酸类、多核苷酸类等，如硫唑嘌呤、巯嘌呤、肌苷、盐酸阿糖胞苷、三磷酸腺苷二钠、聚肌胞等。

6. 糖类药物

在生命过程中起着非常重要的作用，主要分为单糖类、寡糖类和多糖类，如葡萄糖、山梨醇、蔗糖、麦芽糖、肝素、硫酸软骨素、透明质酸、壳聚多糖、海藻多糖、香菇多糖、银耳多糖、茯苓多糖、云芝多糖、灵芝多糖、人参多糖、黄芪多糖等。

7. 脂类药物

是机体重要的生物活性物质，在机体内具有特定的生理、药理效应，主要分为饱和脂肪酸类、磷脂类、胆酸类、固醇类、胆色素等，如前列腺素、卵磷脂、脑磷脂、鹅脱氧胆酸、胆固醇、谷固醇、胆红素等。

8. 维生素类药物

是机体维持正常的生命活动所必不可少的一类有机物质，其主要生理功能是调节机体的新陈代谢，维持机体正常的生理功能。多数的维生素作为辅酶的组成成分，参与体内的代谢。维生素类药物主要分为水溶性维生素和脂溶性维生素，如维生素 B_1、维生素 B_6、维生素 B_{12}、维生素 C、维生素 A、维生素 D、维生素 E、维生素 K 等。

三、生化药物的特点

1. 相对分子质量测定

生化药物除氨基酸、核苷酸、辅酶及甾体激素等属于化学结构明确的小分子化合物外，大部分为大分子物质（如蛋白质、核酸、多糖等），其相对分子质量一般为几千至几十万，不是定值。对大分子的生化药物而言，即使组分相同，往往由于相对分子质量不同而产生不同的生理活性。例如肝素是由 D – 硫酸氨基葡萄糖和葡萄糖醛酸组成的酸性黏多糖，能明显延长血凝时间，具有抗凝血作用；而低相对分子质量肝素，其抗凝活性低于肝素。所以，生化药物常常需要进行相对分子质量测定。

2. 生物活性测定

在制备多肽或蛋白质类药物时，有时因工艺条件的变化，导致药物生物活性丧失。因此，对于这类生化药物，除了通常采用的理化法进行检定外，尚需要用生物检定法进行检定，以证实其生物活性。

3. 安全性检查

由于生化药物的性质特殊，生产工艺复杂，易引入特殊杂质，故生化药物常常需要做安全性检查，如热原检查、过敏试验、异常毒性检查、无菌检查、致突变试验等。

4. 效价测定

生化药物多数可通过含量测定，以表明其主药的含量。但对酶类药物需进行效价测定或酶活力测定，以表明其有效成分含量的高低。

5. 结构确证难

在大分子生化药物中，由于有效结构或相对分子质量不确定，其结构的确证很难沿用元素分析、红外、紫外、核磁、质谱等方法加以证实，往往还要用生化法如氨基酸序列法加以证实。

四、生化药物的发展

生化药物是生物化学发展起来以后才出现的。1919 年从动物甲状腺分离得到甲状腺素，1921~1922 年从猪、牛胰脏中提取出胰岛素。20 世纪 40~50 年代，相继发现了肾上腺皮质激素和脑垂体激素等对机体的重要作用，并通过半合成方法，使这类药物从品种到产量都得到了很大发展。20 世纪 60 年代以来，从生物体分离提纯酶的技术趋于成熟，酶制剂如尿激酶、链激酶、激肽释放酶、溶菌酶等相继投入生产，并在临床上得到应用。现代生化技术的发展，为生化药物的发展创造了更为有利的条件。近 10 年来，生物技术的进展已开始改变生化药品生产的面貌，目前生化药物的开发热点主要集中在以下几个方面。

1. 利用蛋白质工程技术研制新药

利用蛋白质工程技术对现有蛋白质类药物进行改造，使其具有较好性能，是获得具有自主知识产权生物技术药物的最有效的途径之一。

2. 发展反义药物

反义药物又称反义寡核苷酸药物，是指人工合成长度为 10~30 个碱基的 DNA 分子及其类似物。根据核苷酸杂交原理，反义药物能与特定的基因杂交，在基因水平上干扰致病蛋白质的产生。蛋白质在人体代谢过程中扮演重要角色，大多数疾病都是由于蛋白质异常引起的，无论肿瘤、心血管疾病或传染性疾病，传统药物主要直接作用于致病蛋白质本身，而反义药物则作用于产生蛋白质的基因，可广泛应用于各种疾病的治疗，比传统药物更具选择性，且具有高效低毒、用量少等特点。几年前，由于反义药物价格昂贵，难以进行广泛的临床试验。近年来，由于合成技术的改进和合成仪器的研制成功，反义药物的成本已大为降低，加速了反义药物的研究与开发。目前国外至少有 18 种反义药物进入临床试验，在治疗某些肿瘤和病毒性感染方面，取得了令人满意的效果。

3. 利用基因组成果研发新药

21 世纪初，美、英、德、日、法、中六国科学家同时向世界宣布，人类基因组工作草图绘制完毕，草图覆盖了基因组 97% 的空间，85% 的基因组序列已被组装起来，50% 以上的序列接近完成图标准，已有数千个基因被确定，数十个致病基因被定位。以此研究成果为基础，能开发各种特异性新药。利用人类基因组成果研发新药主要包括两方面内容：一是直接利用功能基因表达生产蛋白质类药物；二是以致病基因为靶点研发各种类别的药物（如化学药物、基因药物等）。

4. 寻找新生化药物资源

传统观念认为，生化药物的来源仅局限于脏器、组织和代谢物，但实际远远不止这些。凡是有生命的物质都是生化药物学者寻找、开发的对象，动物资源和海洋资源都具有值得挖掘的价值。新生化药物资源的研究是开发我国具有自主知识产权的新生化药物的有效途径。近年来进行的利用山羊脾脏、鲨鱼肝、扇贝和羊胚胎等作为制备生化药物的原料的研究，都取得较好效果。另外，某些生物具有特殊的生物活性物质，如蚯蚓中的蚓激酶、水蛭中的水蛭素、蜂素和蝎素等都已研究并取得了一些成果。海洋是巨大的生物资源宝库，蕴藏着大量的抗菌、抗肿瘤、抗病毒、调节血脂、降血压等生物活性物质，从海洋中开发生化药物是未来研究开发的重点。

5. 开发多糖与寡糖类药物

与蛋白质一样，多糖在自然界的存在具有广泛性和复杂性，不同序列的多糖片段具有不同的生物活性，是寻找新生化药物的宝库。活性多糖的研究可以从三个方面进行：继续从真菌、植物中寻找活性多糖，重点是从动植物，特别是中草药中寻找高效的活性多糖；对已发现的具有活性的多糖进行改造和化学修饰；对大分子活性多糖进行降解，开发低分子和寡糖药物。

知识拓展

国内主要的生化药物种类和厂家一览表

主要常用品种	主要生产厂家
氨基酸类：赖氨酸、组氨酸、半胱氨酸、精氨酸、谷氨酸、L-半胱氨酸等	湖北省八峰药业公司、上海味之素氨基酸有限公司、武汉久安药业公司（武汉第二制药厂）、广州侨光药厂、深圳万和制药公司、华瑞制药有限公司
酶类：链激酶、尿激酶、凝血酶、降纤酶、抑肽酶、胰激肽释放酶、弹性酶、糜蛋白酶、菠萝酶、沙雷肽酶、门冬酰胺酶、透明质酸酶、细胞色素c等	上海生物化学制药厂、广东天普生化医药股份有限公司、南京大学制药厂、广州市华琪生物科技有限公司
核酸类：聚肌胞、阿昔洛韦、病毒唑、万乃洛韦、泛昔洛韦、更昔洛韦、胞二磷胆碱、硫唑嘌呤、甲基硫氧嘧啶等	丽珠医药集团股份有限公司、岳阳生化制药厂、金花企业（集团）股份有限公司
糖类：甘露醇、葡萄糖、肌醇、右旋糖酐、猪苓多糖、透明质酸、肝素、低分子肝素、果糖、乳果糖、甘油果糖等	珠海生化制药厂、杭州赛诺菲民生制药有限公司、苏威制药有限公司
脂类：角鲨烯、胆固醇类激素、辅酶Q10、熊去氧胆酸、前列腺素、神经节苷脂等	广州明兴制药厂、广州星群药业（股份）有限公司、佛山康宝顺药业有限公司
多肽及蛋白质类：加压素及其衍生物、催产素及其衍生物、促皮质素及其衍生物、下丘脑垂体肽激素、胸腺素、降钙素、谷胱甘肽、生长激素释放抑制激素等	成都地奥制药集团有限公司、沈阳三生制药股份有限公司、通化东宝药业股份有限公司、哈药集团生物工程有限公司、上海真浩生物科技有限公司、海南惠普森医药生物技术有限公司

资料来源：根据中国医药经济信息网药品数据库和国家药品监督管理局网站数据库整理

【课后练习】

一、单项选择题

1. 下列不属于生化药物的是 （　　）。
   　A. 盐酸半胱氨酸　　　B. 法莫替丁　　　　　C. 硫酸鱼精蛋白　　　D. 尿激酶
2. 属于氨基酸类药物的是 （　　）。
   　A. 胰岛素　　　　　　B. 赖氨酸　　　　　　C. 缩宫素　　　　　　D. 降钙素
3. 下列属于多肽类药物的是 （　　）。
   　A. 血管紧张素　　　　B. 干扰素　　　　　　C. 硫酸鱼精蛋白　　　D. IgG
4. 干扰素具有广谱抗 （　　）的作用。
   　A. 病毒　　　　　　　B. 细菌　　　　　　　C. 微生物　　　　　　D. 噬菌体
5. 血管紧张素又称为加压素，是人工合成的 （　　）肽药物。
   　A. 5　　　　　　　　 B. 8　　　　　　　　　C. 9　　　　　　　　　D. 7
6. 有关生化药物的叙述错误的是 （　　）。
   　A. 生化药物是从动物、植物及微生物提取的，亦可用生物－化学半合成或用现代生物技术制得的生命基本物质
   　B. 灵芝、香菇等植物来源的多糖类物质具有免疫调节等生物活性
   　C. 从海洋中开发生化药物是未来研究开发的重点
   　D. 由于生化药物的性质特殊，生产工艺复杂，易引入特殊杂质，故生化药物常需做安全性检查，如热原检查、过敏试验、异常毒性试验等

二、简答题

1. 生化药物的分类原则是什么？有哪些种类？
2. 生化药物的特点有哪些？

（李　脉）

第一章　氨基酸类药物

第一节　概　　述

氨基酸是一类广泛存在于自然界的小分子化合物，是生物体内构成蛋白质的基本单位，是生物体生命活动的物质基础。除了作为蛋白质的基本构成成分外，氨基酸及其衍生物在生物体内还具有特殊的生理功能，可以作为营养剂、代谢改良剂等，主要用于治疗肝病、消化道疾病、脑病、心血管病、呼吸道疾病及为特殊患者配制特殊膳食等。

一、氨基酸类药物的结构与性质

1. 结构

氨基酸通常由 5 种元素组成，即碳、氢、氧、氮和硫。在自然界中，已发现组成各种蛋白质的氨基酸约 22 种，均为含有一个碱性氨基和一个酸性羧基的有机化合物，氨基一般连在 α - 碳上。其通式如下，R 为氨基酸的侧链：

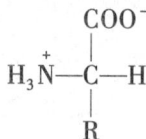

$$H_3\overset{+}{N}-\underset{\underset{R}{|}}{\overset{\overset{COO^-}{|}}{C}}-H$$

2. 性质

（1）均为无色结晶，大多没有确切的熔点，熔点约在 230℃ 以上，熔融时分解并释放出 CO_2；都能溶于强酸和强碱溶液中。

（2）均为两性电解质，既能与酸结合成盐，又能与碱结合成盐。

（3）如果 $R \neq H$，则具有不对称的碳原子，呈光学活性，有 D 型和 L 型之分。除甘氨酸（$R = H$）外，组成蛋白质的氨基酸都属 L 型氨基酸。

（4）氨基酸及其衍生物品种很多，大多性质稳定，要避光、干燥贮藏。

二、氨基酸类药物的分类

1. 按照氨基酸在 pH5.5 溶液中带电状况分类

（1）酸性氨基酸　分子中含一个氨基二个羧基，如谷氨酸、门冬氨酸等。

（2）中性氨基酸　分子中含一个氨基一个羧基，如丙氨酸、亮氨酸等。

（3）碱性氨基酸　分子中含二个氨基一个羧基，如赖氨酸、精氨酸等。

2. 按照氨基酸侧链 R 基团的化学性质分类

（1）芳香族氨基酸　如酪氨酸、苯丙氨酸等。

（2）脂肪族氨基酸　如赖氨酸、精氨酸、谷氨酸等。

（3）杂环氨基酸　如脯氨酸、组氨酸、色氨酸等。

3. 按照氨基酸的营养功能分类

自然界中，构成蛋白质的氨基酸约有 22 种，这些氨基酸在植物体内都能合成，而人体不能全部合成。

（1）必需氨基酸　指的是人体自身不能合成或合成速度不能满足人体需要，必须从食物中摄取的氨基酸。色氨酸、苏氨酸、甲硫氨酸、缬氨酸、赖氨酸、亮氨酸、异亮氨酸和苯丙氨酸，这 8 种氨基酸是人体不能合成的，必须由食物提供。组氨酸虽能在人体内合成，但其合成速度不能满足身体需要，有人也把它列为"必需氨基酸"。

（2）半必需氨基酸　胱氨酸、酪氨酸、精氨酸、丝氨酸和甘氨酸长期缺乏可能引起生理功能障碍，因为它们在体内虽能合成，但其合成原料是必需氨基酸。而且胱氨酸可取代80% ~90% 的甲硫氨酸，酪氨酸可替代 70% ~75% 的苯丙氨酸，起到必需氨基酸的作用。胱氨酸和酪氨酸如果供给充裕可以节省必需氨基酸中甲硫氨酸和苯丙氨酸的需要量。

（3）非必需氨基酸　除上述之外的氨基酸，则属于非必需氨基酸。非必需氨基酸可在人体合成，作为营养源不需要从外部补充。

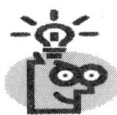

【小知识】　　8 种人体必需氨基酸的记忆口诀："笨蛋来宿舍，晾一晾鞋"，即笨（苯丙氨酸）蛋（蛋氨酸）来（赖氨酸）宿（苏氨酸）舍（色氨酸），晾（亮氨酸）一晾（异亮氨酸）鞋（缬氨酸）。或"携带一两本甲硫色书来"，即携（缬氨酸）带一（异亮氨酸）两（亮氨酸）本（苯丙氨酸）甲硫（甲硫氨酸）色（色氨酸）书（苏氨酸）来（赖氨酸）。

三、氨基酸类药物的用途

目前用作药物的氨基酸有构成蛋白质的基本氨基酸 22 种和构成非蛋白质的氨基酸100 多种。氨基酸类药物在医药中的应用主要体现在以下几个方面。

1. 复方氨基酸输液

多种结晶 L - 氨基酸依特定比例混合制成的静脉内输注液叫做复方氨基酸输液。复方氨基酸输液可直接注入进食不足者的血液中，促进蛋白质、酶及激素的合成，提高血浆蛋白浓度与组织蛋白含量，维持氮平衡，调节机体正常代谢。目前已由单一营养液发展到尿毒症、肝病等用的专用输液。复方氨基酸输液在现代静脉营养输液以及"要素饮食"疗法中占有非常重要的地位，对维持危重患者的营养，抢救患者生命起积极作用，成为现代医疗中不可少的医药品种之一。

知识拓展

主要氨基酸的生理功能

（1）赖氨酸　为碱性必需氨基酸，可以调节人体代谢平衡。由于谷物食品中的赖氨酸含量甚低，且在加工过程中易被破坏而缺乏，故称为第一限制性氨基酸。

（2）甲硫氨酸　是含硫必需氨基酸，与生物体内各种含硫化合物的代谢密切相关。当缺乏甲硫氨酸时，会引起食欲减退、生长减缓或不增加体重、肾脏肿大和肝脏铁堆积等现象。

（3）色氨酸　可转化成人体大脑中的一种重要神经传递物质——5-羟色胺，而5-羟色胺有中和肾上腺素与去甲肾上腺素的作用，并可改善睡眠的持续时间。

（4）缬氨酸、亮氨酸、异亮氨酸和苏氨酸　均属支链氨基酸及必需氨基酸。当缬氨酸不足时，大鼠中枢神经系统功能会发生紊乱，共济失调而出现四肢震颤。亮氨酸可用于诊断和治疗小儿的突发性高血糖症，也可用作头晕治疗剂及营养滋补剂。异亮氨酸能治疗神经障碍、食欲减退和贫血，在肌肉蛋白质代谢中也极为重要。苏氨酸则参与脂肪代谢。

（5）门冬氨酸（天冬氨酸）　门冬氨酸是三羧酸循环中的重要成分，也与鸟氨酸循环密切相关，担负着使血氨转变为尿素并排泄出去的部分任务。

（6）甘氨酸　是最简单的氨基酸，参与嘌呤类、卟啉类、肌酸和乙醛酸的合成，还可提供非必需氨基酸的氮源。甘氨酸可与种类繁多的物质结合，使之由胆汁或尿中排出。

（7）胱氨酸、半胱氨酸　均属含硫的非必需氨基酸，可降低人体对甲硫氨酸的需要量。胱氨酸是形成皮肤不可缺少的物质。半胱氨酸能促进毛发的生长，其所带的巯基可缓解有毒物或有毒药物（酚、苯、萘、氰离子）的中毒程度，对放射线也有防治效果。

（8）组氨酸　对成人为非必需氨基酸，但对幼儿却为必需氨基酸。在慢性尿毒症患者的膳食中添加少量的组氨酸，可减轻肾原性贫血，也是尿毒症患者的必需氨基酸。

（9）谷氨酸　与门冬氨酸一样，参与三羧酸循环，也具有兴奋性递质作用，是哺乳动物中枢神经系统中含量最高的氨基酸。

（10）丝氨酸、丙氨酸与脯氨酸　丝氨酸是合成嘌呤、嘧啶与胆碱的前体。丙氨酸对体内蛋白质合成过程起重要作用。脯氨酸分子中吡咯环在结构上与血红蛋白密切相关。

2. 治疗消化道疾病的氨基酸及其衍生物

如谷氨酸及其钠盐、谷氨酰胺、乙酰谷酰胺铝、甘氨酸及其铝盐、硫酸甘氨酸铁及盐酸组氨酸等。

3. 治疗肝病的氨基酸及其衍生物

如盐酸精氨酸、磷葡精氨酸、鸟天氨酸、谷氨酸钠、甲硫氨酸、乙酰甲硫氨酸、瓜氨酸、盐酸赖氨酸及天冬氨酸等。

4. 治疗脑及神经系统疾病的氨基酸及其衍生物

如谷氨酸钙盐及镁盐、氢溴酸谷氨酸、色氨酸、5-羟色氨酸、左旋多巴等。

5. 治疗肿瘤的氨基酸及其衍生物

氨基酸类药物在癌症治疗上出现了希望，如偶氮丝氨酸、氯苯丙氨酸、磷天冬氨酸及重氮氧代正亮氨酸等。

6. 其他

例如胱氨酸及半胱氨酸均有抗辐射损伤作用，并能促进造血功能、增加白细胞和促进皮肤损伤的修复，临床上用于治疗辐射损伤、急慢性肝炎及脂肪肝等；乙酰半胱氨酸作为呼吸道黏液溶解剂，适用于黏痰阻塞引起的呼吸困难等。

第二节 各 论

一、单氨基酸类

谷氨酸
Glutamic acid

【别名】 麸氨酸。

【来源】 本品系由谷氨酸棒杆菌发酵法生产。

【性状】 本品为白色结晶或结晶性粉末；味微酸。

【作用与用途】 重症肝炎或肝功能不全时，肝脏对由氨转化为尿素的环节发生障碍，导致血氨增高，出现脑病症状。本品与精氨酸的摄入有利于降低及消除血氨，从而改善脑病症状。本品可用于肝昏迷和某些精神-神经系统疾病（如精神分裂症和癫痫小发作）治疗的辅助用药。

【不良反应】 服药后约20min可出现面部潮红等症状。

【注意事项】 ①肾功能不全或无尿患者慎用。②不宜与碱性药物合用。③与抗胆碱药合用有可能减弱后者的药理作用。

【药物相互作用】 与盐酸精氨酸合用，可增加疗效。

【药物商品】 ①谷氨酸片：每片0.3g；0.5g。②谷氨酸钠注射液：每支20ml:5.75g。③谷氨酸钾注射液：每支20ml:6.3g。

【贮藏】 原料及制剂均避光，密闭保存。

盐酸精氨酸
Arginine Hydrochloride

【别名】 蛋白氨基酸。

【来源】 本品系由钝齿棒杆菌发酵制得精氨酸，再与盐酸成盐。

【性状】 本品为白色结晶性粉末；水溶液显酸性反应。

【作用与用途】 本品在人体内参与鸟氨酸循环，促进尿素的形成，使人体内产生的氨，经鸟氨酸循环转变成无毒的尿素，由尿中排出，从而降低血氨浓度。本品用于肝性脑病，适用于忌钠的患者，也适用于其他原因引起血氨增高所致的精神症状治疗。

【不良反应】 ①可引起高氯性酸中毒，以及血中尿素、肌酸、肌酐浓度升高。②静脉滴注速度过快会引起呕吐、流涎、皮肤潮红等。

【注意事项】 用药期间，宜进行血气监测，注意患者的酸碱平衡。

【药物相互作用】 与谷氨酸合用，可增加疗效。

【药物商品】 ①盐酸精氨酸片：每片0.25g。②盐酸精氨酸注射液：每支20ml:5g。

【贮藏】 原料密封保存。片剂密封，在干燥处保存。注射剂密闭保存。

天门冬氨酸镁钾
Potassium Magnesium Aspartate

【别名】 门冬氨酸钾镁，脉安定，潘南金，圣益格，益乐，护天保。

【来源】 本品系由大肠杆菌发酵得到门冬氨酸，门冬氨酸与镁钾离子结合而形成的复合盐。

【性状】 本品易溶于水，水溶液呈中性，不溶于有机溶剂。

【作用与用途】 本品对细胞的亲和力很强，可作为钾离子的载体，使其重返细胞内。钾离子可促进细胞除极化，维持肌收缩张力，从而改善心肌收缩功能，并能减低氧耗量。镁离子为生成糖原及高能磷酸酯不可缺少的物质，可增强天冬氨酸钾盐的作用。

本品适用于心力衰竭、冠状动脉功能不全、心肌代谢障碍所引起的各种疾病，如心绞痛、心肌硬化、心肌营养不良、心肌梗死等。本品对洋地黄等强心苷中毒所引起的心律失常有良效。本品也可用于急、慢性肝炎，肝硬化，胆汁分泌障碍，高血氨症，妊娠中毒，低血钾等。

【不良反应】 本品快速静注易引起恶心、呕吐、血管疼痛、热感、面部潮红、血压下降等。

【注意事项】 ①不能作肌注或静注。②肾功能不全或高钾血症患者禁用。③除洋地黄中毒患者外，对房室传导阻滞者慎用。

【药物相互作用】 本品可抑制口服四环素的吸收，合用时，服药应间隔3h。

【药物商品】 ①天门冬氨酸镁钾片：每片含钾盐和镁盐各0.075g；含无水镁盐0.14g、

无水钾盐 0.158g。②天门冬氨酸镁钾注射剂：每支 10ml，含钾盐和镁盐各 0.5g；含无水镁盐 0.4g、无水钾盐 0.452g。

【贮藏】密闭保存。

2010 年版《中国药典》收载的部分氨基酸类药物见表 3－1。

表 3－1 2010 年版《中国药典》收载的部分氨基酸类药物

药物名称	简要介绍
甘氨酸 Glycine	【性状】本品为白色结晶性粉末；无臭，味甜 【药物商品】甘氨酸冲洗液：每支 2000ml: 30g 【贮藏】原料严封，在凉暗干燥处保存。注射剂密闭，在凉暗干燥处保存 【用药指导】本品用于泌尿外科腔内手术的冲洗，如经尿道前列腺电切术，经尿道膀胱肿瘤电切术或尿道内切手术，经尿道前列腺激光切除术等
门冬酰胺 Asparagine	【性状】本品为白色结晶或结晶性粉末；无臭 【药物商品】门冬酰胺片：每片 0.25g 【贮藏】原料及制剂均遮光，置阴凉处密封保存 【用药指导】本品用于乳腺小叶增生的辅助治疗

二、复方氨基酸类

复方氨基酸注射液（18AA－I）
Compound Amino Acid Injection（L18AA－I）

【别名】新肾必安，肾必氨基酸。

【来源】本品为复方制剂，由 18 种氨基酸与钾、钠、钙、镁等无机盐配制而成的灭菌水溶液。每 1000ml 含：L－谷氨酸（9.0g）、L－脯氨酸（8.1g）、L－丝氨酸（7.5g）、L－苯丙氨酸（5.5g）、L－亮氨酸（5.3g）、L－缬氨酸（4.3g）、L－门冬氨酸（4.1g）、L－异亮氨酸（3.9g）、L－赖氨酸盐酸盐（4.9g）、L－精氨酸（3.3g）、L－苏氨酸（3.0g）、L－丙氨酸（3.0g）、L－组氨酸（2.4g）、甘氨酸（2.1g）、L－甲硫氨酸（1.9g）、L－半胱氨酸盐酸盐（0.145g）、L－色氨酸（1.0g）、L－酪氨酸（0.5g）。

【性状】本品为无色或微黄色的澄明液体。

【作用与用途】本品在能量供给充足的情况下，可进入组织细胞，参与蛋白质的合成代谢，获得正氮平衡，并生成酶类、激素、抗体、结构蛋白，促进组织愈合，恢复正常生理功能。本品可用于改善手术前后患者的营养状况及各种原因所致低蛋白血症患者。

【不良反应】本品滴注速度过快时，可产生恶心、呕吐、发热等反应，应加注意。

【注意事项】①本品含 60mmol/L 的醋酸，大量应用或并用电解质输液时，应注意电解质与酸碱平衡。②外周静脉输注时，因加有葡萄糖呈高渗状态，滴注速度必须缓慢。③用前必须详细检查药液，如发现瓶身有破裂、漏气、变色、发霉、沉淀、变质等异常现象时绝对不应使用。④本品遇冷可能出现结晶，可将药液加热到 60℃，缓慢摇动使结晶完全溶解后再用。⑤开瓶药液一次用完，剩余药液不宜贮存再用。

【药物商品】每支 50ml：17.5g（总氨基酸）；500ml：35g（总氨基酸）。
【贮藏】密闭，置凉暗处保存。

复方亮氨酸颗粒
Compound Leucine Granules （3AA）

【别名】肝安颗粒。
【来源】本品为复方制剂，每袋组分为：亮氨酸（1.375g）、异亮氨酸（1.125g）、缬氨酸（1.050g）。
【性状】本品为黄色或淡黄色的颗粒。
【作用与用途】亮氨酸、异亮氨酸、缬氨酸为支链氨基酸，进入体内后能纠正血浆中支链氨基酸和芳香氨基酸失衡，防止因脑内芳香氨基酸浓度过高引起的肝昏迷。本品能促进蛋白质合成和减少蛋白质分解，有利于促进肝细胞的再生和修复，并可改善低蛋白血症。本品可用于慢性肝性脑病、肝硬化、慢性活动性肝炎及慢性迁延性肝炎等疾病引起的氨基酸代谢紊乱。
【注意事项】当药品性状发生改变时禁止使用。
【药物商品】每盒 6 袋。
【贮藏】遮光，密封，在阴凉处保存。

三、氨基酸衍生物类

乙酰半胱氨酸
Acetylcysteine

【别名】痰易净，易咳净，莫咳，美可舒，N-乙酰半胱氨酸。
【来源】本品以盐酸半胱氨酸为原料化学合成制得。
【性状】本品为白色结晶性粉末；有类似蒜的臭气，味酸；有引湿性。
【作用与用途】本品分子中所含的巯基（—SH）能使痰液中糖蛋白多肽链中的二硫键（—S—S—）断裂从而降低痰液黏度，促进痰液排出。本品适用于浓稠痰黏液过多的呼吸系统疾病：急性支气管炎、慢性支气管炎急性发作、支气管扩张症。
【不良反应】本品偶尔发生恶心和呕吐，极少出现皮疹和支气管痉挛等过敏反应。
【注意事项】支气管哮喘患者在使用本品期间应严密监控，必要时须立即停药。
【药物相互作用】①避免同服强力镇咳药。②不宜与一些金属如铁、铜及橡胶合用。③本品可减低青霉素、头孢菌素、四环素等药效，不宜混合或并用，可间隔 4h 交替使用。
【药物商品】喷雾用乙酰半胱氨酸：每支 0.5g；1g。
【贮藏】原料密封，在凉暗处保存。喷雾剂严封，在凉暗处保存。

卡托普利
Captopril

【别名】甲巯丙脯氨酸，开搏通，巯甲丙脯酸，圣瑞恩。

【来源】本品以脯氨酸为原料化学合成制得。

【性状】本品为白色或类白色结晶性粉末；有类似蒜的特臭，味咸。

【作用与用途】本品为竞争性血管紧张素转换酶抑制剂，使血管紧张素Ⅰ不能转化为血管紧张素Ⅱ，从而降低外周血管阻力，并通过抑制醛固酮分泌，减少水钠潴留。本品还可通过干扰缓激肽的降解扩张外周血管。对心力衰竭患者，本品也可降低肺毛细血管楔压及肺血管阻力，增加心输出量及运动耐受时间。

本品适用于：①高血压，可单独应用或与其他降压药合用；②心力衰竭，可单独应用或与强心利尿药合用。

【不良反应】①皮疹：常发生于治疗4周内，伴有瘙痒和发热，呈斑丘疹或荨麻疹，减量、停药或给抗组胺药后消失，7%~10%伴嗜酸性粒细胞增多或抗核抗体阳性。②心悸，心动过速，胸痛。③咳嗽。④味觉迟钝。

【注意事项】①食物可使本品吸收减少30%~40%，宜餐前1h服药。②本品可使血尿素氮、肌酐浓度增高，在有肾病或长期严重高血压而血压迅速下降后易出现。③自身免疫性疾病如严重系统性红斑狼疮。④严格饮食限制钠盐或进行透析者，此时首剂本品可能发生突然而严重的低血压。⑤过敏体质者、血钾过高、氮血症、血管水肿、低血压忌用。

【药物相互作用】利尿剂或其他抗高血压药可增强本药的抗高血压效果。消炎痛、水杨酸类及非甾体类抗炎药可降低本药的抗高血压效果。

【药物商品】片剂：每片12.5mg；25mg。

【贮藏】原料及片剂均遮光、密封保存。

【课后练习】

一、选择题

1．"痰易净"的通用名称是（   ）。

A．胱氨酸　　　　　　B．半胱氨酸　　　　　C．乙酰半胱氨酸　　　D．赖氨酸

2．除甘氨酸外，自然界构成蛋白质的氨基酸主要是（   ）型。

A．L型　　　　　　　B．D型　　　　　　　C．L型和D型　　　　D．不确定

3．属于半必需氨基酸的是（   ）。

A．甲硫氨酸和苏氨酸　　　　　　　　B．苯丙氨酸和色氨酸

C．精氨酸和组氨酸　　　　　　　　　D．亮氨酸和异亮氨酸

4．可以治疗慢性肝昏迷，并可能引起碱血症的氨基酸是（   ）。

A．赖氨酸　　　　　　B．谷氨酸钠　　　　　C．甲硫氨酸　　　　　D．盐酸精氨酸

5．下列哪种药物可用于心力衰竭的治疗（   ）。

A．乙酰半胱氨酸　　　B．赖氨酸　　　　　　C．谷氨酸　　　　　　D．天冬氨酸镁钾

6. 盐酸精氨酸片常与（　　）联合使用增加其疗效。

　　A. 乳清酸　　　　　　　B. 阿司匹林　　　　　C. 谷氨酸钠　　　　　D. 天冬氨酸

7. 卡托普利常用于治疗以下哪种疾病（　　）。

　　A. 高血压　　　　　　　B. 糖尿病　　　　　　C. 心力衰竭　　　　　D. 心绞痛

8. 天冬氨酸镁钾常常会抑制（　　）的吸收。

　　A. 青霉素　　　　　　　B. 四环素　　　　　　C. 红霉素　　　　　　D. 氯霉素

9. 天冬氨酸镁钾不适用于（　　）。

　　A. 心力衰竭　　　　　　　　　　　　　　　　B. 强心苷中毒所引起的心律失常

　　C. 急、慢性肝炎　　　　　　　　　　　　　　D. 慢性肾功能衰竭

10. 属于支链氨基酸，进入体内后能纠正血浆中支链氨基酸和芳香氨基酸失衡，防止因脑内芳香氨基酸浓度过高引起的肝昏迷的药物是（　　）。

　　A. 复方亮氨酸颗粒　　　　　　　　　　　　　B. 复方氨基酸注射液

　　C. 天门冬氨酸镁钾片　　　　　　　　　　　　D. 谷氨酸钾注射液

二、判断题

1. 机体处于饥饿状态时，复方氨基酸注射液也可以发挥其治疗肾脏衰竭的作用。（　　　）

2. 谷氨酸钠可与碱性药物混合使用。（　　　）

3. 复方氨基酸注射液静脉滴注时对速度没有特别要求。（　　　）

4. 乙酰半胱氨酸可减低青霉素的药效，所以两者要间隔使用。（　　　）

（郭成栓）

第二章 多肽和蛋白质类药物

【学习目标】

1. 了解多肽和蛋白质类药物的分类；
2. 了解多肽和蛋白质类药物的性质；
3. 掌握多肽和蛋白质类药物的用途；
4. 掌握多肽和蛋白质类代表药物的商品知识。

第一节 概　　述

多肽和蛋白质是生物体的重要组成成分，是生命活动的物质基础，在生物体内发挥着重要的生物活性，既是生命活动的具体执行者，又是生命活动的调节者。多肽和蛋白质类药物是生化药物中非常活跃的领域，在疾病的预防、治疗、诊断等方面发挥着重要作用。

一、多肽和蛋白质类药物的分类

1. 多肽类药物

多肽是由 2 ~ 50 个氨基酸按一定顺序连接起来的链状化合物，相对分子质量较小，多数无特定空间构象。多肽在生物体内浓度很低，但活性很强，对机体生理功能具有非常重要的调节作用，习惯上常将多肽类物质称为多肽类激素和活性多肽。

（1）垂体多肽　如促肾上腺皮质激素（39 肽）、促胃液素（5 肽）、加压素（9 肽）、催产素（9 肽）、α-促黑素（13 肽）、促黑素（18 肽）、人-促黑素（22 肽）。

（2）消化道多肽　如促胰液素（胰泌素，27 肽）、胃泌素（14 肽，17 肽和 34 肽三种）、胆囊收缩素（4 肽、8 肽、33 肽和 39 肽）、抑胃肽（43 肽）、血管活性肠肽（28肽）等。

（3）下丘脑多肽　如促甲状腺素释放激素（3 肽）、促性腺激素释放激素（10 肽）、生长激素抑制激素（14 肽和 28 肽）、生长激素释放激素（10 肽）等。

（4）脑多肽　由人及动物脑和脑脊液中分离出来的多肽、甲硫氨酸脑啡肽和亮氨酸脑啡肽（均为 5 肽）；由猪或牛垂体、下丘脑、十二指肠得到系列与脑啡肽相关的多肽，有新啡肽（25 肽）、内啡肽（31 肽）、脑活素（由 2 肽以上组成的复合物）等。

（5）激肽类　如血管紧张肽Ⅰ（10 肽）、血管紧张肽Ⅱ（8 肽）、血管紧张肽Ⅲ（7

肽）等。

（6）其他肽类　如谷胱甘肽（3 肽）、降钙素（32 肽）、睡眠肽（9 肽）、松果肽（3 肽）、胰高血糖素（29 肽）、胸腺肽（9 肽、28 肽、31 肽和 49 肽）等。

2. 蛋白质类药物

蛋白质分为单纯蛋白质与结合蛋白质。单纯蛋白质类药物有人白蛋白、人丙种球蛋白、血纤维蛋白、抗血友病球蛋白、硫酸鱼精蛋白、胰岛素、生长素、催乳素、明胶等。结合蛋白质类药物有糖蛋白、脂蛋白、色蛋白等，已用于临床的有：绒毛膜促性腺激素（糖蛋白）、垂体促性激素（糖蛋白）、卵泡刺激素（糖蛋白）、胃膜素（黏蛋白）等。

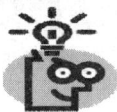

【小知识】　　自 20 世纪 70 年代后期开始，由于基因工程技术的兴起，人们首先把目标集中在应用基因工程技术制造重要的蛋白质药物上。已实现产品工业化的有胰岛素、干扰素、白细胞介素、生长素、促红细胞生成素、组织纤溶酶原激活因子、肿瘤坏死因子等，现正从微生物和动物细胞的表达向转基因动植物发展。

二、多肽和蛋白质类药物的性质

多肽是小分子，化学性质与氨基酸相似，由于组成多肽的氨基酸残基的种类和数量不同，化学性质和生物功能有很大差别。当氨基酸增加到一定数量时，因其相对分子质量的增加而使化学性质倾向于蛋白质。以下着重介绍蛋白质的性质。

1. 蛋白质的变性

加热、紫外光照射、超声波等物理因素或酸、碱、重金属盐、有机溶剂等化学因素作用，会使蛋白质严格的空间结构被破坏，引起蛋白质变性。变性后的蛋白质，往往溶解度下降，变成不溶性的沉淀物，部分或完全失去原有的生理生化功能。

2. 蛋白质的两性与等电点

蛋白质是呈两性解离的电解质，其离子基团除末端氨基和末端羧基以外，还有侧链上的酸性或碱性基团，其呈酸性或碱性取决于酸性基团或碱性基团的多寡。在酸性溶液中，蛋白质游离成阳离子；在碱性溶液中，蛋白质游离成阴离子。但在特定 pH 的溶液中，蛋白质分子可能不游离，或游离成为阳离子和阴离子的趋势相等，或成为两性离子，此时溶液的 pH 即为蛋白质的等电点。在等电点时，蛋白质分子所带正电荷和负电荷总数相等，即净电荷为零。此时，蛋白质的溶解度最小，不稳定，易于从溶液中沉淀析出。

3. 蛋白质的胶体性质

蛋白质对水的亲和力很大，在水溶液中可形成亲水胶体。在适当的条件下，蛋白质可从胶体溶液中析出成为结晶体。因其胶体颗粒很大，不能穿过"半透膜"，而水及相对分子质量较小的无机物和有机物能通过，故可用利用此性质除去蛋白质溶液中的杂质。

4. 蛋白质的沉淀反应

蛋白质分子聚集而从溶液中析出的现象，称为蛋白的沉淀反应，具有重要的实用价值，可用于蛋白质类药物的分离制备、分析检验等。蛋白质沉淀可能是变性，也可能未变性，这取决于沉淀的方法和条件。常用的沉淀方法有：中性盐沉淀反应、有机溶剂沉淀反应、加热沉淀反应、重金属盐沉淀反应、生物碱试剂的沉淀反应。

5. 蛋白质的颜色反应

蛋白质是由氨基酸通过肽键构成的化合物。因此，蛋白质的颜色反应实际上是氨基酸基团以及肽键等与一定的试剂所产生的化学反应。蛋白质重要的颜色反应有茚三酮反应、双缩脲反应、酚试剂反应，用这些颜色反应可作为蛋白质或氨基酸定性、定量分析的基础。

6. 蛋白质的免疫学性质

正常情况下，免疫反应对机体是一种保护作用；异常情况时，免疫反应伴有组织损伤或生理功能紊乱，称为变态反应或过敏反应，其中，最危险的是过敏性休克。蛋白质的免疫学性质具有重要的理论与应用价值，在整个生命科学领域都显示了广阔的应用前景，可用于疾病的免疫预防、诊断、治疗、免疫分析、免疫分离纯化等。

三、多肽和蛋白质类药物的用途

天然多肽类药物，除了少数是蛋白质的降解产物，大多数是由下丘脑、垂体和胃肠道等产生的具有特殊生理作用的激素，可从内分泌腺、组织器官和体液中提取获得。多肽类药物一般不能直接进入靶细胞中，而是先与分布在靶细胞表面的特异性受体结合，在激活了与受体相连接的效应器后，进一步激活了细胞内的一些酶系，影响了蛋白质的合成，发挥特定的生理效应或发挥某种药理作用。

1953 年人工合成了第一个有生物活性的多肽——催产素。自此以后，多肽类药物的研究都集中于脑垂体所分泌的各种多肽激素的研究。20 世纪 60 年代，研究重点逐渐转移到控制脑垂体激素分泌的、由下丘脑形成的各种激素释放因子和激素释放抑制因子的研究，由此开始了对神经肽的研究。70 年代，脑啡肽及其他阿片样肽的相继发现使神经肽的研究进入高潮。由于生物胚层发育的渊源关系，很多脑活性肽也存在于胃肠道组织中，推动了胃肠道激素的研究，科学家将这些既存在于神经系统中，也存在于胃肠道黏膜内的多肽激素称之为脑－肠肽。近年来，发现的细胞因子已超过了目前已发现的有临床医疗价值的多肽类激素和其他活性多肽的总和，而且这种势头还有增无减，这极大地丰富了多肽类药物的内容。

如果说多肽类药物是以激素和细胞生长调节因子作为其主要阵容的话，那么，蛋白质类药物除了蛋白质类激素和细胞因子外，还有像血浆蛋白质、黏蛋白、胶原蛋白及蛋白酶抑制剂等大量的品种，其作用方式也从生化药物对机体各系统和细胞生长的调节扩展到被动免疫、替代疗法、抗凝血剂以及蛋白酶的抑制剂等多种领域。蛋白质类药物用于防病治病历来已久，临床上使用的蛋白质类药物主要是从动物脏器、组织以及血液中分离获得。虽然 20 世纪 70 年代以后，随着基因重组技术迅速发展，人们开始大量研究采用微生物细胞、动物细胞或植物细胞来表达生产基因重组蛋白质类药物，但采用天然原料提取蛋白质类药物仍有很大的竞争力和市场前景。

第二节　各　　论

一、多肽类药物

注射用胸腺肽
Thymopetidum for Injection

【别名】注射用胸腺素，注射用胸腺因子。

【来源】本品系由健康小牛或猪等动物的胸腺组织提取、冻干制成。

【性状】本品为类白色或微黄色冻干品。

【作用与用途】本品为免疫调节药，具有调节和增强人体细胞免疫功能的作用，能促使 T 淋巴细胞成熟。本品用于治疗各种原发性或继发性 T 细胞缺陷病，某些自身免疫性疾病，各种细胞免疫功能低下的疾病及肿瘤的辅助治疗。

【不良反应】过敏反应。

【注意事项】对于过敏体质者，注射前或治疗终止后再用药时需进行皮试。

【药物商品】每支 5mg；10mg。

【贮藏】密闭，在凉暗处保存。

五肽胃泌素
Pentagastrin

【别名】五肽促胃液素。

【来源】本品为人工合成的五肽，具有胃泌素的全部生理活性。

【性状】本品为白色或类白色粉末；无臭。

【作用与用途】本品能促进胃酸、胃蛋白酶及内因子的分泌，其促胃酸分泌作用相当于内源性胃泌素的 1/4，但强于磷酸组胺和盐酸氨乙吡唑，作用可持续 10～40min。本品主要用于胃酸分泌功能的检查。

【不良反应】本品可引起恶心、潮红、头痛、眩晕、胃肠痉挛和低血压等。

【注意事项】①胰、肝、胆道疾病患者慎用。②对本品过敏及严重消化道溃疡者忌用。

【药物商品】五肽胃泌素注射液：每支 2ml：400μg。

【贮藏】原料遮光，密封保存。注射剂遮光，密闭，在冷处保存。

缩宫素注射液
Oxytocin Injection

【别名】催产素，加压素，抗利尿素，3－异亮氨酸－8－亮氨酸，合成催产素。

【来源】本品系自猪或牛的脑垂体后叶中提取分离或化学合成而制得。

【性状】本品为无色澄明或几乎澄明的液体。

【作用与用途】本品刺激子宫平滑肌收缩，模拟正常分娩的子宫收缩作用，导致子宫颈扩张，子宫对缩宫素的反应在妊娠过程中逐渐增加，足月时达到高峰；也能刺激乳腺的平滑肌收缩，有助于乳汁自乳房排出，但不能增加乳腺的乳汁分泌量。本品用于引产、催产、产后及流产后因宫缩无力或缩复不良引起的子宫出血。

【不良反应】偶有恶心、呕吐、心率增快或心律失常。

【注意事项】骨盆过窄，产道受阻，明显头盆不称及横位产者禁用；有剖宫产史，子宫肌瘤剔除术史及臀位产者慎用。

【药物相互作用】①环丙烷等碳氢化合物吸入全麻时，使用缩宫素可导致产妇出现低血压，窦性心动过缓或（和）房室节律失常，并使子宫对缩宫素的效应减弱。②其他宫缩药与缩宫素同时用，可使子宫张力过高，产生子宫破裂或（和）宫颈撕裂。

【药物商品】每支 0.5ml: 2.5 单位；1ml: 5 单位；1ml: 10 单位。

【贮藏】密闭，在凉暗处保存。

鲑降钙素注射液
Calcitonin（Salmon）Injection

【别名】密钙息，降钙素。

【来源】本品系由鲑鱼甲状腺滤泡旁细胞分泌的激素，目前已能人工合成。

【性状】本品为无色澄明液体。

【作用与用途】本品是钙代谢调节剂，具有抑制破骨细胞的活性，从而抑制骨盐溶解，阻止钙由骨释出，由于骨骼对钙的摄取仍在进行，因而可降低血钙。本品适用于：①禁用或不能使用常规雌激素与钙制剂联合治疗的早期和晚期绝经后骨质疏松症以及老年性骨质疏松症；②继发于乳腺癌、肺癌或肾癌、骨髓瘤和其他恶性肿瘤骨转移所致的高钙血症；③变形性骨炎。

【不良反应】恶心、呕吐、头晕、轻度的面部潮红伴发热感等，与剂量有关，静脉注射比肌内注射或皮下注射给药更常见。

【注意事项】①本品临用前必须进行皮试。②治疗过程中如出现耳鸣、眩晕、哮喘应停用。

【药物相互作用】①抗酸药和导泻剂因常含钙或其他金属离子如镁、铁而影响本药吸收。②与氨基糖苷类合用会诱发低钙血症。

【药物商品】每支 1ml: 10μg。

【贮藏】遮光，密闭，2℃～8℃保存。

二、蛋白质类药物

硫酸鱼精蛋白
Protamine Sulfate

【别名】 精蛋白，鱼精蛋白，鱼精蛋白硫酸盐。

【来源】 本品系自适宜的鱼类新鲜成熟精子中提取的一种碱性蛋白质的硫酸盐。

【性状】 本品为白色或类白色的粉末；水溶液对石蕊试纸显酸性反应。

【作用与用途】 本品为抗肝素药，具有强碱性基团，在体内可与强酸性的肝素结合，形成稳定的复合物。这种直接拮抗作用使肝素失去抗凝活性，主要用于因注射肝素过量所引起的出血。

【不良反应】 ①本品可引起心动过缓，胸闷，呼吸困难及血压降低。②注射后有恶心呕吐，面红潮热及倦怠，如作用短暂，毋需治疗。③偶有过敏。

【注意事项】 ①本品易破坏，口服无效。禁与碱性物质接触。②静注过快可致热感，皮肤发红，低血压心动过缓等。③注射器具不能带有碱性。④对鱼类过敏者应注意。

【药物相互作用】 碱性药物可使其失去活性。

【药物商品】 硫酸鱼精蛋白注射液：每支 5ml：50mg；10ml：100mg。

【贮藏】 原料密封，在凉暗处保存。注射剂密闭，在凉暗处保存。

胃膜素
Gastric Mucin

【别名】 胃黏膜素。

【来源】 本品系由猪胃黏膜提取分离制得的以黏蛋白为主要成分的生物活性物质。

【性状】 本品为淡黄色至淡灰黄色粉末或微小颗粒；遇水膨胀为黏浆状，并具黏附力，略带类蛋白陈臭。

【作用与用途】 本品具有极强的黏附作用，可直接作用于消化道内壁，在胃及十二指肠溃疡面形成一层保护膜，减少胃酸对它的刺激，于溃疡面的愈合；另一方面有润滑作用，使进入消化道的食物易于在消化道内移行，有利于减少某些物质对溃疡面的刺激。本品用于胃酸过多引起的胃烧灼感、胃痛及慢性胃炎。

【不良反应】 偶见眼睛痛、眼压升高、皮肤过敏。

【注意事项】 本品宜饭前 1h 及睡前服用。

【药物相互作用】 本品与氢氧化铝合并应用，疗效较佳。

【药物商品】 ①胃膜素胶囊：每粒 0.3g。②复方胃膜素片：每片含胃膜素 0.56g，海螵蛸细粉 0.096g，莨菪流浸膏 0.032ml。

【贮藏】 胶囊剂密封，干燥处保存。

【课后练习】

1. 治疗糖尿病的特效药是 （   ）。
   A. 胰高血糖素　　　　B. 生长素　　　　　　C. 胰岛素　　　　　D. 肝素
2. 不属于细胞因子的是 （   ）。
   A. 表皮生长因子　　　B. 凝血因子　　　　　C. 神经生长因子　　　D. 淋巴细胞生长因子
3. 血液中降钙素主要由哪种细胞产生 （   ）。
   A. 胰岛 A 细胞　　　　　　　　　　　B. 胰岛 B 细胞
   C. 甲状腺细胞　　　　　　　　　　　D. 小肠上部 K 细胞
4. 青霉素的过敏反应与蛋白质的哪个性质有关 （   ）。
   A. 颜色反应　　　　　B. 变性　　　　　　　C. 免疫性　　　　　D. 沉淀反应
5. 不能与碱性物质接触的是 （   ）。
   A. 胃膜素　　　　　　B. 加压素　　　　　　C. 缩宫素　　　　　D. 硫酸鱼精蛋白
6. 肝素过量使用所致出血，应用以下哪种药物对抗 （   ）。
   A. 碳酸氢钠　　　　　B. 硫酸鱼精蛋白　　　C. 肾上腺素　　　　D. 糖皮质激素
7. 缩宫素可用于 （   ）。
   A. 催产　　　　　　　B. 抑制乳腺分泌　　　C. 引产　　　　　　D. 产后止血
8. 下列对胃膜素的描述哪项是错误的 （   ）。
   A. 在胃内形成保护层　　　　　　　　B. 增强润滑作用
   C. 用于治疗胃酸引起的灼烧感　　　　D. 不能与氢氧化铝同时使用

（李　平）

第三章　酶类药物

【学习目标】

1. 了解酶类药物的分类；
2. 了解酶类药物的性质；
3. 掌握酶类药物的用途；
4. 掌握酶类代表药物的医药商品知识。

第一节　概　　述

酶是生物体内具有生物催化活性的生物大分子，包括蛋白质和核酸等，其中绝大多数酶的本质是蛋白质。生物体内一切化学反应几乎都是在酶的催化作用下进行的，酶的含量及活性的改变常常会引起细胞代谢异常甚至生命活动的终止。自20世纪60年代以来就已经有了酶类药物的概念，80年代以来第一个重组酶类药物Activasel用于治疗由冠状动脉阻塞引起的心脏病，标志着酶类药物用于治疗的开始。

一、酶类药物的分类

1. 单纯酶

酶的结构由简单蛋白质构成。

2. 结合酶

结合酶的结构中除含有蛋白质部分外，尚含有与它们的功能直接有关的非蛋白质部分。前者称为酶蛋白；后者称为辅因子。辅因子可以是有机或无机成分，分成辅酶、辅基和金属离子激活剂。辅酶与酶蛋白结合很松弛，用透析和其他方法很容易将两者分离，多为维生素的衍生物；与酶紧密结合的辅因子称为辅基；金属离子激活剂最常见的是 Mg^{2+}、Zn^{2+}、Mn^{2+}、Ca^{2+}、Fe^{2+} 等，例如醇脱氢酶含锌、精氨酸酶含锰、多酚氧化酶含铜等。

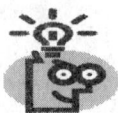

【小知识】　依据国际酶学委员会（IEC）规定，按酶的催化反应类型可将酶分为以下六大类：①氧化还原酶类，催化氧化还原反应；②转移酶类，催化功能集团的转移；③水解酶类，催化水解反应；④裂合酶类，催化水、氨或二氧化碳的去除或加入；⑤异构酶类，催化各种类型的异构作用；⑥合成酶类，催化消耗 ATP 的成键反应。

二、酶类药物的性质

绝大多数酶的本质是蛋白质，因此酶的性质即蛋白质的性质。

酶作为生物催化剂，具备一般催化剂的特性，即参与化学反应过程时能加快反应速度；降低反应的活化能；不改变反应性质即不改变反应的平衡点；反应前后其数量和性质不变。

酶除具有一般催化剂的共性外，还具有其独自的特性：①专一性强，催化效率高，使其在疾病的治疗等方面具有针对性强，疗效高等特点，在医药方面具有重要的应用价值；②反应条件温和；③酶的催化活性受到调节和控制。

三、酶类药物的用途

1. 酶在治疗上的应用

（1）助消化酶类　如胃蛋白酶、胰酶、凝乳酶、纤维素酶和麦芽淀粉酶等。

（2）消炎酶类　如溶菌酶（主要用于五官科）、糜蛋白酶、菠萝蛋白酶、无花果蛋白酶等，用于消炎、消肿、清疮、排脓和促进伤口愈合。

（3）心血管疾病的治疗酶类　例如弹性蛋白酶能降低血脂，用于防治动脉粥样硬化；激肽释放酶有扩张血管、降低血压作用；尿激酶、链激酶、纤溶酶及蛇毒溶栓酶等对溶解血栓有独特效果。

（4）抗肿瘤酶类　例如门冬酰胺酶用于治疗淋巴肉瘤和白血病；谷氨酰胺酶、甲硫氨酸酶、组氨酸酶、酪氨酸氧化酶也有不同程度的抗癌作用。

（5）其他酶类　例如超氧化物歧化酶（SOD）是一种含有铜、锌、锰或铁的热稳定性较高的金属酶，是一种重要的超氧阴离子自由基清除剂，广泛用于防治自身免疫性疾病、抗衰老、抗辐射等；细胞色素 c 用于组织缺氧急救；青霉素酶可治疗青霉素过敏。

知识拓展

核　酶

1982 年，美国科学家 T. Cech 和 S. Altman 发现了核酶，即具有酶的催化活性的核糖核酸（RNA），又称为核酸类酶、酶 RNA、类酶 RNA。核酶的作用底物可以是不同的分子，有些作用底物就是同一 RNA 分子中的某些部位。核酶的功能很多，有的能够切割 RNA，有的能够切割 DNA，有些还具有 RNA 连接酶、磷酸酶等活性。与蛋白质酶相比，核酶的催化效率较低，是一种较为原始的催化酶。核酶的发现，从根本上改变了以往只有蛋白质才具有催化功能的概念，为此，核酶的发现者获得了 1989 年的诺贝尔化学奖。自然界中已发现多种核酶，如四膜虫自身剪接 I 型内含子、大肠杆菌 RNase P、锤头状核酶、发夹状核酶、丁型肝炎病毒核酶和 VS 核酶等。

脱氧核酶是利用体外分子进化技术合成的一种具有催化功能的单链 DNA 片段，

具有高效的催化活性和结构识别能力。1994 年，Gerald. F. Joyce 等报道了一个人工合成的 35bp 的多聚脱氧核糖核苷酸能够催化特定的核糖核苷酸或脱氧核糖核苷酸形成的磷酸二酯键，并将这一具有催化活性的 DNA 称为脱氧核酶或 DNA 酶。尽管到目前为止，还未发现自然界中存在天然的脱氧核酶，但脱氧核酶的发现仍然使人类对于酶的认识又产生了一次重大飞跃，是继核酶发现后又一次对生物催化剂知识的补充。根据催化功能的不同，可以将脱氧核酶分为 5 大类：切割 RNA 的脱氧核酶、切割 DNA 的脱氧核酶、具有激酶活力的脱氧核酶、具有连接酶功能的脱氧核酶、催化卟啉环金属螯合反应的脱氧核酶。其中以对 RNA 切割活性的脱氧核酶更引人注意，不仅能催化 RNA 特定部位的切割反应，而且能从 mRNA 水平对基因进行灭活，从而调控蛋白质的表达。

2. 酶在诊断疾病上的应用

随着酶学研究与应用技术的飞速发展，临床酶类检测已逐步成为多种疾病的诊断、疾病观察和预后推测的一种重要手段，具有简便、可靠、快捷的特点。酶学诊断方法包括两个方面：一是根据体内原有酶活力的变化来诊断某些疾病；二是利用酶来测定体内某些物质的含量，从而诊断某些疾病。

3. 固定化酶在医药上的应用

固定化酶是借助于物理和化学方法把酶束缚在一定空间内并仍具有催化活性的酶制剂，是近代酶工程技术的主要研究领域，具有提高稳定性、可以反复使用或连续使用较长的一段时间、易于与产物分离等显著特点，在医学、工业制造等方面具有广泛用途。

第二节　各　　论

一、助消化酶类

胃蛋白酶
Pepsin

【别名】胃液素，胃蛋白酵素，蛋白酵素，胃酶。

【来源】本品系自猪、羊或牛的胃黏膜中提取制得。

【性状】本品为白色或淡黄色的粉末；无霉败臭；有引湿性；水溶液显酸性反应。

【作用与用途】本品为蛋白水解酶，能在胃酸参与下使凝固的蛋白质分解成胨和少量多肽。本品用于胃蛋白酶缺乏或消化功能减退引起的消化不良症。

【注意事项】①对本品过敏者禁用。②当本品性状发生改变时禁用。

【药物相互作用】①本品在 pH1.5~2.5 时活力最强，故常加入稀盐酸 1%~2% 配成合剂。②忌与抗酸药物（碱性药物）同服。

【药物商品】①胃蛋白酶片：糖衣片，每片 120 单位。②胃蛋白酶颗粒：每袋 480 单位。③含糖胃蛋白酶：1g：120 单位；1g：1200 单位。

【贮藏】原料密封，在干燥处保存。片剂密封，在凉暗处保存。颗粒剂及含糖胃蛋白酶密封，在干燥处保存。

胰酶
Pancreatin

【别名】胰液素，胰酵素，消得良。

【来源】本品系自猪、羊或牛胰中提取制得的多种酶的混合物，主要为胰蛋白酶、胰淀粉酶与胰脂肪酶。

【性状】本品为类白色至微带黄色的粉末；微臭，但无霉败的臭气；有引湿性；水溶液煮沸或遇酸即失去酶活力。

【作用与用途】本品在中性或弱碱性条件下活性较强。胰蛋白酶能使蛋白质转化为蛋白胨，胰淀粉酶能使淀粉转化为糖，胰脂肪酶则能使脂肪分解为甘油及脂肪酸，从而促进消化、促进食欲。本品用于缺乏胰液的消化不良症。

【不良反应】偶见消化道不适，如便秘。

【注意事项】①本品在酸性条件下易被破坏，服用片剂时必须整片吞服，不得碾碎或溶解后服用。②对本品过敏者禁用。③药品性状发生改变时禁止使用。

【药物相互作用】①不宜与酸性药物同服。②与等量碳酸氢钠同服，可增加疗效。

【药物商品】①胰酶肠溶片：每片 0.3g；0.5g。②胰酶肠溶胶囊：每粒 0.15g。

【贮藏】原料及制剂均遮光，密封，在干燥处保存。

二、消炎酶类

糜蛋白酶
Chymotrypsin

【别名】胰凝乳蛋白酶，α-糜蛋白酶，甲-糜蛋白酶。

【来源】本品系自牛或猪胰中提取制得的一种蛋白分解酶。

【性状】本品为白色或类白色结晶性粉末。

【作用与用途】本品具有与胰蛋白酶协同水解蛋白质肽链的作用，能促进血凝块、脓性分泌物和坏死组织的液化清除，净化创面，有利于新生肉芽的生长，并促进伤口愈合。本品用于治疗创面的炎性水肿、炎性粘连、血肿、溃疡等。

【不良反应】注射局部有疼痛，有的且可引起局部红肿，停药后自行消退。

【注意事项】①本品不可供静脉注射。②过敏体质者慎用。

【药物相互作用】本品有助抗生素、磺胺药等药物渗入病灶，可增加疗效。

【药物商品】注射用糜蛋白酶：每支 800 单位；4000 单位。

【贮藏】原料遮光，密封，在阴凉处保存。注射剂遮光，密闭，在阴凉处保存。

溶菌酶
Lysozyme

【别名】新溶君美，来索锐，基因克疣丹。

【来源】柞蚕蛹含有丰富的溶菌酶，经人工诱导后提高酶活力10倍以上。本品系由蛹血、加热、色谱、洗脱、真空浓缩、透析、真空干燥制得的一种黏多糖水解酶。

【性状】本品为白色粉末。

【作用与用途】本品能液化革兰阳性菌细胞壁的不溶性多糖，将其水解成可溶性黏肽，是一种具杀菌作用的天然抗感染物质，能抗菌、抗病毒、抗炎、增强抗生素疗效及加快组织恢复等。本品用于慢性鼻炎、急慢性咽喉炎、口腔溃疡、水痘、带状疱疹和扁平疣等。

【不良反应】偶见过敏反应，有皮疹等表现。

【注意事项】①本品为肠溶衣片，应整片吞服，以防药物在胃中被破坏。②连续使用3d后炎症仍未消除，应向医师咨询。③当药品形状发生改变时禁止使用。

【药物商品】溶菌酶肠溶片：每片10mg。

【贮藏】密闭，阴凉处保存。

菠萝蛋白酶肠溶片
Bromelains Enteric – coated Tablets

【别名】菠萝酶，凤梨酶，凤梨酵素。

【来源】本品是从菠萝果茎、叶、皮提取出来，经精制、提纯、浓缩、酶固定化、冷冻干燥而得到的一种纯天然植物蛋白酶。

【性状】本品为肠溶衣片，除去肠衣后显浅黄色或浅棕黄色粉末。

【作用与用途】本品能催化蛋白质分子中肽键裂解，使蛋白质、肽、脂和酰胺等物质分解，具有抗炎、消肿作用。本品用于手术后感染、骨节急性发炎、乳腺炎、腮腺炎、蜂窝织炎、慢性血栓静脉炎、支气管炎、肾盂肾炎等辅助治疗。

【注意事项】本品宜吞服，不可嚼碎，以免破坏药效。

【药物商品】每片3万单位。

【贮藏】遮光，阴凉处保存。

三、心血管疾病的治疗酶类

凝血酶冻干粉
Lyophilizing Thrombin Powder

【别名】人血凝血酶，牛血凝血酶，纤维蛋白酶，猪血凝血酶。

【来源】本品为牛血或猪血中提取的凝血酶原，经激活而得的供口服或局部止血用凝血酶的无菌冻干制品。

【性状】本品为白色或类白色的冻干块状物或粉末。

【作用与用途】本品促使纤维蛋白原转化为纤维蛋白，应用于创口，使血液凝固而止血。本品用于手术中不易结扎的小血管止血、消化道出血及外伤出血等。

【不良反应】偶可致过敏反应，应及时停药。

【注意事项】①本品严禁注射，如误入血管可导致血栓形成、局部坏死危及生命。②本品必须直接与创面接触，才能起止血作用。③本品应新鲜配制使用。

【药物相互作用】①本品遇酸、碱、重金属发生反应而降效。②为提高上消化道出血的止血效果，宜先服一定量制酸剂中和胃酸后口服本品，或同时静脉给予抑酸剂。③本品还可用磷酸盐缓冲液（pH7.6）或冷牛奶溶解。如用阿拉伯胶、明胶、果糖胶、蜂蜜等配制成乳胶状溶液，可提高凝血酶的止血效果，并可适当减少本品用量。

【药物商品】每支：200单位；500单位；1000单位；2000单位；5000单位；10000单位。

【贮藏】密封，10℃以下贮存。

尿激酶
Urokinase

【别名】嘉泰，尿活素。

【来源】本品系从新鲜人尿中提取的一种能激活纤维蛋白溶酶原的酶，是由高相对分子质量尿激酶（54000）和低相对分子质量尿激酶（33000）组成的混合物，高相对分子质量尿激酶含量不得少于90%，每1mg蛋白中尿激酶活力不得少于12万单位。

【性状】本品为白色状粉末。

【作用与用途】本品直接作用于内源性纤维蛋白溶解系统，能催化裂解纤溶酶原成纤溶酶，后者不仅能降解纤维蛋白凝块，亦能降解血循环中的纤维蛋白原、凝血因子Ⅴ和凝血因子Ⅷ等，从而发挥溶栓作用。本品对新形成的血栓起效快、效果好。

本品主要用于血栓栓塞性疾病的溶栓治疗，也用于人工心瓣手术后预防血栓形成，保持血管插管和胸腔及心包腔引流管的通畅等。溶栓的疗效均需后继的肝素抗凝加以维持。

【不良反应】出血倾向。

【注意事项】①使用过程中需测定凝血情况，如发现出血倾向，应立即停药，并给予抗纤维蛋白溶酶药。②静脉给药时，要求穿刺一次成功，以避免局部出血或血肿。动脉穿刺给药完毕时，应在穿刺局部加压至少30min，并用无菌绷带和敷料加压包扎，以免出血。③近10d内分娩、进行过组织活检、静脉穿刺、大手术的患者及严重胃肠道出血患者慎用。

【药物相互作用】影响血小板功能的药物，如阿司匹林、吲哚美辛、保泰松等不宜合用。肝素和口服抗凝血药不宜与大剂量本品同时使用，以免出血危险增加。

【药物商品】注射用尿激酶：1 万单位；5 万单位；10 万单位；20 万单位；25 万单位；50 万单位；100 万单位；150 万单位。

【贮藏】原料及制剂均遮光，密闭，在 10℃ 以下保存。

注射用重组链激酶
Recombinant Streptokinase for Injection

【别名】溶栓酶，链球菌激酶，思凯通。

【来源】本品系由含有高效表达链激酶基因的大肠杆菌，经发酵、分离和高度纯化后冻干制成。

【性状】本品为白色或微黄色疏松体，加入标示量注射用水后应迅速复溶为澄明液体。

【作用与用途】本品与纤溶酶原结合成复合物，然后把纤溶酶原激活成纤溶酶，纤溶酶催化血栓主要基质纤维蛋白水解，从而使血栓溶解，血管再通。同时，本品的溶栓作用因纤维蛋白的存在而增强，能有效特异地溶解血栓或血块。本品主要用于治疗以血栓形成为主要病理变化的疾病。

【不良反应】①发热、寒战、恶心呕吐、肩背痛、过敏性皮疹。②本品静脉滴注时可发生低血压。③过敏反应。④穿刺部位出血，皮肤瘀斑，胃肠道、泌尿道或呼吸道出血。⑤溶栓后可发生继发性栓塞，如肺栓塞、脑栓塞或胆固醇栓塞等。

【注意事项】①大出血时可用 6 - 氨基己酸，输新鲜血浆或全血。②急性心肌梗死溶栓治疗应尽早开始，争取发病 12h 内开始治疗。③使用前用 5% 葡萄糖溶液溶解，溶解液应在 4 ~ 6h 内使用。④用链激酶后 5d 至 12 个月内不能用重组链激酶。

【药物相互作用】与阿司匹林同时使用治疗急性心肌梗死具有良好的效果。

【药物商品】每支 10 万 IU、50 万 IU、150 万 IU。

【贮藏】于 2℃ ~ 8℃ 避光保存和运输。

四、抗肿瘤酶类

门冬酰胺酶
Asparaginase

【别名】左旋门冬酰胺酶，L - 门冬酰胺酶，天门冬酰胺酶。

【来源】本品系由大肠埃希菌或欧文菌培养液中提取分离制得的具有酰氨基水解作用的酶。

【性状】本品为白色结晶性粉末；无臭；无味。

【作用与用途】本品能将血清中的门冬酰胺水解为门冬氨酸和氨，而门冬酰胺是细胞合成蛋白质及增殖生长所必需的氨基酸。正常细胞有自身合成门冬酰胺的功能，而急性白血病等肿瘤细胞则无此功能，因而当本品使门冬酰胺急剧缺失时，肿瘤细胞因既不能从血中取得足够门冬酰胺，亦不能自身合成，使其蛋白质合成受障碍，增殖受抑制，细胞大量破坏而不能生长、存活。

本品适用于治疗急性淋巴细胞性白血病（简称急淋）、急性粒细胞性白血病、急性单核细胞性白血病、慢性淋巴细胞性白血病、霍奇金病及非霍奇金病淋巴瘤、黑色素瘤等，其中，对儿童急淋的诱导缓解期疗效最好。

【不良反应】①过敏反应及热原反应。②食欲减退、恶心、呕吐、腹泻、头痛、头昏、嗜睡、精神错乱、血浆蛋白低下、血脂过高或过低及氮质血症和肝功能损伤。③骨髓抑制。④心血管系统症状、脱发、蛋白尿等。

【注意事项】①不同药厂、不同批号的产品其纯度和过敏反应均有差异，用药前必须先做皮试。②溶解后，不宜长时间放置，以免丧失活力。

【药物相互作用】①泼尼松或促皮质素或长春新碱与本品同用时，会增强本品的致高血糖作用，并可能增多本品引起的神经病变及红细胞生成紊乱的危险性。②本品可增高血尿酸的浓度，故当与别嘌醇或秋水仙碱、磺吡酮等抗痛风药合用时，要调节上述抗痛风药的剂量以控制高尿酸血症及痛风。③糖尿病患者用本品时及治疗后，均须注意调节口服降糖药或胰岛素的剂量。④本品与硫唑嘌呤、苯丁酸氮芥、环磷酰胺、环孢素、巯嘌呤、单克隆抗体 CD3 或放射疗法合用时，可提高疗效，因而应考虑减少化疗药物、免疫抑制剂或放射疗法的剂量。⑤本品与甲氨蝶呤同用时，可通过抑制细胞复制的作用而阻断甲氨蝶呤的抗肿瘤作用。

【药物商品】注射用门冬酰胺酶：每支 1 万单位。

【贮藏】原料避光，密封，冷处保存。注射剂避光，密闭，冷处保存。

五、其他酶类

细胞色素 c 溶液
Cytochrome c Solution

【别名】细胞色素丙，施托尔 – S。

【来源】本品系自猪或牛心中提取分离的细胞色素 c 的水溶液。

【性状】本品为深红色的澄清液体。

【作用与用途】本品是存在于细胞线粒体中的一种以铁卟啉为辅基的蛋白质，是细胞呼吸所不可少的。各种细胞色素按一定顺序排列组成细胞色素体系，其分子中的 Fe^{3+} 在酶的作用下，能进行可逆的氧化还原反应，担负传递电子的作用。本品不能透过细胞膜，对正常人无作用；但当组织缺氧时，细胞膜通透性增高，外源性制剂即能进入细胞内，发挥其纠正细胞呼吸和物质代谢作用。本品用于各种组织缺氧急救的辅助治疗，如一氧化碳中毒、催眠药中毒、氰化物中毒、新生儿窒息、严重休克期缺氧、脑血管意外、脑震荡后遗症、麻醉及肺部疾病引起的呼吸困难和各种心脏疾患引起的心肌缺氧的治疗。

【不良反应】本品可引起过敏反应，也可因制剂不纯、混有热原而引起热原反应。

【注意事项】①用药前需做过敏试验。②中止用药后再继续用药时，过敏反应尤易发生，须再做皮试，且应用用药量较小的皮内注射法。

【药物商品】①细胞色素 c 注射液：每支 2ml：15mg。②注射用细胞色素 c：每支 15mg。

【贮藏】注射液密封，在 4℃ 以下保存。注射用粉针剂密闭，在凉暗处保存。

辅酶 Q$_{10}$
Coenzyme Q$_{10}$

【别名】泛醌 10，癸烯醌，泛癸利酮。

【来源】本品系由油鱼、动物内脏（例如肝脏）和整个的谷粒中提取制得。

【性状】本品为黄色至橙黄色结晶性粉末；无臭无味；遇光易分解。

【作用与用途】本品具有促进氧化磷酸化反应和保护生物膜结构完整性的功能，在体内呼吸链中质子移位及电子传递中起重要作用，是细胞呼吸和细胞代谢的激活剂，也是重要的抗氧化剂和非特异性免疫增强剂。本品作用表现为：①对缺血心肌有一定保护作用；②增加心输出量，降低外周阻力，有利于抗心衰治疗；③使外周血管阻力下降，并有抗醛固酮作用；④本品还有抗阿霉素的心脏毒性作用及保肝作用。

本品适用于：①心血管疾病，如病毒性心肌炎、慢性心功能不全；②肝炎，如病毒性肝炎、亚急性肝坏死、慢性活动性肝炎；③癌症的综合治疗，能减轻放疗、化疗等引起的某些不良反应。

【不良反应】可有胃部不适、食欲减退、恶心、腹泻、心悸，偶见皮疹。

【药物商品】①辅酶 Q10 片：每片 5mg；10mg；15mg。②辅酶 Q10 软胶囊：每粒 5mg；10mg；15mg。③辅酶 Q10 注射液：每支 2ml：5mg。④辅酶 Q10 胶囊：每粒 5mg；10mg；15mg。

【贮藏】原料遮光，密封，低温保存。片剂、软胶囊剂、胶囊剂遮光，密封，在干燥处保存。注射剂遮光，密闭，在阴凉处保存。

【课后练习】

1. 具有溶栓作用的酶是（   ）。
   A. 糜蛋白酶　　　　　B. 尿激酶　　　　　C. 溶菌酶　　　　　D. 胃蛋白酶
2. 具有抗肿瘤作用的酶是（   ）。
   A. 链激酶　　　　　　B. 胰酶　　　　　　C. 门冬酰胺酶　　　D. 凝血酶
3. 下列哪项不是生物催化剂所具有的特性（   ）。
   A. 专一性强　　　　　B. 通用性好　　　　C. 催化效率高　　　D. 反应条件温和
4. 用于各种组织缺氧急救的辅助治疗，宜选用（   ）。
   A. 胃蛋白酶　　　　　B. 凝血酶　　　　　C. 细胞色素 c　　　D. 链激酶
5. 门冬酰胺酶是从（   ）菌体中分离的酶类药物，用于治疗白血病。
   A. 大肠埃希菌　　　　B. 枯草杆菌　　　　C. 放线菌　　　　　D. 霉菌

6. 胰酶为（　　）的混合物。

    A. 胰蛋白酶、胰淀粉酶与胰脂肪酶　　　　B. 胃蛋白酶、胰麦芽糖酶与胰脂肪酶

    C. 胰蛋白酶、胰淀粉酶与胰麦芽糖酶　　　D. 胃蛋白酶、胰淀粉酶与肠脂肪酶

7. 下列哪种酶类可作为心血管疾病治疗酶类（　　）。

    A. 尿激酶　　　　　　　　　　　　　　　B. 辅酶 Q10

    C. 超氧化物歧化酶　　　　　　　　　　　D. L–门冬酰胺酶

8. 下列不属于助消化酶类的是（　　）。

    A. 胃蛋白酶　　　　　B. 糜蛋白酶　　　　　C. 胰蛋白酶　　　　　D. 胰酶

9. 适合与稀盐酸配伍使用的是（　　）。

    A. 胃蛋白酶　　　　　B. 胰酶　　　　　　　C. 胰蛋白酶　　　　　D. 链激酶

10. 下列哪种酶进入血管可引起血栓（　　）。

    A. 凝血酶　　　　　　B. 尿激酶　　　　　　C. 链激酶　　　　　　D. L–门冬酰胺酶

11. 有关酶类说法错误的是（　　）。

    A. 酶是生物体内具有生物催化活性的蛋白质

    B. 生物体内一切化学反应几乎都是在酶的催化作用下进行的

    C. 酶具有专一性强以及催化效率高等特点

    D. 酶类药物具有助消化、消炎、凝血与抗凝血、抗氧化、抗肿瘤等多种用途

（李　平）

第四章　核酸类药物

【学习目标】

1. 了解核酸类药物的分类；
2. 了解核酸类药物的性质；
3. 掌握核酸类药物的用途；
4. 掌握核酸类代表药物的医药商品知识。

核酸是生物体遗传变异的物质基础，在生命活动中发挥着重要的作用，是由数十个到数十万个核苷酸连接而成的高分子化合物。核酸的改变可引起生物体一系列性状和功能的变化，如恶性肿瘤、遗传性疾病等。随着对核酸秘密的揭示，对生命现象认识的不断深入，人类利用核酸作为药物来调控生物体的正常代谢活动，起到治疗疾病的作用。

第一节　概　　述

一、核酸类药物的分类

从 20 世纪 50 年代开始，世界各国对核酸的研究和应用非常活跃，应用于临床的核酸类药物愈来愈多，根据核酸类药物的化学结构和组成可进行以下分类。

1. 碱基类

多数是经过人工化学修饰的碱基衍生物，主要有硫鸟嘌呤、硫唑嘌呤、巯嘌呤、乙胺嘧啶、氟尿嘧啶、别嘌呤醇、赤酮嘌呤、氮杂鸟嘌呤、6 - 氯嘌呤、6 - 羧基尿嘧啶等。

2. 核苷类

（1）腺苷类　如腺苷、巯苷、腺苷甲硫氨酸、阿糖腺苷、腺苷二醛、嘌呤霉素等。

（2）尿苷类　如尿苷、碘苷、氟苷、溴苷、呋喃氟尿嘧啶、乙酰氮杂尿苷等。

（3）胞苷类　如阿糖胞苷、环胞苷、氟环胞苷、氮杂胞苷等。

（4）肌苷类　如肌苷、肌苷二醛、异丙肌苷等。

（5）脱氧核苷类　如氮杂脱氧胞苷、脱氧硫鸟苷、三氟胸苷等。

3. 核苷酸类

（1）单核苷酸类　如腺苷酸（AMP）、尿苷酸（UMP）、肌苷酸（IMP）、环腺苷酸（cAMP）、双腺苷酸、辅酶 A 等。

（2）二磷酸核苷类　如尿二磷葡萄糖（UDPG）、胞二磷胆碱（CDP - Choline）等。

（3）三磷酸核苷类 如三磷酸腺苷二钠（ATP）、胞三磷（CTP）、尿三磷（UTP）、鸟三磷（GTP）等。

（4）核苷酸类混合物 如5′-核苷酸，2′，3′-核苷酸、脱氧核苷酸、核酪等。

4. 多核苷酸类

（1）二核苷酸类 如辅酶Ⅰ，辅酶Ⅱ、黄素腺嘌呤二核苷酸等。

（2）多核苷酸类 如聚肌胞（Poly I:C）、聚腺尿苷酸（Poly A:U）、转移因子（TF）、核糖核酸（RNA）、脱氧核糖核酸（DNA）等。

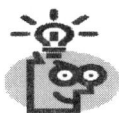

【小知识】 核酸十大功能：①有助于基因的养育和损伤基因的自主修复；②保证人体的能量供应；③抗氧化功能，消除促使人体疾病和老化的"自由基"；④提高免疫功能；⑤改善微循环；⑥调节营养平衡的功能；⑦促进大脑神经细胞的分裂，增强记忆力；⑧调整微生态平衡；⑨促进骨骼发育；⑩延缓细胞衰老，确保细胞分裂代数，延长人的寿命。

二、核酸类药物的性质

1. 理化性质

RNA和核苷酸的纯品都呈白色粉末或结晶，DNA则为白色类似石棉样的纤维状物。除肌苷酸、鸟苷酸具有鲜味外，核酸和核苷酸大都呈酸味。DNA、RNA和核苷酸都是极性化合物，一般都溶于水，不溶于乙醇、三氯甲烷等有机溶剂，它们的钠盐比游离酸易溶于水。

2. 核酸的变性

核酸在某些物理或化学因素的作用下会发生变性，导致其空间结构发生改变，从而引起理化性质的改变及生物活性的降低或丧失。

3. 核酸的颜色反应

核酸水解产物与某些酚类、苯胺类化合物结合成有色物质，可用来作定性分析或根据颜色的深浅作定量测定。

4. 核苷酸的解离性质

核苷酸由磷酸、碱基和核糖组成，为两性电解质，在一定pH条件下可解离而带有电荷，这是电泳和离子交换法分离各种核苷酸的重要依据。各种核苷酸分子上可解离的基团有氨基、烯醇基和第1、第2磷酸基。

5. 核苷酸的紫外吸收性质

由于核酸类物质中的嘌呤与嘧啶具有共轭双键，对紫外光有强烈的吸收。在一定的pH条件下，各种核酸类物质都有特定的紫外吸收的吸光度值，可用于核酸类药物的定性分析。

三、核酸类药物的用途

核酸类药物主要作用于基因水平，在信息流传递的上游阶段起作用，通过特异结合或者裂解作用于致病基因，对其他基因没有影响。在信息流的传递过程中，信号逐步放大，一个基因能够转录出多个mRNA，一个mRNA能翻译出多个蛋白质。与作用于信息流最终产物——蛋白质相比，核酸类药物效率更高，作用更为广泛。

1. 抗病毒作用

代表药物有三氮唑核苷和无环鸟苷等，临床上用于抗肝炎病毒、疱疹病毒及其他病毒。

2. 抗肿瘤作用

核酸类物质中的碱基嘌呤化合物和嘧啶化合物都有较好的抗肿瘤作用，能阻断核酸、蛋白质的生物合成，抑制癌细胞的增殖。代表药物有用于治疗消化道癌的氟尿嘧啶以及用于治疗各类急性白血病的阿糖胞苷等。

3. 干扰素诱导作用

代表药物为聚肌胞，临床上用于抗肝炎病毒、疱疹病毒等。

4. 免疫增强作用

主要用于抗病毒及抗肿瘤的辅助治疗。

5. 供能作用

代表药物有三磷酸腺苷二钠，主要用于肝炎、心脏病等多种疾病的辅助治疗。

知识拓展

反义核酸技术

反义核酸技术是一种根据碱基互补配对原则，用人工合成或生物合成的，能与特定的基因互补的反义核酸（即 DNA、RNA 片段或其化学修饰物）阻断从基因到蛋白质的信息流，从而抑制或阻断基因表达的技术。

反义核酸能与特定 mRNA 精确互补，特异阻断其翻译，包括反义 RNA、反义 DNA 和核酶三大类。反义核酸的来源有：①利用固相亚磷酰胺法人工合成短小反义寡聚核苷酸药物，这是反义核酸最普遍的应用方式。1998 年，美国 FDA 批准上市了第一个反义寡聚核苷酸药物——福米韦生，主要用于艾滋病患者并发的巨细胞病毒视网膜炎。②更具有实用价值的人工表达载体，包括单个基因和多个基因的联合反义表达载体，利用基因重组技术将靶基因序列反向插入到载体的启动子和终止子之间，通过转录可源源不断产生反义 RNA 分子。③天然存在的反义核酸分子，在分离纯化方面尚存在困难。

反义核酸作为基因治疗药物之一，与传统药物相比具有诸多优点：①高度特异性，反义核酸药物通过特异的碱基互补配对作用于靶 RNA 或 DNA，犹如"生物导弹"；②高生物活性、丰富的信息量，反义核酸是一种携带特定遗传信息的信息体，碱基排列顺序可千变万化，不可穷尽；③高效性，直接阻止疾病基因的转录和翻译；④最优化的药物设计，反义核酸技术从本质上是应用基因的天然顺序信息，实际上是最合理的药物设计；⑤低毒、安全，反义核酸尚未发现有显著毒性，尽管其在生物体内的存留时间有长有短，但最终都将被降解消除，避免了转基因疗法中外源基因整合到宿主染色体上的危险性。

第二节 各 论

一、碱基类

巯嘌呤
Mercaptopurine

【别名】6-巯基嘌呤，乐疾宁。

【来源】本品用相应的卤代嘌呤与硫氢化钠在溶液中反应制得。

【性状】本品为黄色结晶性粉末；无臭，味微甜。

【作用与用途】本品属于抑制嘌呤合成途径的细胞周期特异性药物，化学结构与次黄嘌呤相似，能竞争性地抑制次黄嘌呤的转变过程。本品对处于 S 增殖周期的细胞较敏感，除能抑制细胞 DNA 的合成外，对细胞 RNA 的合成亦有轻度的抑制作用。

本品适用于绒毛膜上皮癌、恶性葡萄胎、急性淋巴细胞白血病及急性非淋巴细胞白血病、慢性粒细胞白血病的急变期。

【不良反应】①骨髓抑制。②肝脏损害：可致胆汁淤积出现黄疸。③高尿酸血症：多见于白血病治疗初期，严重的可发生尿酸性肾病。

【注意事项】①本品进入体内，在细胞内必须由磷酸核糖转移酶转为6-巯基嘌呤核糖核苷酸后，方具有活性。②本品治疗白血病常产生耐药现象，其原因可能是体内出现了突变的白血病细胞株，因而失去了将巯嘌呤变为巯嘌呤核糖核苷酸的能力。

【药物相互作用】①与别嘌呤同时服用时，由于后者抑制了巯嘌呤的代谢，明显地增加巯嘌呤的效能与毒性。②与对肝细胞有毒性的药物同时服用时，有增加毒性的危险。③与其他对骨髓有抑制的抗肿瘤药物或放射治疗合并应用时，会增强巯嘌呤效应。

【药物商品】巯嘌呤片：每片 25mg；50mg；100mg。

【贮藏】原料及制剂均避光，密封保存。

氟尿嘧啶
Fluorouracil

【别名】5-氟尿嘧啶，5-Fu。

【来源】本品由氟乙酸乙酯经缩合、环合、水解而制得。

【性状】本品为白色或类白色的结晶或结晶性粉末。

【作用与用途】本品在体内先转变为5-氟-2-脱氧尿嘧啶核苷酸，后者抑制胸腺嘧啶核苷酸合成酶，阻断脱氧尿嘧啶核苷酸转变为脱氧胸腺嘧啶核苷酸，从而抑制 DNA 的生物合成。此外，本品通过阻止尿嘧啶和乳清酸掺入 RNA，达到抑制 RNA 合成的作用。本品为细胞周期特异性药，主要抑制 S 期细胞。本品的抗瘤谱较广，主要用于治疗消化道肿瘤，或较大剂量氟尿嘧啶治疗绒毛膜上皮癌，亦常用于治疗乳腺癌、卵巢癌、肺癌、宫颈癌、膀胱癌及皮肤癌等。

【不良反应】 ①恶心、食欲减退或呕吐。②周围血白细胞减少常见（大多在疗程开始后 2～3 周内达最低点，约在 3～4 周后恢复正常）。③长期应用可导致神经系统毒性。

【注意事项】 ①本品在动物实验中有致畸和致癌性，但在人类，其致突、致畸和致癌性均明显低于氮芥类或其他细胞毒性药物。②除单用本品较小剂量作放射增敏剂外，一般不宜和放射治疗同用。③当伴发水痘或带状疱疹时禁用本品。④用本品时不宜饮酒或同用阿司匹林类药物，以减少消化道出血的可能。⑤本品能生成神经毒性代谢产物－氟代柠檬酸（枸橼酸）而致脑瘫，故不能作鞘内注射。

【药物相互作用】 ①与甲氨蝶呤合用，应先给甲氨蝶呤 4～6h 后再给予本品。②先给予四氢叶酸，再用本品可增加其疗效。③别嘌呤醇可以减低本品所引起的骨髓抑制。

【药物商品】 ①氟尿嘧啶乳膏：每支 4g: 20mg；4g: 100mg。②氟尿嘧啶注射液：每支 5ml: 0.125g；10ml: 0.25g。

【贮藏】 原料遮光，密封保存。乳膏剂密封，在阴凉处保存。注射剂遮光，密闭保存。

二、核苷类

肌苷
Inosine

【别名】 9β－D－核糖次黄嘌呤。

【来源】 本品可由变异芽孢杆菌、枯草杆菌等发酵液中提取，也可通过半合成法生产制得。

【性状】 本品为白色结晶性粉末；无臭，味微苦。

【作用与用途】 本品能直接透过细胞膜进入体细胞，活化丙酮酸氧化酶类，从而使处于低能缺氧状态下的细胞能继续顺利进行代谢，并参与人体能量代谢与蛋白质的合成。本品适用于白细胞或血小板减少症、各种急慢性肝脏疾患、肺源性心脏病等心脏疾患、中心性视网膜炎、视神经萎缩等疾患。

【不良反应】 口服有胃肠道反应。

【注意事项】 本品不能与氯霉素、乳清酸、双嘧达莫（潘生丁）及硫喷妥钠等注射剂配伍使用，可与葡萄盐水、氯化钠溶液、多种氨基酸及各种维生素注射剂联用。

【药物商品】 ①肌苷口服溶液：每支 10ml: 0.1g；10ml: 0.2g；20ml: 0.2g；20ml: 0.4g。②肌苷片：每片 0.2g。③肌苷注射液：每支 2ml: 50mg；2ml: 100mg；5ml: 100mg；5ml: 200mg。④肌苷胶囊：每粒 0.2g。

【贮藏】 原料及注射剂遮光，密闭保存。口服溶液剂、片剂及胶囊剂遮光，密封保存。

盐酸阿糖胞苷
Cytarabine Hydrochloride

【别名】胞嘧啶阿拉伯糖苷，盐酸阿糖胞嘧啶。

【来源】本品可以 5′－AMP 为原料，经水解、氨解及成盐等步骤而制得。

【性状】本品为白色细小针状结晶或结晶性粉末。

【作用与用途】本品为主要作用于细胞 S 增殖期的嘧啶类抗代谢药物，通过抑制细胞 DNA 的合成，干扰细胞的增殖。本品进入人体后经激酶磷酸化后转为三磷酸阿糖胞苷及二磷酸阿糖胞苷，前者能强有力地抑制 DNA 聚合酶的合成，后者能抑制二磷酸胞苷转变为二磷酸脱氧胞苷，从而抑制细胞 DNA 聚合及合成。本品为细胞周期特异性药物，对处于 S 增殖期细胞的作用最为敏感，对抑制 RNA 及蛋白质合成的作用较弱。

本品适用于急性白血病的诱导缓解期及维持巩固期，对急性非淋巴细胞性白血病效果较好。

【不良反应】①骨髓抑制。②白血病、淋巴瘤患者治疗初期可发生高尿酸血症，严重者可发生尿酸性肾病。

【注意事项】①使用本品时可引起血清丙氨酸氨基转移酶（ALT）、血及尿中尿酸的增高。②下列情况应慎用：骨髓抑制、白细胞及血小板显著减低者、肝肾功能不全、有胆道疾患者、有痛风病史、尿酸盐肾结石病史、近期接受过细胞毒药物或放射治疗。

【药物相互作用】①四氢尿苷可抑制脱氨酶，延长阿糖胞苷血浆半衰期，提高血中浓度，起增效作用。②本品可使细胞部分同步化，继续应用柔红霉素、阿霉素、环磷酰胺及亚硝脲类药物可以增效。③本品不应与 5－氟尿嘧啶并用。

【药物商品】注射用盐酸阿糖胞苷：每支 50mg；100mg。

【贮藏】原料遮光，密封，在冷处保存。注射剂遮光，密闭，在冷处保存。

三、核苷酸类

三磷酸腺苷二钠
Adenosine Disodium Triphosphate

【别名】ATP。

【来源】本品为腺嘌呤核苷－5′－三磷酸酯二钠盐三水合物，可采用酵母发酵及酶转化方法，由腺苷或 AMP 生物合成；也可由产氨短杆菌等直接发酵提取。

【性状】本品为白色或类白色粉末或结晶状；无臭，味咸；有引湿性。

【作用与用途】本品是核苷酸衍生物，作为辅酶参与体内脂肪、蛋白质、糖类、核酸以及核苷酸的代谢。当体内吸收、分泌、肌肉收缩及进行生化合成反应等需要能量时，本品即分解成二磷酸腺苷及磷酸基，同时释放出能量。本品能穿透血－脑脊液屏障，提高神经细胞膜性结构的稳定性和重建能力，促进神经突起的再生长。本品用于进行性肌萎缩、脑出血后遗症、心功能不全、心肌疾患及肝炎等的辅助治疗。

【注意事项】 ①心肌梗死和脑出血初期患者禁用。②静注宜缓慢，以免引起头晕、头胀、胸闷及低血压等。③当药品性状发生改变时禁止使用。

【药物商品】 ①三磷酸腺苷二钠注射液：每支 2ml：20mg。②注射用三磷酸腺苷二钠：每支 20mg。

【贮藏】 原料密封，凉暗干燥处保存。注射剂密闭，凉暗处保存。

四、多核苷酸类

聚肌胞

Polyinosinic – polycytidylic Acid

【别名】 聚肌苷酸，胞嘧啶核苷酸，聚肌苷酸 – 聚胞苷酸，聚肌胞苷酸。

【来源】 本品由多分子核苷酸聚合而成，为双链多聚肌苷酸、多聚胞苷酸的简称。

【性状】 本品为无色的澄明液体。

【作用与用途】 本品在体内能诱生干扰素，对多种病毒引起的疾病有较好的疗效，并能增强抗体形成和刺激巨噬细胞吞噬作用，调整机体的免疫能力，具有抗肿瘤、增强淋巴细胞免疫功能、抑制核酸代谢等作用。本品主要用于慢性乙型肝炎、流行性出血热、流行性乙型脑炎、病毒性角膜炎、带状疱疹、各种疣类和呼吸道感染等。

【不良反应】 注射后少数患者可发生一过性低热。

【注意事项】 ①如出现过敏反应，应立即停药。②注射后产生发热者，如 2d 后不能自行消失，应即停药。

【药物商品】 聚肌胞注射液：每支 2mg（2ml）。

【贮藏】 注射剂密闭，凉暗处保存。

【课后练习】

1. 下列不属于核酸类药物的是（   ）。
   A. 盐酸阿糖胞苷   B. ATP   C. 氟尿嘧啶   D. 氨苄西林
2. 抗瘤谱较广的核酸类药物是（   ）。
   A. 巯嘌呤   B. 氟尿嘧啶   C. 肌苷   D. 盐酸阿糖胞苷
3. 以下对肌苷的描述不正确的是（   ）。
   A. 是一种肝病辅助药，可用于肝病的辅助治疗
   B. 能直接透过细胞膜进入体细胞，活化丙酮酸氧化酶类，使处于低能缺氧状态下的细胞继续顺利进行代谢，并参与人体能量代谢与蛋白质的合成
   C. 能与氯霉素、乳清酸、双嘧达莫及硫喷妥钠等注射剂配伍使用
   D. 既可口服，又可注射，几乎无毒性
4. 下列不属于核酸类药物药理作用的是（   ）。
   A. 抗病毒   B. 抗肿瘤   C. 免疫增强剂   D. 抗真菌

5. 关于核酸类药物描述错误的是（　　　）。

    A. 巯嘌呤治疗白血病常产生耐药现象，其原因可能是体内出现了突变的白血病细胞株，因而失去了将巯嘌呤变为巯嘌呤核糖核苷酸的能力。

    B. 反义寡聚核苷酸药物是反义核酸技术最普遍的应用方式。

    C. 核酸与蛋白质的性质不同，不容易发生变性。

    D. 盐酸阿糖胞苷属于嘧啶类抗代谢药物。

6. 属于核苷酸衍生物，可作为辅酶参与体内脂肪、蛋白质、糖、核酸以及核苷酸的代谢的药物是（　　　）。

    具有干扰素诱生作用的核酸类药物是（　　　）。

    A. 聚肌胞苷酸　　　　B. 三磷酸腺苷二钠　　　　C. 肌苷　　　　D. 盐酸阿糖胞苷

                （郭　迪）

第五章 糖类药物

【学习目标】

1. 了解糖类药物的分类；
2. 了解糖类药物的性质；
3. 掌握核酸类药物的用途；
4. 掌握糖类代表药物的医药商品知识。

第一节 概 述

糖类是自然界广泛存在的生物活性分子，是机体的重要成分之一，在生命过程中起着非常重要的作用。所有生物的细胞核中都含有核糖，血液中含有葡萄糖，乳汁中含有乳糖，植物的根、茎、叶、果实、种子等含有葡萄糖、果糖、蔗糖、淀粉和纤维素等。

一、糖类药物的分类

1. 单糖类

单糖是指不能再水解的糖，是构成各种糖分子的基本单位。根据它们分子中所含碳原子数目的多少，可分为丙糖、丁糖、戊糖、己糖等；或按其分子中所含的醛基或酮基可分为醛糖和酮糖。常用的单糖类药物有葡萄糖、果糖、山梨醇、甘露醇等。

2. 寡糖类

寡糖是由 2~20 个单糖分子以糖苷键相连缩合而成，具有短链结构，水解后能生成单糖分子。常用的寡糖类药物有蔗糖、麦芽糖和乳果糖等，它们大多是重要的药用辅料。

3. 多糖类

多糖是由 20 个以上单糖聚合而成的醛糖或酮糖组成的天然高分子化合物，广泛存在于自然界。由于单糖中糖苷键的位置不同，多糖种类繁多，具有复杂的生物学活性。通常根据多糖类药物的来源进行如下分类。

（1）**植物多糖** 来源于植物的各种组织，从各种中草药中提取分离出多种药用多糖。常用的植物多糖有水溶性多糖（如当归多糖、大黄多糖、枸杞多糖等）和非水溶性多糖（如淀粉、纤维素等）。由于大多数植物多糖没有细胞毒性且质量易于控制，具有免疫调节、抗肿瘤、降血糖等多方面的药理作用，已成为新药研究的重要方向之一。

（2）动物多糖　来源于动物的结缔组织、器官及体液等。常用的动物多糖有肝素、硫酸软骨素、透明质酸等，这类药物临床应用最早、生产技术最为成熟。

（3）微生物多糖　来源于微生物的培养液，能显著提高机体的免疫反应，增强对细菌、真菌、寄生虫及病毒的抗感染能力和对肿瘤细胞的杀伤能力，是一类无毒、高效、无残留的免疫增强剂，常用于肿瘤的治疗及免疫性疾病的防治。常用的微生物多糖有香菇多糖、灵芝多糖、云芝多糖、银耳多糖、茯苓多糖等。

（4）海洋多糖　从海洋生物体内提取分离制得，如海藻多糖、螺旋藻多糖、鲨鱼软骨黏多糖等，具有广泛的生物学效应。

二、糖类药物的性质

糖类主要由 C、H、O 三种元素组成，大多数糖类分子式为 $C_m(H_2O)_n$，故糖类又称为碳水化合物。

1. 单糖的性质

单糖一般都是无色晶体，有吸湿性，极易溶于水，难溶于乙醇，不溶于乙醚；单糖有旋光性，其溶液有变旋现象。天然的单糖药物都是 D 型的，多数有甜味。

（1）氧化还原反应　在一定的条件下，葡萄糖 C_1 醛基和 C_6 上的羟基可分别氧化成葡萄糖酸、葡萄糖醛酸，两个基团均被氧化则生成葡萄糖二酸。例如葡萄糖被溴水氧化，则醛基氧化成羧基，可生成葡萄糖酸；而酮糖则不被氧化，因此可用溴水来区别醛糖和酮糖。葡萄糖还具有还原性，又叫做还原糖，其 C_1 醛基可还原为羟基而转变成山梨醇。

（2）成酯反应　单糖分子中的羟基能与磷酸作用脱去一分子水而生成酯。例如人体内的葡萄糖在酶作用下生成葡萄糖磷酸酯，是体内代谢的重要中间产物，在生命过程中具有重要意义。

（3）成苷反应　单糖的环状结构中含有较活泼的半缩醛羟基，可与其他分子中的羟基（或活泼氢原子）作用，脱去一分子水而生成缩醛，即糖苷。糖苷在自然界分布很广，化学结构较复杂。很多糖苷有明显的药理作用，常为中草药的有效成分之一。

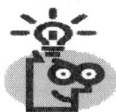

【小知识】　　钙、锌、铁等是人体必须的微量元素，人体一旦缺乏就会引发疾病，如缺铁会引起贫血。采用葡萄糖酸亚铁补铁，效果良好且不良反应少。葡萄糖酸系列产品作为人体营养强化剂及药用补充剂，长期科学合理服用，对于机体素质的提高是不言而喻的。葡萄糖酸系列产品有葡萄糖酸亚铁片、葡萄糖酸亚铁胶囊、葡萄糖酸亚铁糖浆、葡萄糖酸钙口服溶液、葡萄糖酸钙片、葡萄糖酸钙含片、葡萄糖酸钙注射液，葡萄糖酸锌片、葡萄糖酸锑钠注射液等。

2. 多糖的性质

多糖是由数百个甚至上几千个单糖分子按一定方式通过分子间脱水缩合而成，相对分子质量较大。多糖无甜味，无还原性，也无变旋性，但有旋光性。多糖属于天然高分子化合物，一般不能形成晶体，不溶于水，在水中也不能形成真溶液，只能形成胶体，它们的分子组成都可用（$C_6H_{10}O_5$）$_n$ 表示，但 n 值不同。多糖被酸碱或酶催化下都能水解，生成单糖和低聚糖。

三、糖类药物的用途

糖类药物对治疗各种疾病都显示了巨大的的临床应用潜力，具有广阔的发展前景。糖类药物最大的优势就是毒副作用小，在人体内可以水解，变为营养和能量，这对疾病的治疗具有格外重要的意义。

1. 提供机体所需能量

糖类在生物体内最主要的功能就是作为能源物质，为生物体提供能量，人体内总热能的 60% ~70% 来自食物中的糖类。人体的脑组织、心肌和红细胞必须依靠血糖供给能量，维持神经系统、心脏和红细胞的正常功能。葡萄糖是人体主要的热量来源，每克葡萄糖在体内完全氧化，可释放约 16.74J（4kcal）的能量。糖类药物通过氧化释放出大量能量，满足机体生命活动的需要。

2. 调节蛋白质、脂肪代谢

糖类与蛋白质、脂肪在体内的代谢有着密切的关系。当糖类和蛋白质一起被摄入机体时，体内氮的储留量比单独摄入蛋白质时高。这主要是因为组织中游离的氨基酸合成蛋白质时需要消耗大量能量，这部分能量可以由糖类供给，减少了蛋白质的消耗。这种现象生理学上称为糖类节约蛋白质作用。如果食物中糖类供应不足，机体将不得不动用蛋白质来满足机体活动所需的能量，这将影响机体合成新的蛋白质。

当糖类供应充足的时候，还可以防止大量脂肪在体内氧化而产生过量的酮体。部分糖类药物具有降血脂的作用，如肝素、硫酸软骨素，可用于治疗高脂血症；南瓜多糖是理想的改善脂类代谢的食疗剂；螺旋藻多糖具有独特的降脂功能。

3. 组织脱水和利尿作用

葡萄糖、甘露醇等高渗溶液可用作组织脱水剂，适用于治疗脑水肿及青光眼，也可用于心肾功能正常的水肿少尿。

4. 体内外抗凝血

肝素是天然的抗凝剂，用于凝血性疾病的预防和治疗已有数十年，在体内外均能延缓或阻止血液凝固，用于血管栓塞性疾病的防治。硫酸软骨素、硫酸木聚糖、茶叶多糖、甲壳素等均可用于预防和治疗血栓。

5. 调节免疫功能

主要表现在影响抗体活性，促进淋巴细胞增生，激活吞噬细胞功能，增强机体消炎和抗疲劳能力等方面。香菇多糖、猪苓多糖、胎盘脂多糖、右旋糖酐等已在临床应用，为肿瘤、艾滋病等疾病的治疗开辟了方向。

知识拓展

透明质酸

透明质酸又名玻璃酸，是一种酸性黏多糖，1934 年美国哥伦比亚大学眼科教授 Meyer 等首先从牛眼玻璃体中分离出该物质。透明质酸以其独特的分子结构和理化性质显示出多种重要的生理功能。

（1）化妆品级透明质酸 透明质酸是皮肤中广泛存在的天然生物分子，具有极好的保湿作用，被国际上称为理想的天然保湿因子。透明质酸的相容性好，几乎可以添加到任何美容化妆品中，广泛用于膏霜、乳液、化妆水、精华素、洗面奶、浴液、洗发剂、摩丝、唇膏等。大分子透明质酸可在皮肤表面形成一层透气的薄膜，使皮肤光滑湿润，并可阻隔外来细菌、灰尘、紫外线的侵入，保护皮肤免受侵害；小分子透明质酸能渗入真皮，具有轻微扩张毛细血管、增加血液循环、改善中间代谢、促进皮肤营养吸收作用，具有较强的消皱功能，可增加皮肤弹性，延缓皮肤衰老。透明质酸还能促进表皮细胞的增殖和分化，清除氧自由基，预防和修复皮肤损伤。

（2）医药级透明质酸 透明质酸是构成人体细胞间质、眼玻璃体、关节滑液等结缔组织的主要成分，在体内发挥保水、维持细胞外空间、调节渗透压、润滑、促进细胞修复的重要生理功能，可用作眼科人工晶体植入手术的黏弹剂、骨性关节炎和类风湿性关节炎等关节手术的填充剂，作为媒介在滴眼液中广泛应用，还用于预防术后粘连和促进皮肤伤口的愈合。

（3）食用级透明质酸 口服透明质酸已在欧美等发达国家中广泛应用于保健食品中，能增加体内透明质酸的含量，可补充人体内透明质酸的不足。透明质酸通过消化、吸收，可使皮肤滋润光滑、柔软而富有弹性；可延缓衰老，防止关节炎、动脉硬化、脉搏紊乱和脑萎缩等病症的发生；可使人精力充足，富有青春活力。

第二节 各 论

一、单糖类

葡萄糖
Glucose

【别名】右旋糖，玉米葡糖，玉蜀黍糖，葡糖。

【来源】在淀粉糖化酶的作用下，使玉米和马铃薯中的淀粉发生水解反应，可得到含量为90%的葡萄糖水溶液，浓缩后得到葡萄糖晶体。

【性状】本品为无色结晶或白色结晶性或颗粒性粉末；无臭，味甜。

【作用与用途】①本品是人体主要的热量来源之一，主要用来补充热量及体液，用于各种原因引起的进食不足或呕吐、腹泻等引起的大量体液丢失。②低糖血症。③高钾血症：当本品和胰岛素一起静脉滴注，糖原的合成需钾离子参与，从而钾离子进入细胞内，血钾浓度下降。④高渗葡萄糖注射液快速静脉推注有组织脱水作用。⑤药物稀释剂。

【不良反应】①静脉炎，发生于高渗葡萄糖注射液滴注时。②高浓度葡萄糖注射液外渗可致局部肿痛。③反应性低血糖：合并使用胰岛素过量，原有低血糖倾向及全静脉营养疗法突然停止时易发生。④高血糖非酮症昏迷：多见于糖尿病、应激状态、使用大量的糖皮质激素、尿毒症腹膜透析患者腹腔内给予高渗葡萄糖溶液及全营养疗法时。⑤电解质紊乱：长期单纯补给葡萄糖时易出现低钾、低钠及低磷血症。⑥心功能不全。

【注意事项】①用前检查，如有药液混浊、变色、铝盖松动切勿使用。②分娩时注意过多葡萄糖可刺激胎儿胰岛素分泌，发生产后婴儿低血糖。③儿童及老年患者补液过快、过多，可致心悸、心律失常，甚至急性左心衰竭。④下列情况慎用：胃大部分切除患者作口服糖耐量试验、周期性麻痹、低钾血症患者、应激状态或应用糖皮质激素患者等。

【药物商品】①葡萄糖注射液：每支 10ml：2g；20ml：5g；20ml：10g；100ml：5g；100ml：10g；250ml：12.5g；250ml：25g；250ml：50g；250ml：100g；500ml：25g；500ml：50g；1000ml：50g；1000ml：100g。②葡萄糖氯化钠注射液：100ml：葡萄糖5g与氯化钠0.9g；100ml：葡萄糖10g与氯化钠0.9g；250ml：葡萄糖12.5g与氯化钠2.25g；250ml：葡萄糖25g与氯化钠2.25g；500ml：葡萄糖25g与氯化钠4.5g；500ml：葡萄糖50g与氯化钠4.5g；1000ml：葡萄糖50g与氯化钠9g。

【贮藏】原料密封保存。注射剂密闭保存。

甘露醇
Mannitol

【别名】甘露糖醇，六己醇，水蜜醇。

【来源】甘露醇有两种生产工艺：一种是以海带为原料，将提碘后的海带浸泡液，经多次提浓、除杂、离交、蒸发浓缩、、冷却结晶而制得；一种是以蔗糖和葡萄糖为原料，通过水解、差向异构与酶异构，加氢而制得。

【性状】本品为白色结晶性粉末；无臭，味甜。

【作用与用途】①渗透利尿作用：本品为单糖，在体内不被代谢，经肾小球滤过后在肾小管内甚少被重吸收。②组织脱水作用：本品提高血浆渗透压，导致组织内（包括眼、脑、脑脊液等）水分进入血管内，从而减轻组织水肿。③本品可作为冲洗剂，用于多项手术的术前准备。

【不良反应】①水和电解质紊乱。②寒战、发热、口渴、排尿困难、头晕、视力模糊。③过敏反应。④本品外渗可致组织水肿、皮肤坏死。⑤血栓性静脉炎。

【注意事项】①除作肠道准备用，均应静脉内给药。②本品遇冷易结晶，故应用前应仔细检查；如有结晶，可置热水中或用力振荡待结晶完全溶解后再使用。当甘露醇浓度高于 15% 时，应使用有过滤器的输液器。

【药物相互作用】 ①可增加洋地黄毒性作用，与低钾血症有关。②增加利尿药及碳酸酐酶抑制剂的利尿和降眼内压作用，与这些药物合并时应调整剂量。

【药物商品】 甘露醇注射液：每支 20ml：4g；50ml：10g；100ml：20g；250ml：50g；500ml：100g；3000ml：150g。

【贮藏】 原料遮光，密封保存。注射剂遮光，密闭保存。

二、寡糖类

乳果糖口服溶液
Lactulose Oral Solution

【别名】 杜密克。

【来源】 本品为人工合成的不吸收性双糖。

【性状】 本品为棕黄色澄清黏稠液体。

【作用与用途】 ①本品在肠道内不被吸收，可被结肠细菌分解成乳酸和醋酸，使肠道 pH 降至 6.0 以下，从而可阻断氨的吸收，减少内毒素的蓄积和吸收，使患者血氨恢复正常，并由昏迷转为清醒。②本品还具有双糖的渗透活性，可使水、电解质保留在肠腔而产生高渗效果，故又是一种渗透性泻药，因为无肠道刺激性，亦可用于治疗慢性功能性便秘。

本品主要用于治疗高血氨症及由血氨升高引起的疾病；用于治疗慢性功能性便秘。

【不良反应】 本品服用后稍感恶心外，经继续服药或用一倍水稀释后即可消失。

【注意事项】 ①对本品过敏者禁用。②药品性状发生改变时禁止使用。

【药物商品】 每支 10ml：5g；100ml：50g；100ml：66.7g。

【贮藏】 遮光，密封保存。

三、多糖类

右旋糖酐
Dextran

【别名】 葡聚精，多聚葡萄糖。

【来源】 本品系蔗糖经肠膜状明串珠菌 L－M－1226 号菌发酵后生成的高分子葡萄糖聚合物，经处理精制而得。右旋糖酐 20 的重均相对分子质量应为 16000～24000；右旋糖酐 40 的重均相对分子质量应为 32000～42000；右旋糖酐 70 的重均相对分子质量应为 64000～76000。

【性状】 本品为白色粉末；无臭，无味。

【作用与用途】 本品除可以扩充血容量的作用外，还可以降低血液黏滞性，改善微循环。本品可用于失血、创伤、烧伤、中毒等引起的休克，血栓性疾病等。

【不良反应】①少数患者可出现过敏反应，表现为皮肤瘙痒、荨麻疹，个别患者甚至出现过敏性休克，直至死亡。②偶见发热、寒战、淋巴结肿大、关节炎等。③可引起凝血障碍，使出血时间延长，该反应常与剂量有关。

【注意事项】①充血性心力衰竭，严重血小板减少症、凝血障碍、出血性疾病等患者忌用。②心、肝、肾功能不全、活动性肺结核、有过敏史等患者慎用。③首次使用时，注速宜慢并严密观察 5 ~ 10min。④不宜与全血混合输注，以免引起血细胞凝集和聚集。⑤为血容量扩充剂，不能代替全血的作用，输注过程应注意调节电解质的平衡。

【药物相互作用】①与肝素合用时，由于有协同作用而增加出血可能。②与庆大霉素、巴龙霉素合用会增加肾毒性。

【药物商品】①右旋糖酐 20（40、70）葡萄糖注射液。②右旋糖酐 20（40、70）氯化钠注射液。

【贮藏】原料密封，在干燥处保存。注射剂在 25℃下保存。

肝素钠
Heparin Sodium

【别名】肝素，肝磷脂。

【来源】本品系自猪或牛的肠黏膜中提取的硫酸氨基葡聚糖的钠盐，属黏多糖类物质。

【性状】本品为白色至类白色的粉末；有引湿性。

【作用与用途】本品具有带强负电荷的理化特性，能干扰血凝过程的许多环节，在体内外都有抗凝血作用。本品用于防治血栓形成或栓塞性疾病（如心肌梗死、血栓性静脉炎、肺栓塞等）；各种原因引起的弥漫性血管内凝血（DIC）；也用于血液透析、体外循环、导管术、微血管手术等操作中及某些血液标本或器械的抗凝处理。

【不良反应】毒性较低，主要不良反应是用药过多可致自发性出血。

【注意事项】①严重出血可静注硫酸鱼精蛋白进行急救（1mg 硫酸鱼精蛋白可中和150 单位肝素）。②肌注或皮下注射刺激性较大，应选用细针头做深部肌肉或皮下脂肪组织内注射。③口服无效，必须注射给药。

【药物相互作用】①本品与香豆素类、阿司匹林等药物合用，可加重出血危险。②碳酸氢钠、乳酸钠等纠正酸中毒的药物可促进肝素的抗凝作用。③本品与透明质酸酶混合注射，既能减轻肌注痛，又可促进本品吸收。但本品可抑制透明质酸酶活性，故两者应临时配伍使用，药物混合后不宜久置。④下列药物与本品有配伍禁忌：卡那霉素、阿米卡星、柔红霉素、乳糖酸红霉素、硫酸庆大霉素、氢化可的松琥珀酸钠、多粘菌素 B、阿霉素、妥布霉素、万古霉素、头孢孟多、头孢氧哌唑、头孢噻吩钠、氯喹、氯丙嗪、异丙嗪、麻醉性镇痛药。

【药物商品】①肝素钠注射液：每支 2ml : 1000 单位；2ml : 5000 单位；2ml : 12500 单位。②肝素钠乳膏：每支 20g : 肝素钠 5000 单位；20g : 肝素钠 7000 单位；25g : 肝素钠 8750 单位。

【贮藏】原料密封，在凉暗处保存。注射剂遮光，密闭，在阴凉处保存。乳膏剂密封，在阴凉处保存。

硫酸软骨素
Chondroitin Sulfate

【别名】康得灵。

【来源】本品系由猪、牛、羊等动物的鼻骨、喉骨及其他一切软骨中提取制得的酸性黏多糖。

【性状】本品为白色或类白色粉末。

【作用与用途】①本品可清除体内血液中的脂类和脂蛋白，清除心脏周围血管的胆固醇，防治动脉粥样硬化，并增加脂类和脂肪酸在细胞内的转换率，能有效地防治冠心病。②抗炎、加速伤口愈合和抗肿瘤等方面的作用。

【不良反应】本品服用后个别有胸闷、恶心、牙龈少量出血等。

【注意事项】有出血倾向者慎用。

【药物商品】每片0.12g。

【贮藏】密封，遮光，在干燥处保存。

2010年版《中国药典》收载的部分糖类药物见表3-2。

表3-2　2010年版《中国药典》收载的部分糖类药物

药物名称	简要介绍
山梨醇 Sorbitol	【来源】本品系由葡萄糖与氢气在镍铝催化剂作用下反应，经过滤、离子交换、浓缩等工序制得 【性状】本品为白色结晶性颗粒或粉末；无臭，味甜；有引湿性 【作用与用途】本品为脱水药 【贮藏】遮光，密封保存
乳糖 Lactose	【来源】本品系从乳清中提取制得 【性状】本品为白色的结晶性颗粒或粉末；无臭，味微甜 【作用与用途】本品为药用辅料、赋形剂 【贮藏】密闭保存
蔗糖 Sucrose	【来源】将甘蔗或甜菜用机器压碎，收集糖汁，过滤后用石灰处理，除去杂质，再用二氧化硫漂白；将经过处理的糖汁煮沸，抽去沉底的杂质，刮去浮到面上的泡沫，然后熄火待糖浆结晶成为蔗糖 【性状】本品为无色结晶或白色结晶性松散粉末；无臭，味甜 【作用与用途】本品为药用辅料、矫味剂、赋形剂 【贮藏】密封，在干燥处保存
单糖浆 Simple Syrup	【来源】本品为蔗糖的近饱和水溶液 【性状】本品为无色至淡黄白色的浓厚液体；味甜；遇热易发酵变质 【作用与用途】本品为药用辅料、矫味剂、赋形剂 【贮藏】遮光，密封，在30℃以下保存
淀粉 Starch	【来源】本品系自禾本科植物玉蜀黍的颖果或大戟科植物木薯的块根中制得的多糖类颗粒 【性状】本品为白色粉末；无臭，无味 【作用与用途】本品为药用辅料、赋形剂 【贮藏】密闭，在干燥处保存

【课后练习】

一、选择题

1. 牛奶中含有的糖类物质主要是（　　　）。
　　A. 葡萄糖　　　　　　B. 果糖　　　　　　　C. 乳糖　　　　　　　D. 半乳糖

2. 属于寡糖的是（　　　）。
　　A. 右旋糖酐　　　　　B. 山梨醇　　　　　　C. 蔗糖　　　　　　　D. 肝素

3. 属于微生物多糖的是（　　　）。
　　A. 香菇多糖　　　　　B. 硫酸软骨素　　　　C. 当归多糖　　　　　D. 肝素

4. 属于人体热量的主要来源是（　　　）。
　　A. 糖类　　　　　　　B. 脂类　　　　　　　C. 蛋白质类　　　　　D. 核酸类

5. 下列哪一项不属于葡萄糖的功能（　　　）。
　　A. 补充能量　　　　　B. 用于低血糖症治疗　C. 作为药物稀释剂　　D. 治疗低钾血症

6. 下列哪种物质具有利尿功能（　　　）。
　　A. 右旋糖酐　　　　　B. 山梨醇　　　　　　C. 透明质酸　　　　　D. 肝素

7. 临床上作为抗凝剂使用的糖类药物是（　　　）。
　　A. 右旋糖酐　　　　　B. 硫酸软骨素　　　　C. 透明质酸　　　　　D. 肝素

8. 右旋糖酐的作用不包括（　　　）。
　　A. 扩充血容量　　　　B. 抗血栓　　　　　　C. 改善微循环　　　　D. 止血

9. 甘露醇的主要用途是（　　　）。
　　A. 脑水肿　　　　　　B. 补充能量　　　　　C. 抗凝血　　　　　　D. 抗感染

10. 从猪或牛的肠黏膜中提取的硫酸氨基葡聚糖为（　　　）。
　　A. 肝素　　　　　　　B. 甲壳素　　　　　　C. 淀粉　　　　　　　D. 硫酸软骨素

11. 主要用于治疗高血氨症的糖类药物是（　　　）。
　　A. 葡萄糖氯化钠注射液　　　　　　　　B. 透明质酸
　　C. 乳果糖口服溶液　　　　　　　　　　D. 右旋糖酐20葡萄糖注射液

12. 关于肝素的使用，说法错误的是（　　　）。
　　A. 肝素过量引起的严重出血，可静注硫酸鱼精蛋白进行急救。
　　B. 肝素在体内外都有迅速而强大的抗凝血作用。
　　C. 肝素与香豆素类、阿司匹林等药物合用，会加重出血危险。
　　D. 肝素可以口服给药。

13. 被国际上称为理想的天然保湿因子的是（　　　）；从动物的软骨中提取出来的酸性黏多糖是（　　　）。
　　A. 肝素　　　　　　　B. 透明质酸　　　　　C. 海藻胶　　　　　　D. 硫酸软骨素

（赵　鑫）

第六章 脂类药物

【学习目标】

1. 了解脂类药物的分类；
2. 了解脂类药物的性质；
3. 掌握脂类药物的用途；
4. 掌握脂类代表药物的医药商品知识。

第一节 概　　述

脂类是机体内重要的有机大分子物质，是由脂肪酸和醇作用生成的酯及其衍生物的统称，在机体内以游离或结合的形式存在于组织细胞中。脂类药物在机体内具有特定的生理、药理效应。

一、脂类药物的分类

1. 按照脂类药物的组成结构分类

（1）简单脂类　是脂肪酸与各种不同的醇类脱水缩合形成的酯类化合物，可分为：①脂肪，即酰基甘油酯，是以甘油为主链的脂肪酸酯，种类最多，如三酰甘油（甘油三酯）；②蜡，是不溶于水的固体，主要是高级脂肪酸和长链一羟基脂醇所形成的酯，如真蜡、固醇蜡等。

（2）复合脂类　是简单脂类与其他生物分子形成的复合物，主要包括磷脂、糖脂、脂蛋白等。脂蛋白存在于血浆、线粒体、细胞膜中，由脂类和蛋白质结合而成，可分为高密度脂蛋白（HDL）、低密度脂蛋白（LDL）、极低密度脂蛋白（VLDL）及乳糜微粒（CM）。

（3）衍生脂类　主要包括：①脂肪酸及其衍生物，如高级脂肪酸、前列腺素等；②长链脂肪醇，如鲸蜡醇、鞘氨醇等。

（4）不皂化的脂类　是一类不含脂肪酸的脂类，主要有类萜及类固醇。

2. 按照脂类药物的化学性质分类

（1）不饱和脂肪酸类　主要由 $4 \sim 24$ 个碳原子组成的直链脂肪酸，分子中带有双键，包括前列腺素、亚油酸、亚麻酸、花生四烯酸及二十碳五烯酸等。其中，前列腺素的生理作用极为广泛，如 PGE_1 和 PGE_2 具有收缩平滑肌的作用。

（2）磷脂类　在自然界分布广泛，种类繁多，可分为：①甘油磷脂，含甘油，如卵磷脂、脑磷脂、磷脂酸、心磷脂等。②神经磷脂，含神经氨基醇，是一系列碳链长度不同的不饱和氨基醇，常以脑酰胺形式存在，如神经磷脂、鞘磷脂等。

（3）胆酸类　主要是由 24 个碳原子构成的胆烷酸。初级胆汁酸是胆汁有机溶质的主要成分，由肝脏以胆固醇为前体合成，包括胆酸和鹅脱氧胆酸；次级胆汁酸由初级胆汁酸在肠道细菌作用下转变生成，包括去氧胆酸和石胆酸；三级胆汁酸即熊去氧胆酸，是由次级胆汁酸在肠道还原生成。这类药物主要用于肝胆疾病的治疗。

（4）固醇类　均为甾体化合物，如胆固醇、麦角固醇及谷固醇等。胆固醇是人和动物体内重要的固醇类之一，大部分胆固醇与脂肪酸结合成为胆固醇酯的形式存在。胆固醇是药物制剂良好的表面活性剂，也是生产激素的重要原料。胆固醇在 7、8 位上脱氢后生成 7 - 脱氢胆固醇，它存在于皮肤和毛发，经阳光或紫外线照射后能转变为维生素 D_3。

（5）胆色素　是由四个吡咯环通过亚甲基（—CH—）及次甲基（—CH ═）相连的线性分子，是含铁卟啉化合物在体内的分解代谢产物，通常包括胆红素、胆绿素、胆素原及胆素等。其中，除胆素原族化合物无色外，其余均有一定颜色，故统称为胆色素。胆红素是胆汁中的主要色素。肝脏在胆色素代谢中起着重要作用。

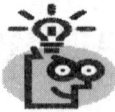

【小知识】　天然牛黄是牛的胆结石，为名贵中药材，其价格为黄金的两倍。随着市场需求的扩容，这味古老中药如今愈发奇货可居。人工牛黄作为天然牛黄的主要替代品，是按照天然牛黄的主要成分——胆红素、胆酸、胆固醇、无机盐等人工配制而成。其制作工艺简单，价格还不到天然牛黄的 0.5%，在一定程度上满足了普通百姓的用药需求。

二、脂类药物的性质

脂类药物的共同理化性质是不溶于水而溶于有机溶剂，在水中可相互聚集形成内部疏水的聚集体。饱和脂肪酸的熔点依其相对分子质量而变动，相对分子质量愈大，熔点愈高。不饱和脂肪酸的双键愈多，熔点愈低。脂肪中脂肪酸和甘油结合的酯键容易被氢氧化钾或氢氧化钠水解，生成甘油和水溶性肥皂，称为皂化作用。通过皂化作用得到的皂化价，可以求出脂肪的相对分子质量。脂肪分子中的不饱和双键可以加碘，每 100g 脂肪所吸收碘的克数称为碘化价。脂肪所含的不饱和脂肪酸愈多，或不饱和脂肪酸所含的双键愈多，碘价愈高。根据碘价高低可以知道脂肪中脂肪酸的不饱和程度。脂肪分子中的不饱和脂肪酸可受空气中的氧或各种细菌、霉菌所产生的脂肪酶和过氧化物酶所氧化，形成一种过氧化物，最终生成短链酸、醛和酮类化合物，这些物质能使油脂散发刺激性的臭味，这种现象称为酸败作用。

三、脂类药物的用途

1. 最佳的能量储存方式

脂肪的主要功用是氧化释放能量，供给机体利用。1g 脂肪在体内完全氧化所产生的能量约为 37.7kJ，比糖类和蛋白质产生的能量多 1 倍以上。

2. 生物膜的骨架

磷脂可与蛋白质结合形成脂蛋白，并以这种形式构成细胞的各种膜，如细胞膜、核膜、线粒体膜等，维持细胞和细胞器的正常形态和功能。

3. 对神经系统的作用

神经组织含有大量磷脂，以中枢神经系统而言，其干重的 $51\% \sim 54\%$ 为脂类，而其中半数以上是磷脂，与神经兴奋及信号传递有关。神经髓鞘中含有大量的胆固醇和磷脂，是神经纤维间的重要绝缘体，防止神经冲动从一条神经纤维向其他神经纤维扩散，为神经冲动迅速定向传导创造条件。

4. 酶的激活剂

实验证明，许多酶的活性与磷脂关系密切。若以丙酮除去磷脂或用专一性的磷脂酶破坏磷脂，均可使此类酶活性下降或完全丧失；若补加磷脂就可使此类酶活性恢复。

5. 生长因子与抗氧化剂

必需脂肪酸对于 X 射线引起的一些皮肤损伤具有保护作用，有充足的必需脂肪酸存在时，受损组织才能迅速修复。

知识拓展

胆固醇

胆固醇又称胆甾醇，是一种环戊烷多氢菲的衍生物，广泛存在于动物体内，尤以神经组织中最为丰富，在肾、脾、皮肤、肝和胆汁中含量也高，是动物组织细胞所不可缺少的重要物质。

胆固醇分为高密度胆固醇和低密度胆固醇两种，前者对心血管有保护作用，通常称之为"好胆固醇"；后者偏高，冠心病的危险性就会增加，通常称之为"坏胆固醇"。血液中胆固醇含量每单位在 $140 \sim 199mg$ 之间，是比较正常的胆固醇水平。

胆固醇的主要作用：①形成胆酸，胆汁产于肝脏而储存于胆囊内，经释放进入小肠与被消化的脂肪混合。在小肠尾部，$85\% \sim 95\%$ 的胆汁被重新吸收入血，肝脏重新吸收胆酸使之不断循环，剩余 $5\% \sim 15\%$ 的胆汁随粪便排出体外。②构成细胞膜，胆固醇是构成细胞膜的重要组成成分，占质膜脂类的 20% 以上。研究表明，温度高时，胆固醇能阻止双分子层的无序化；温度低时又可干扰其有序化，阻止液晶的形成，保持其流动性。因此，可以想象要是没有胆固醇，细胞就无法维持正常的生理功能，生命也将终止。③合成激素，指人体的肾上腺皮质和性腺所释放的各种激素，如皮质醇、醛固酮、睾丸酮、雌二醇以及维生素 D 都属于类固醇激素，其前体物质是胆固醇。

胆固醇在体内有着广泛的生理作用，但当其过量时便会导致高胆固醇血症，对机体产生不利的影响。现代研究已发现，动脉粥样硬化、静脉血栓形成、胆石症与高胆固醇血症有密切的相关性，必须引起注意。

第二节 各　论

一、不饱和脂肪酸类

前列腺素 E_1
Prostaglandin E_1

【别名】前列地尔。

【来源】本品系由花生四烯酸进一步合成制得。

【性状】本品为白色粉末或块状物。

【作用与用途】本品有抑制血小板聚集、血栓素 A_2 生成、动脉粥样脂质斑块形成及免疫复合物的作用。能扩张外周和冠脉血管；降低外周阻力和血压。本品适用于防治血栓性脉管炎、慢性动脉闭塞症、心肌梗死、心力衰竭、视网膜中央静脉血栓，用于体外循环保护血小板、动脉造影、血管重建手术等。

【不良反应】本品注入肢体有疼痛感觉，有肿胀、发热、发红、瘙痒感觉。

【注意事项】①注射时，局部有疼痛、肿胀感觉，若有发热、瘙痒感时，应及时减慢输入速度。②本品可增强降压药和血小板聚集抑制剂的作用。

【药物相互作用】①不宜和其他任何药物混合使用。②使用华法令、肝素等抗凝药物的患者，使用本药后，可能有出血增加的危险。

【药物商品】注射用前列腺素 E_1：每支 $100\mu g$。

【贮藏】原料及制剂均应避光，密封，在阴凉处保存。

二、磷脂类

卵磷脂
Lecithin

【别名】蛋黄素，软磷脂，蛋磷脂，PC。

【来源】本品系由蛋黄或大豆中提取制得。来源于蛋黄的卵磷脂叫蛋黄卵磷脂，来源于大豆的卵磷脂叫大豆卵磷脂。

【性状】本品为黄色或棕色蜡状块；不溶于水，溶于无水乙醇；与空气接触后色渐变深，久贮后成棕黑色；在空气及日光照射下，易分解氧化变质。

【作用与用途】本品被誉为与蛋白质、维生素并列的"第三营养素"，是生命的基础物质。本品的主要作用：①保护肝胆，预防胆结石，预防脂肪肝，促进肝细胞再生；②保护心脏、血管，乳化、分解油脂，调节胆固醇在人体内的含量，增进血液循环，有效降低冠心病、动脉硬化症的发病率；③促进胰岛素的分泌，改善糖尿病症；④促进大脑发育，增强记忆力，消除疲劳，改善因神经紧张而引起的急躁、易怒、失眠等症，减缓记忆力衰退，预防老年痴呆症；⑤可分解体内过多的毒素，消除青春痘、雀斑并滋润皮肤；⑥促进胎、婴儿大脑神经系统与脑容积的增长、发育。

【不良反应】恶心、轻泻等。

【药物商品】①片剂：每片0.1g。②胶囊剂：每粒1200mg。

【贮藏】原料及制剂均应避光，密封，在阴凉处保存。

三、胆酸类

去氢胆酸
Dehydrocholic Acid

【别名】脱氢胆酸。

【来源】本品系由猪胆汁提取精制而成。

【性状】本品为白色疏松状粉末；无臭，味苦。

【作用与用途】本品有利胆作用，可促进胆汁分泌，增加胆汁容量，使胆道畅通，促进胆道小结石的排出。临床上主要用于胆囊及胆道功能失调、慢性胆囊炎、胆石症等。

【不良反应】可有嗳气、打嗝、腹泻、恶心、肌痉挛、直肠区周围皮肤刺激等。长期使用或一时用量过多，可导致腹泻以至电解质失衡。

【注意事项】对胆道完全阻塞及严重肝、肾功能减退者忌用。

【药物商品】去氢胆酸片：每片0.25g。

【贮藏】原料及制剂均应避光，密封保存。

四、固醇类

谷固醇
Sitosterol

【别名】β-谷固醇，谷甾醇，麦固醇。

【来源】本品系由米糠油提取制得，是β-谷固醇和某些饱和固醇的混合物，含总固醇不得少于95%，含不饱和固醇不得少于85%。

【性状】本品为白色粉末或片状结晶；无臭、无味。

【作用与用途】本品在肠内与胆固醇结合成低溶解度的复合物，干扰了食物中胆固醇（外源性）从胃肠道吸收，并能干扰胆汁中胆固醇（内源性）的重吸收，使胆固醇随粪便排泄，从而达到降低血清胆固醇的作用，用于高胆固醇血症和防治动脉硬化症。

【不良反应】大剂量时可出现食欲减退、胃肠道痉挛、腹泻等。

【注意事项】在胃肠道很少吸收。

【药物商品】混悬剂：含量为20%。

【贮藏】原料及制剂均应避光，密封，在阴凉处保存。

五、胆色素类

胆红素
Bilirubin

【别名】胆红质。

【来源】本品系由猪胆汁提取制得。

【性状】本品为橙色至红棕色结晶性粉末。

【作用与用途】本品同牛羊胆酸、猪胆酸、胆固醇、无机盐及淀粉等混合制成人工牛黄，有解热、抗惊厥和抑菌等作用。

【药物商品】原料药，常用于制作人工牛黄的原料。

【贮藏】避光，密封，在阴凉处保存。

【课后练习】

1. 下列物质中，属于不饱和脂肪酸的是（　　　）。
   A. 卵磷脂　　　　　　B. 脑磷脂　　　　　　C. 胆固醇　　　　　　D. 前列腺素
2. 卵磷脂属于（　　　）。
   A. 胆色素　　　　　　B. 固醇　　　　　　C. 磷脂　　　　　　D. 不饱和脂肪酸
3. 胆酸类药品可用于治疗（　　　）。
   A. 高脂血症　　　　　B. 胆石症　　　　　　C. 胆囊炎　　　　　　D. 以上均包括
4. 卵磷脂不能用于治疗以下哪种疾病（　　　）。
   A. 慢性胆囊炎　　　　B. 脂肪肝　　　　　　C. 肾功能衰退　　　　D. 胆石症
5. 具有抑制血小板聚集作用，能防治血栓性脉管炎的药物是（　　　）。
   A. 卵磷脂　　　　　　B. 胆固醇　　　　　　C. 前列腺素 E_1　　　D. 甘油
6. 胆色素中主要成分为（　　　）。
   A. 胆红素　　　　　　B. 胆素　　　　　　C. 胆绿素　　　　　　D. 胆素原
7. 下列哪些成分是人造牛黄的主要原料（　　　）。
   A. 胆红素　　　　　　B. 胆酸　　　　　　C. 胆固醇　　　　　　D. 以上都是
8. 下列哪种物质可减低胆固醇的吸收（　　　）。
   A. 谷固醇　　　　　　B. 胆酸　　　　　　C. 去氢胆酸　　　　　D. 前列腺素

（商　捷）

第七章 维生素类药物

第一节 概 述

维生素（又名维他命）是20世纪的伟大发现之一，1906年人们发现了食物中这种含有除蛋白质、脂类、糖类、无机盐和水以外的"辅助因素"，其量很小，虽然不是生物机体的组成成分，但是维持人体生命活动必需的一类有机物质，在人体的生命活动中发挥着重要的代谢调控作用。

各种维生素的化学结构以及性质虽然不同，但它们却有着以下共同点：①维生素均以维生素原（维生素前体）的形式存在于食物中。②维生素不是构成机体组织和细胞的组成成分，也不会产生能量，其作用主要是参与机体代谢的调节。③大多数维生素机体不能合成或合成量不足，不能满足机体的需要，必须通过食物获得。④人体对维生素的需要量很小，日需要量常以毫克（mg）或微克（μg）计算，但一旦缺乏就会引发相应的维生素缺乏症，对人体健康造成损害。

此外，有些物质在化学结构上类似某种维生素，经过简单的代谢反应即可转变成维生素，此类物质称为维生素原，例如 β - 胡萝卜素能转变为维生素 A；7 - 脱氢胆固醇可转变为维生素 D_3。而色氨酸需要经过许多复杂代谢反应才能转变成为尼克酸，则不能称之为维生素原。

知识拓展

伪维生素

维生素经常被泛指为补充人体所需维生素、微量元素或其他营养物质，有些化合物并不符合维生素的定义却被误认为是维生素，还有些化合物因为商业利益而被故意错误地命名为维生素，具体表现如下：

（1）有些化合物曾经被误为是 B 族维生素，如维生素 B_4（腺嘌呤）等。

（2）维生素 F 最初是用于表示人体必需而又不能自身合成的脂肪酸（fatty acid），是构成脂肪的主要成分，而脂肪在生物体内是细胞成分及能量来源，不属于维生素范畴。

（3）维生素 K 氯胺酮作为镇静剂在某些娱乐性药物（毒品）的成分中被标为维生素 K，但是它并不是真正的维生素 K，它被俗称为"K 他命"。

（4）维生素 Q 即辅酶 Q10、泛醌 10，是一种醌环类化合物，结构类似于维生素 K，机体自身可少量合成，具备抗氧化活性。

（5）维生素 S 有人建议将水杨酸（邻羟基苯甲酸）命名为维生素 S（S 是水杨酸 salicylic acid 的首字母）。

（6）维生素 T 在一些医学资料中被用来指代从芝麻中提取的物质，它没有单一而固定的成分，且它的功能和效果也没有明确的判断，因此不可能称之为维生素。在某些场合，维生素 T 作为睾丸酮（Testosterone）的俚语称呼。

（7）维生素 U 某些制药企业使用维生素 U 来指代氯化甲硫氨基酸，这是一种抗溃疡剂，主要用于治疗胃溃疡和十二指肠溃疡，它并不是人体必需的营养素。

（8）维生素 V 这是对治疗 ED 的药物西地那非（万艾可）的口语称呼。

一、维生素类药物的分类

维生素是个庞大的家族，其在结构上的差别较大，通常根据其溶解性质分为脂溶性和水溶性维生素两大类（表3-3）。脂溶性维生素主要有维生素 A、D、E、K、辅酶 Q 和硫辛酸等；水溶性维生素主要有维生素 B_1、B_2、B_6、B_{12}，烟酸，泛酸，叶酸，生物素和维生素 C 等。

表 3-3 维生素类药物的分类及食物来源

分类	药物名称	别名	食物来源
脂溶性维生素	维生素 A	视黄醇、抗干眼病维生素、抗干眼醇	鱼肝油、肝脏、奶油、胡萝卜、绿叶蔬菜等
	维生素 D	钙化醇、骨化醇、抗佝偻病维生素	鱼肝油、肝脏、蛋黄、乳制品、酵母等
	维生素 E	生育酚	鸡蛋、肝脏、鱼油、植物油、莴苣叶、谷类胚芽等
	维生素 K	凝血维生素	菠菜、苜蓿、白菜、肝脏等，肠道细菌可合成
水溶性维生素	维生素 B_1	硫胺素	酵母、谷皮、麦麸、瘦肉、肝脏、大豆等
	维生素 B_2	维生素 G、核黄素、卵黄素、乳黄素	酵母、肝脏、蛋黄、黄色蔬菜等
	维生素 B_6	吡哆辛、吡哆素	酵母、谷物、肝脏、乳制品等，肠道细菌可合成
	维生素 B_{12}	钴胺素、氰钴胺、氢钴素	肝脏、鱼肉、瘦肉、蛋类等，肠道细菌可合成
	泛酸	遍多酸、维生素 B_3	酵母、谷物、肝脏、蔬菜等，肠道细菌可合成
	烟酸	维生素 B_5、维生素 P、维生素 PP	豆类、酵母、肝脏、瘦肉等
	生物素	维生素 B_7、维生素 H、辅酶 R、硫辛酸	酵母、肝脏、谷物等，肠道细菌可合成
	叶酸	维生素 B_{11}、蝶酰谷氨酸、蝶酸单麸胺酸、维生素 M、叶精	新鲜菜叶、肝脏等
	维生素 C	抗坏血酸	新鲜菜叶、水果等

二、维生素类药物的用途

维生素与糖类、蛋白质、脂肪不同，它不能供给能量，也不是组织细胞的结构成分，而是一种活性物质，对机体代谢起调节作用。绝大多数维生素是以辅酶或辅基的形式参与体内酶促反应体系，发挥其在代谢中的功能。

当人体缺乏维生素时，会发生"维生素缺乏症"。例如缺乏维生素 A 可致夜盲症、干眼病和皮肤干燥；缺乏维生素 D 可致佝偻病；缺乏维生素 C 可致坏血病；缺乏维生素 B_1 可致脚气病；缺乏维生素 B_2 可致唇炎、口角炎、舌炎和阴囊炎；缺乏维生素 B_{12} 可致恶性贫血等。

但这并不意味着摄入维生素越多越好。人体每日对维生素的需要量是一定的，如果食入过量维生素则会引起中毒症，因此应注意维生素的合理使用。

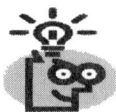

【小知识】 维生素除制成单方制剂外，还常常相互组成复方制剂。目前，维生素的混合使用已超过单方使用，复合维生素已成为热销产品，全球对复合维生素的需求增长率达 8%～10%。复合维生素制剂多为非处方药，种类很多，剂型包括片剂、咀嚼片、胶囊、口服溶液剂、颗粒剂、滴剂等。常见的品种有上海施贵宝制药公司的"施尔康"、"金施尔康"和"安尔康"，杭州民生制药厂的"21金维他"，惠氏－百宫制药有限公司（苏州立达制药有限公司）的"善存"等。

第二节 各 论

一、脂溶性维生素

维生素 A
Vitamin A

【来源】本品系由人工合成法生产。

【性状】本品为淡黄色油溶液，或结晶与油的混合物（加热至 60℃ 应为澄明溶液）；无败油臭；在空气中易氧化，遇光易变质。

【作用与用途】本品具有促进生长、维持上皮组织如皮肤、结膜、角膜等正常功能的作用，并参与视紫红质的合成，增强视网膜感光力；参与体内许多氧化过程，尤其是不饱和脂肪酸的氧化。本品用于治疗维生素 A 缺乏症，如夜盲症、干眼病、角膜软化症和皮肤粗糙等。

【不良反应】本品推荐剂量未见不良反应。但摄入过量可致严重中毒，甚至死亡。

【注意事项】①长期大剂量应用可引起维生素 A 过多症，甚至发生急性或慢性中毒。②婴幼儿对本品敏感，应谨慎使用。③老年人长期服用本品可能因视黄醛清除延迟而致维生素 A 过量。④长期大剂量应用可引起齿龈出血、唇干裂。

【药物商品】①维生素 A 胶丸：每粒 5000 单位；2.5 万单位。②维生素 AD 胶丸：每粒含维生素 A 3000 单位与维生素 D 300 单位；维生素 A 10000 单位与维生素 D 1000 单位。③维生素 AD 滴剂：每 1g 含维生素 A 5000 单位与维生素 D 500 单位；维生素 A 50000 单位与维生素 D 5000 单位；维生素 A9000 单位与维生素 D 3000 单位等。

【贮藏】原料装于铝制或其他适宜的容器内，充氮气，密封，在凉暗处保存。维生素 A 胶丸遮光，密封保存。维生素 AD 胶丸遮光，密封，在阴凉干燥处保存。维生素 AD 滴剂遮光，满装，密封，在阴凉干燥处保存。

维生素 D_2

Vitamin D_2

【来源】本品系以麦角甾醇为原料，由人工合成法生产。

【性状】本品为无色针状结晶或白色结晶性粉末；无臭，无味；遇光或空气均易变质。

【作用与用途】本品可促进小肠黏膜刷状缘对钙的吸收及肾小管重吸收磷，提高血钙、血磷浓度，协同甲状旁腺激素、降钙素，促进旧骨释放磷酸钙，维持及调节血浆钙、磷正常浓度。

本品适用于：①维生素 D 缺乏症的预防与治疗，例如绝对素食者，肠外营养、胰腺功能不全伴吸收不良综合征、肝胆疾病、小肠疾病、胃切除等患者。②治疗慢性低钙血症、低磷血症、佝偻病及伴有慢性肾功能不全的骨软化症、家族性低磷血症及甲状旁腺功能低下。③治疗急、慢性及潜在手术后手足搐搦症及特发性手足搐搦症。

【不良反应】①便秘、腹泻、持续性头痛、食欲减退、口内有金属味、恶心呕吐、口渴、疲乏、无力。②骨痛、尿混浊、惊厥、高血压、眼对光刺激敏感度增加、心律失常、偶有精神异常、皮肤瘙痒、肌痛、严重腹痛（有时误诊为胰腺炎）、夜间多尿、体重下降。

【注意事项】治疗低钙血症前，应先控制血清磷的浓度，并定期复查血钙等有关指标；除非遵医嘱，避免同时应用钙、磷和维生素 D 制剂。

【药物相互作用】①降钙素与维生素 D 同用可抵消前者对高钙血症的疗效。②大剂量钙剂或利尿药与常用量维生素 D 同用，有发生高钙血症的危险。③大量的含磷药物与维生素 D 同用，可诱发高磷血症。

【药物商品】①维生素 D_2 注射液：每支 1ml：5mg（20 万单位）；1ml：10mg（40 万单位）。②维生素 D_2 胶丸：每粒 0.125mg（5000 单位）；0.25mg（1 万单位）。

【贮藏】原料遮光，充氮，密封，在冷处保存。注射剂、胶丸遮光，密封保存。

维生素 E
Vitamin E

【来源】本品系由人工合成法生产。

【性状】本品为微黄色至黄色或黄绿色澄清的黏稠液体；几乎无臭；遇光色渐变深。

【作用与用途】本品是一种基本营养素，属于抗氧化剂，可结合饮食中的硒，防止膜及其他细胞结构的多价不饱和脂肪酸，使免受自由基损伤；保护红细胞免于溶血，保护神经与肌肉免受氧自由基损伤，维持神经、肌肉的正常发育与功能。本品亦可能为某些酶系统的辅助因子。本品可用于进行性肌营养不良的辅助治疗。

【不良反应】①长期大量使用（每日量 400~800mg），可引起视力模糊、乳腺肿大、腹泻、头晕、流感样症状、头痛、恶心及胃痉挛、乏力软弱。②长期服用超量（一日量大于 800mg），对维生素 K 缺乏患者可引起出血倾向，改变内分泌代谢（甲状腺、垂体和肾上腺），改变免疫机制，影响性功能，并有出现血栓性静脉炎或栓塞的危险。

【注意事项】对维生素 K 缺乏而引起的低凝血酶原血症及缺铁性贫血患者，应谨慎用药，以免病情加重。

【药物相互作用】①大量氢氧化铝可使小肠上段的胆酸沉淀，降低脂溶性维生素 E 的吸收。②避免香豆素及其衍生物与大量本品同用，以防止低凝血酶原血症发生。③本品可促进维生素 A 的吸收，肝内维生素 A 的贮存和利用增加，并降低维生素 A 中毒的发生；但超量时可减少维生素 A 的体内贮存。

【药物商品】①维生素 E 片：每片 5mg；10mg；100mg。②维生素 E 胶丸：每粒 5mg；10mg；50mg；100mg。③维生素 E 注射液：每支 1ml：5mg；1ml：50mg。

【贮藏】原料避光，密封保存。片剂、胶丸遮光，密封，在干燥处保存。注射剂遮光，密闭保存。

维生素 K_1
Vitamin K_1

【来源】本品系由生物化学方法提炼天然植物醇，再从天然植物醇中提取制得。

【性状】本品为黄色至橙色澄清的黏稠液体；无臭或几乎无臭；遇光易分解。

【作用与用途】本品可使凝血酶原（Ⅱ因子）及其他凝血因子、Ⅷ因子、Ⅸ因子和Ⅹ因子的前体物质羧化后转变成凝血酶原及相应因子。

本品适用于：①各种原因引起的维生素 K 依赖性凝血因子过低导致的凝血障碍。②中度梗阻性黄疸（胆、胰疾病）等伴有凝血功能改变及其他出血性疾病。

【不良反应】除个别病例有轻度一过性恶心或上腹部不适外，无明显副作用。

【注意事项】本品应避免冻结，如有油滴析出或分层，则不宜使用，但可在避光条件下加热至 70~80℃，振摇使其自然冷却，如澄明度正常仍可继续使用。

【药物商品】维生素 K_1 注射液：每支 1ml：10mg。

【贮藏】原料遮光，密封保存。注射剂遮光，密闭，防冻保存。

二、水溶性维生素

维生素 B_1
Vitamin B_1

【来源】本品系由人工合成法生产的硫胺素盐酸盐，先用硝酸硫胺及盐酸气在甲醇溶剂存在下转化成维生素 B_1 粗品，再采用离子交换纯化、活性炭脱色、结晶等分离纯化技术得到精品。

【性状】本品为白色结晶或结晶性粉末；有微弱的特臭，味苦；干燥品在空气中迅即吸收约4%的水分。

【作用与用途】本品结合三磷酸腺苷形成维生素 B_1 焦磷酸盐（二磷酸硫胺、辅羧酶），是糖类代谢时所必需的辅酶；能抑制胆碱酯酶的活性，缺乏时胆碱酯酶活性增强，乙酰胆碱水解加速，致神经冲动传导障碍，影响胃肠、心肌功能。

本品适用于：①维生素 B_1 缺乏的预防和治疗，如脚气病或 Wernicke 脑病。②周围神经炎、消化不良等的辅助治疗。

【不良反应】本品对正常肾功能者几乎无毒性。

【注意事项】①治疗 Wernicke 脑病注射葡萄糖前，应先用本品。②本品一般可由正常食物中摄取，较少发生单一维生素 B_1 缺乏。如有缺乏症状表现，使用复合维生素 B 制剂较宜。

【药物相互作用】本品在碱性溶液中易分解，与碱性药物如碳酸氢钠、枸橼酸钠配伍易引起变质。

【药物商品】①维生素 B_1 片：每片5mg；10mg。②维生素 B_1 注射液：每支2ml:50mg；2ml:100mg。

维生素 B_2
Vitamin B_2

【来源】本品采用微生物发酵法生产，生产菌种主要有阿氏假囊酵母、棉病阿舒囊霉和枯草芽孢杆菌等，一般采用二级发酵，发酵液先沉淀再氧化进行分离提纯制得。

【性状】本品为橙黄色结晶性粉末；微臭，味微苦；溶液易变质，在碱性溶液中或遇光变质更快。

【作用与用途】本品转化为黄素单核苷酸（FMN）和黄素腺嘌呤二核苷酸（FAD），均为组织呼吸的重要辅酶，参与糖类、蛋白质、脂肪的代谢，维持正常的视觉功能和促进生长，可激活维生素 B_6 将色氨酸转换为烟酸并可能与维持红细胞的完整性有关。

本品适用于：①防治口角炎、唇干裂、舌炎、阴囊炎、角膜血管化、结膜炎、脂溢性皮炎等维生素 B_2 缺乏症。②全胃肠道外营养及因摄入不足所致营养不良、进行性体重下降者。

【不良反应】正常肾功能状况下几乎不产生毒性。大量服用时尿呈黄色。

【注意事项】①饭后口服吸收较完全。②饮酒影响肠道吸收。③防治维生素 B_2 缺乏症时，因常伴有 B 族其他维生素缺乏，故推荐应用复合维生素 B。

【药物相互作用】①应用吩噻嗪、三环类抗抑郁药、丙磺舒等药时，维生素 B_2 需要增加用量。②不宜与甲氧氯普胺合服。

【药物商品】①维生素 B_2 片：每片 5mg；10mg。②维生素 B_2 注射液：每支 1ml：5mg；2ml：1mg；2ml：5mg；2ml：10mg。

【贮藏】原料及制剂均遮光，密封保存。

维生素 B_6
Vitamin B_6

【来源】本品系由人工合成法生产。

【性状】本品为白色或类白色的结晶或结晶性粉末；无臭，味酸苦；遇光渐变质。

【作用与用途】本品在红细胞内转化为磷酸吡哆醛，作为辅酶对蛋白质、糖类、脂类的各种代谢功能起作用。维生素 B_6 还参与色氨酸转化成烟酸或 5 - 羟色胺。

本品适用于：①维生素 B_6 缺乏症（黄嘌呤酸尿、铁粒幼细胞贫血、神经系统病变、脂溢性皮炎及唇干裂）的预防和治疗，防治异烟肼中毒；也可用于妊娠放射病及抗癌药所致的呕吐、脂溢性皮炎等。②全胃肠道外营养及因摄入不足所致营养不良、进行性体重下降时维生素 B_6 的补充。③治疗婴儿惊厥或给孕妇服用以防婴儿惊厥。④白细胞减少症。

【不良反应】本品在肾功能正常时几乎不产生毒性。若每天应用 200mg，持续 30d 以上，可致依赖综合征。每日应用 2～6g，持续几个月，可引起严重神经感觉异常，进行性步态不稳至足麻木、手不灵活，停药后可缓解，但仍软弱无力。

【注意事项】①不宜应用大剂量维生素 B_6 用以治疗未经证实有效的疾病。②对诊断的干扰：尿胆原试验呈假阳性。

【药物相互作用】①氯霉素、环丝氨酸、乙硫异烟胺、烟酸肼酞嗪、免疫抑制剂（肾上腺皮质激素、环磷酰胺、环孢素、异烟肼、青霉胺）等药物可拮抗维生素 B_6 或增加维生素 B_6 经肾排泄，可引起贫血或周围神经炎。②服用雌激素时应增加维生素 B_6 用量。③左旋多巴与小剂量维生素 B_6（每日 5mg）合用，可拮抗左旋多巴的抗震颤作用。

【药物商品】①维生素 B_6 片：每片 10mg。②维生素 B_6 注射液：每支 1ml：25mg；1ml：50mg；2ml：50mg；2ml：0.1g；5ml：0.2g。

【贮藏】原料及制剂均遮光，密封保存。

维生素 B_{12}
Vitamin B_{12}

【来源】本品采用微生物发酵法，生产菌主要是丙酸菌属中的费氏丙酸杆菌和谢氏丙酸杆菌等。

【性状】 本品为深红色结晶或结晶性粉末；无臭，无味；引湿性强。

【作用与用途】 本品为抗贫血药，参与体内甲基转换及叶酸代谢，促进5-甲基四氢叶酸转变为四氢叶酸。缺乏时，导致DNA合成障碍，影响红细胞成熟。本品还促使甲基丙二酸转变为琥珀酸，参与三羧酸循环。此作用关系到神经髓鞘脂类的合成及维持有髓神经纤维功能完整，维生素B_{12}缺乏症的神经损害可能与此有关。本品主要用于巨幼细胞性贫血，也可用于神经炎的辅助治疗。

【不良反应】 肌注偶可引起皮疹、瘙痒、腹泻及过敏性哮喘，但发生率低，极个别有过敏性休克。

【注意事项】 ①可致过敏反应，甚至过敏性休克，不宜滥用。②痛风患者使用本品可能发生高尿酸血症。

【药物相互作用】 氨基水杨酸可减弱本品的作用。

【药物商品】 维生素B_{12}注射液：每支1ml：0.05mg；1ml：0.1mg；1ml：0.25mg；1ml：0.5mg；1ml：1mg；2ml：0.5mg。

【贮藏】 原料遮光，密封保存。注射剂遮光，密闭保存。

维生素C
Vitamin C

【来源】 本品采用二步发酵法生产，分为发酵、提取和转化三大步骤，即先从D-山梨醇发酵，提取出维生素C前体2-酮基-L-古洛糖酸，再用化学法转化为维生素C。

【性状】 本品为白色结晶或结晶性粉末；无臭，味酸；久置色渐变微黄；水溶液显酸性反应。

【作用与用途】 本品为抗体及胶原形成，组织修补（包括某些氧化还原作用），苯丙氨酸、酪氨酸、叶酸的代谢，铁、糖类的利用，脂肪、蛋白质的合成，维持免疫功能，羟化与羟色胺，保持血管的完整，促进非血红素铁吸收等所必需。

本品适用于：①防治坏血病，也可用于各种急、慢性传染性疾病及紫癜等辅助治疗。②治疗慢性铁中毒（促进去铁胺对铁的络合，使铁排出加速）。③治疗特发性高铁血红蛋白血症。④治疗肝硬化、急性肝炎和砷、汞、铅、苯等慢性中毒时肝脏的损害。

【不良反应】 ①长期服用每日2~3g可引起停药后坏血病。②长期应用大量本品偶可引起尿酸盐、半胱氨酸盐或草酸盐结石。③大量应用（每日用量1g以上）可引起腹泻、皮肤红而亮、头痛、尿频（每日用量600mg以上时）、恶心呕吐、胃痉挛。

【注意事项】 本品大量长期服用后，宜逐渐减量停药。

【药物相互作用】 ①口服大剂量（每日量大于10g）本品可干扰抗凝药的抗凝效果。②与巴比妥、扑米酮、水杨酸类等合用，可增加本品的排泄。③与左旋多巴合用，可降低左旋多巴的药效。

【药物商品】 ①维生素C片：每片25mg；50mg；100mg。②维生素C泡腾片：每片1g；0.5g。③维生素C泡腾颗粒：每袋7.5g：0.2g。④维生素C注射液：每支2ml：0.1g；

2ml：0.25g；5ml：0.5g；10ml：2g；20ml：2.5g 等。⑤维生素 C 颗粒：每袋 2g（含维生素 C100mg）。

【贮藏】原料、片剂、泡腾片均遮光，密封保存。注射剂遮光，密闭保存。泡腾颗粒剂及颗粒剂均遮光，密封，在干燥处保存。

泛酸钙
Calcium Pantothenate

【来源】本品系由人工合成法生产。

【性状】本品为白色粉末；无臭，味微苦；有引湿性；水溶液显中性或弱碱性反应。

【作用与用途】本品为辅酶 A 的前体，是多种代谢环节（包括糖类、蛋白质和脂类）必需的物质，可参与类固醇、卟啉、乙酰胆碱等物质的合成，并可维持正常的上皮功能。

本品适用于泛酸钙缺乏（如吸收不良综合征、热带口炎性腹泻、乳糜泻、局限性肠炎或应用泛酸钙拮抗药物时）的预防和治疗，还可用于维生素 B 缺乏症的辅助治疗。

【不良反应】水溶性泛酸盐在肾功能正常时几乎没有毒性。

【注意事项】①患热带口炎性腹泻、乳糜泻或局限性肠炎所致的吸收不良综合征时，泛酸需要量增加。②血友病患者用药时应谨慎，因泛酸可延长出血时间。

【药物商品】泛酸钙片：每片 5mg；10mg。

【贮藏】原料密封，在干燥处保存。片剂遮光，密封，在干燥处保存。

烟酸
Nicotinic Acid

【来源】本品系由人工合成法生产。

【性状】本品为白色结晶或结晶性粉末；无臭或有微臭，味微酸；水溶液显酸性反应。

【作用与用途】本品在体内转化为烟酰胺，再与核糖腺嘌呤等组成烟酰胺腺嘌呤二核苷酸（辅酶 I）和烟酰胺腺嘌呤二核苷酸磷酸（辅酶 II），为脂类、氨基酸、蛋白质、嘌呤代谢，组织呼吸的氧化作用和糖原分解所必需。本品可减低辅酶 A 的利用，通过抑制极低密度脂蛋白（VLDL）的合成而影响血中胆固醇的运载，大剂量可降低血清胆固醇及三酰甘油浓度。本品还有周围血管扩张作用。

本品适用于：①防治糙皮病等烟酸缺乏病。②用作血管扩张药，治疗高脂血症。

【不良反应】①本品在肾功能正常时几乎不会发生毒性反应。②一般反应有：感觉温热、皮肤发红，特别在脸面和颈部，头痛。③大剂量可导致腹泻、头晕、乏力、皮肤干燥、瘙痒、眼干燥、恶心、呕吐、胃痛等。

【注意事项】使用本品 2 周后，血管扩张及胃肠道不适可渐适应，应逐渐增加用量。

【药物商品】①烟酸片：每片 50mg；100mg。②烟酸注射液：每支 2ml：20mg；2ml：100mg；5ml：50mg。

【贮藏】原料及片剂密封保存。注射剂遮光，密闭保存。

【课后练习】

1. 关于水溶性维生素描述正确的是（　　）。
   A. 在体内储存量大　　　　　　　　　B. 不需要经常摄入
   C. 多是构成辅酶或辅基的成分　　　　D. 溶于水但吸收困难

2. 关于脂溶性维生素描述不正确的是（　　）。
   A. 在体内可以储存　　　　　　　　　B. 不需要经常摄入
   C. 多是构成辅酶、辅基的成分　　　　D. 都有重要的生理功能

3. 可预防夜盲症的维生素是（　　）。
   A. 维生素 B　　　　B. 维生素 A　　　　C. 维生素 C　　　　D. 维生素 D

4. 缺乏维生素 D 可导致（　　）。
   A. 口角炎　　　　B. 脚气病　　　　C. 坏血病　　　　D. 佝偻病

5. 坏血病是以下哪种维生素缺乏引起的（　　）。
   A. 维生素 C　　　　B. 维生素 D　　　　C. 维生素 K　　　　D. 维生素 E

6. 具有抗氧化作用的维生素是（　　）。
   A. 硫胺素　　　　B. 核黄素　　　　C. 钴胺素　　　　D. 生育酚

7. 与血液凝固有关的维生素是（　　）。
   A. 维生素 A　　　　B. 维生素 D　　　　C. 维生素 K　　　　D. 维生素 E

8. 在以精米白面为主食的人群中容易缺乏的维生素是（　　）。
   A. 烟酸　　　　B. 硫胺素　　　　C. 泛酸　　　　D. 核黄素

（王舰平）

模块四 生物制品

【学习目标】

1. 了解生物制品的概念；
2. 了解生物制品的分类；
3. 掌握生物制品分批、分装和冻干、包装、贮藏和运输规程。

一、基本概念

生物制品是以微生物、细胞、动物或人源组织和体液等为原料，应用传统技术或现代生物技术制成，用于人类疾病的预防、治疗和诊断。人用生物制品包括细菌类疫苗（含类毒素）、病毒类疫苗、抗毒素及抗血清、血液制品、细胞因子、生长因子、酶、体内及体外诊断制品以及其他生物活性制剂，如毒素、抗原、变态反应原、单克隆抗体、抗原抗体复合物、免疫调节剂及微生态制剂等。

二、生物制品的分类

（一）按照生物制品的结构与功能分类

1. 疫苗类

（1）细菌类疫苗 如伤寒疫苗、霍乱菌苗、百日咳菌苗、鼠疫菌苗等。

（2）病毒类疫苗 如麻疹疫苗、脊髓灰质炎疫苗、乙型肝炎疫苗、风疹疫苗等。

（3）类毒素疫苗 如破伤风疫苗、白喉疫苗等。

（4）联合疫苗 如麻疹风疹联合疫苗、吸附百白破联合疫苗等。

2. 抗体类

（1）多克隆抗体 如白喉抗毒素等。

（2）单克隆抗体 如人乙型肝炎免疫球蛋白、人狂犬病免疫球蛋白等。

（3）基因工程抗体 如抗人膀胱癌噬菌体单链抗体等。

3. 血液制品类

（1）血浆制品 如新鲜冷冻血浆、普通冷冻血浆。

（2）血细胞成分制品 如红细胞成分制品、白细胞成分制品。

（3）血浆蛋白成分制品　如白蛋白类制品、免疫球蛋白类制品。

（4）血液代用品　如血浆代用品、红细胞代用品。

（5）全血。

4. 细胞因子类

（1）干扰素（IFN）　如 IFN－α1b、IFN－α2a、IFN－α2b、IFN－γ 等。

（2）集落刺激因子（CSF）　如粒细胞集落刺激因子、巨噬细胞集落刺激因子等。

（3）促红细胞生成素（EPO）。

（4）白细胞介素（IL）　如 IL－1、IL－2、IL－3 等。

（5）肿瘤坏死因子（TNF）　如 TNF－α、TNF－β 等。

（6）生长因子（GF）　如表皮生长因子、血管内皮生长因子等。

（7）趋化因子　如黑色素瘤细胞生长刺激活性因子、血小板碱性蛋白等。

5. 重组激素类

主要为多肽蛋白质类激素，如重组人胰岛素、重组人生长激素等。

（二）按照生物制品的用途分类

1. 预防用生物制品

预防用生物制品即疫苗类制品，在预防人类传染病、控制传染病的流行及消灭传染病方面，有着其他药品不可替代的作用。

2. 治疗用生物制品

（1）免疫血清　指抗毒素、抗菌血清及抗病毒血清等，一般用类毒素、细菌、病毒等特定抗原免疫马、牛、羊等动物，经采血、分离血浆或血清后精制而成，多为特异性免疫球蛋白，如白喉抗毒素、抗炭疽血清、抗狂犬病血清等。

（2）血液制品　占治疗用生物制品的较大比例，用于防止因病理或遗传缺陷所导致的某种成分不足而引起的疾病，常用的有冻干人血浆、白蛋白、球蛋白、免疫球蛋白及凝血因子等制剂。

（3）免疫调节剂　可提高人体的非特异性免疫功能，以达到防病治病的效果，主要包括细菌类免疫调节剂和细胞因子类制剂两类。例如冬虫夏草、灵芝等真菌具有非特异性的免疫促进作用，干扰素对细胞免疫、体液免疫和非特异免疫具有调节作用。

3. 诊断用生物制品

随着免疫学技术的发展，诊断用生物制品种类不断增多，大多用于检测相应抗原、抗体或机体免疫状态，属于免疫学方法诊断。

（1）体内诊断制品　用于人体、安全性要求较高、制造比较严格、种类较少，主要是结核菌素纯蛋白衍化物、锡克试验毒素等，用于皮内注射观察皮肤反应。

（2）体外诊断制品　一般指由特定抗原、抗体或有关生物物质制成的免疫诊断试剂或诊断试剂盒，包括诊断菌液、诊断血清、诊断抗原等，按试验方法要求大多组装为试剂盒，方便使用。基因芯片技术发展很快，目前已有用于诊断的基因芯片产品。

【小知识】

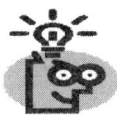

1919 年，北京成立了我国第一所生物制品生产、研究机构——中央防疫处。1949 年以前，我国生物制品发展缓慢，规模很小。新中国成立后，国家采取"预防为主"方针，20 世纪 50 年代先后成立了北京、长春、成都、兰州、上海、武汉六大卫生部直属的生物制品研究所，以及中国医学科学院昆明医学生物研究所、成都输血研究所，研究和生产常用的预防性制品和血液制品。60 年代初成立中国药品生物制品检定所，为药品、生物制品质量把关。80 年代，我国生物制品进入高速发展阶段，全国各地涌现出几百家生物制品企业，生物制品种类、剂型快速增加，产品质量与国际接轨。

三、生物制品相关规程

（一）生物制品分批规程

批号系用以区分和识别产品批的标志。为避免混淆和误差，各生物制品之成品均应按照本规程分批和编批，有专门规定者除外。

1. 生物制品之批号由生产部门编制，质量保证部门审定。

2. 生物制品批号的编码顺序为"年 月 流水号"。年号应写公历年号 4 位数，月份写两位数。流水号可按生产企业所生产某制品批数编 2 位或 3 位数。某些制品还可在流水号前加一个英文字母或中文，以表示某特定含义。

3. 生物制品之某一批号，其所含内容应完全一致，即同一批的任何一瓶制品之来源与质量必须与其他任何一瓶完全相同，在抽检若干瓶数后，能对整批制品作出评定（单人或少数人份血液、血浆制备的制品除外）。

4. 批号的确定

（1）制品分装前最后一道工序即由原液混合、配制、稀释或稀释后过滤为半成品时，此时应编定制品之批号。如在上述工序之后，该批制品必须分装若干大瓶时，应在每瓶记载之批号后加上亚批号。非同日或同次配制、混合、稀释、过滤的半成品不得作为一批。

（2）混匀或稀释后的制品如用两个以上滤器过滤时，应按滤器划分为不同批（或亚批）号，同一制品分次过滤时，亦应按次数划分为不同批（或亚批）号。

（3）用大罐稀释后直接分装的制品，每罐为一个批号，并按分装机分为亚批号。

（4）同一批制品如用不同冻干机进行冻干，或分为数次冻干时，应按冻干机或冻干次数划分为亚批号。

（5）在分装过程中更换分装注射器后应另编亚批号。

5. 制品分批后，每批所用器械及用具未经洗净灭菌，不得用于另一批制品。

6. 同一制品的批号不得重复；同一制品不同规格不应采用同一批号。

（二）生物制品分装和冻干规程

本规程仅适用于生物制品的注射剂，而生物制品的胶囊剂、片剂、散剂、滴眼剂、栓剂及其他剂型的分装要求和实际装量等，均按"制剂通则"中有关规定执行。

1. 质量保证部门认可

待分装、冷冻干燥（以下简称冻干）的半成品，须经质量保证部门审查或检定，对符合质量标准者，发出分装通知单后，方可进行分装或分装后冻干，有专门规定者除外。

2. 分装、冻干用容器及用具

（1）分装、冻干制品的最终容器的原材料标准，应符合国家药品包装用材料和容器管理的标准。玻璃容器至少经高压蒸汽121℃灭菌1h，或干热180℃灭菌2h，或以能达到同样效果的其他灭菌方式处理，不得有玻璃碎片脱落和碱性物质析出。

（2）凡接触不同制品的分装容器及用具必须分别洗刷。血清类制品、血液制品、卡介苗、结核菌素等分装用具必须专用。

3. 分装、冻干车间

（1）分装、冻干车间应符合我国现行《药品生产质量管理规范》的要求。

（2）灭活疫苗、重组疫苗、类毒素及细胞提取物，在其灭活或处理到完成纯化工序后，可以与其他无活生物体制品交替使用同一分装间和分装、冻干设施，但在一种制品分装后，必须进行有效的清洁和消毒，清洁效果应定期验证。

4. 人员

直接参加分装、冻干的人员，每年至少应做一次健康检查。凡患有活动性结核、病毒性肝炎感染者或其他有污染制品危险的传染病患者，应禁止参加分装、冻干工作。

5. 待分装半成品的规定

（1）待分装之半成品，其最近一次无菌检查不得超过6个月，超过6个月者，应重新抽样检定。

（2）待分装制品的标签必须完整、明确，品名和批号须与分装通知单完全相符，瓶口需包扎严密，瓶塞须完整，容器无裂痕，制品之外观须符合各论的要求。

（3）待分装制品的存放和运输必须采取严密的防污染措施。

6. 分装要求

（1）分装前应加强核对，防止错批或混批。分装规格或制品颜色相同而品名不同，或活疫苗与其他制品不得在同室同时分装。

（2）全部分装过程中应严格注意无菌操作。制品应尽量采用原容器直接分装（有专门规定者除外），同一容器的制品应当日分装完毕。原容器为大罐当日未能分装完者，可延至次日分装完毕。不同亚批的制品不得连续使用同一套灌注用具。

（3）制品分装于安瓿后应立即熔封。分装于玻璃瓶或塑料瓶者，须立即加盖瓶塞并用灭菌铝盖加封。除另有规定外，应采用减压法或其他适宜的方法进行容器检漏。

（4）活疫苗及其他对温度敏感的制品，在分装过程中制品应维持在25℃以下或对制品采取有效的降温措施。分装后之制品应尽快移入2～8℃冷库贮存（有专门规定者，按有关各论的要求进行）。

（5）含有吸附剂的制品或其他悬液，在分装过程中应保持均匀。

（6）分装所用最终容器及瓶塞，应不影响内容物的生物学效价、澄清度和pH。

（7）制品实际分装量　瓶装制品的实际装量应多于标签标示量，分装100ml者补加

4.0ml；分装50ml者补加1.0ml；分装20ml者补加0.60ml；分装10ml者补加0.50ml；分装5ml者补加0.30ml；分装2ml者补加0.15ml；分装1ml者补加0.10ml；分装0.5ml者补加0.10ml。保证做到每瓶的抽出量不低于标签上所标明的数量。抗毒素除上述规定外，按单位计算另补加10%或20%。预充式注射器的实际装量应不低于标示量。

7. 冻干要求

（1）应根据制品的不同特性，制定并选择相适应的冻干工艺和冻干曲线，并有自动扫描记录。不论任何制品，冻干全过程都要做到严格的无菌操作。

（2）应根据制品的不同特性，选择适宜的冻干赋形剂。赋形剂的质量应符合2010年版《中国药典》或国家相关标准的要求；其品种和用量应当无害，不影响制品安全性和有效性，并应对规定的检定方法无干扰。

（3）真空封口者应测定真空度。充氮封口应充足氮量，氮气纯度应不低于99.99%。

8. 分装、冻干卡片和记录

分装后之制品要按批号填写分装、冻干卡片，注明制品名称、批号、亚批号、规格、分装日期等，并应立即填写分装和冻干记录，并有分装、冻干、熔封、加塞、加铝盖等主要工序中直接操作人员及复核人员的签名。

9. 抽取无菌检查供试品

分装、冻干后制品每批或亚批按无菌检查法检定，在分装过程的前、中、后三个阶段或从不同层冻干柜中抽取样品，送质量检定部门检定。不同机柜冻干的制品应分别抽样做无菌检查及水分测定。

（三）生物制品包装规程

1. 总则

（1）生物制品的包装应按国务院药品监督管理部门颁布的《药品说明书和标签管理规定》执行。

（2）包装车间的设施应符合我国现行《药品生产质量管理规范》要求。包装用材料应符合国家药品包装用材料和容器标准中有关要求。

（3）已分装或冻干后制品，经质量检定部门检定合格和综合审评，对符合质量标准者发出包装通知单后，方可进行包装。有专门规定者除外。

（4）同一车间有数条包装生产线同时进行包装时，各包装线之间应有隔离设施。外观相似的制品不得在相邻的包装线上包装。每条包装线均应标明正在包装的制品名称及批号。

2. 透视检查（以下简称透检）

（1）熔封后的安瓿，在透检前须经破漏检查。破漏检查可采用减压或其他方法。用减压法时，应避免将安瓿泡入液体中。

（2）制品在包装前必须按照各论中的要求进行外观检查。制品透视要求和标准如下：①透视应采用日光灯（光照度应为1000~3000 lx），其背景和光照度按制品的性状调整；②凡制品颜色或澄明度异常、有异物或有摇不散的凝块、有结晶析出、封口不严、有黑头或裂纹等应全部剔除，有专门规定者应按相关各论执行。

（3）透视人员的视力应每半年检查一次，视力应在 4.9 或 4.9 以上，矫正视力应在 5.0 或 5.0 以上，无色盲。

3. 标签

（1）药品包装标签应符合《中华人民共和国药品管理法》及国务院药品监督管理部门的有关规定，不同包装的标签，其内容应根据上述规定印制。

（2）药品包装标签的文字表述应以国务院药品监督管理部门批准的药品说明书为依据，不得超出说明书内容，不得加入无关的文字和图案。

（3）药品内包装标签和外包装标签的内容、格式应符合国务院药品监督管理部门的有关规定。

4. 包装

（1）包装前，应按质量检定部门发出的包装通知单所载有效期准备瓶签或印字戳。瓶签上的字迹应清楚。

（2）在包装时，要与质量检定部门发出的包装通知单仔细核对批号是否相符，防止包错包混。在包装过程中，发现制品的外观异常、容器破漏或有异物者应剔除。

（3）包装制品应在 25℃ 以下进行。有专门规定者应按相关各论执行。

（4）瓶签必须贴牢，不易脱落或模糊，瓶签不得用粘贴或剪贴的方式进行修改或补充。直接印字的制品字迹应清楚。

（5）不同制品及同一制品不同规格制品的瓶签及使用说明书应用不同颜色或式样，以资识别。

（6）外包装箱标签内容必须直接印在包装箱上。批号和有效期应用打码机直接打印在包装箱上，字迹应清楚，不易脱落和模糊。

（7）包装结束后应彻底清场，并填写清场记录。

（8）制品包装全部完成后，在未收到产品合格证前，应封存于待检区。收到合格证后，方可填写入库单，交送成品库。

（9）每个最小包装盒内均应附有药品说明书。

5. 药品说明书

（1）药品说明书应符合《中华人民共和国药品管理法》及国务院药品监督管理部门有关药品说明书的规定，并根据国务院药品监督管理部门批准的内容编写。

（2）预防类生物制品说明书内容应包括药品名称（通用名称、英文名称及汉语拼音）、成分和性状、接种对象、作用与用途、规格、用法用量、不良反应、禁忌、注意事项、贮藏、包装、有效期、执行标准、批准文号、生产企业（企业名称、生产地址、邮政编码、电话号码、传真号码、网址）。

（3）治疗类生物制品说明书内容应包括药品名称（通用名称、商品名称、英文名称、汉语拼音）、成分、性状、适应证、规格、用法用量、不良反应、禁忌、注意事项、贮藏、包装、有效期、批准文号、生产企业（企业名称、生产地址、邮政编码、电话号码、传真号码、网址）。说明书内容还应包括孕妇及哺乳期妇女用药、药物相互作用、儿童用药、老年用药、药物过量、药理毒理、药代动力学的内容，应根据国务院药品监督管理部门的有关规定编写以上内容。

（4）体内诊断类生物制品说明书内容应包括药品名称（通用名称、英文名称及汉语拼音）、成分和性状、作用与用途、使用对象、用法用量、结果判定、禁忌、不良反应、注意事项、规格、贮藏、包装、有效期、批准文号、生产企业（含企业名称、生产地址、邮政编码、电话号码、传真号码、网址）。

注："规格"指每支（瓶）主要有效成分的效价（或含量及效价）及装量（或冻干制剂复溶时加入溶剂的体积）。

（四）生物制品贮藏和运输规程

为保证产品质量的稳定性，生物制品在生产过程、待检过程、待销售及分发过程中，均应按本规程要求进行贮藏和运输。

1. 按我国《药品生产质量管理规范》要求，各生产单位应有专用的冷藏设备，供贮存收获物、原液、半成品及成品之用。

2. 下列收获物、原液、半成品及成品须分别贮存。贮存库应设有隔离设施，以免混淆。

（1）尚未或正在加工处理的收获物及原液，由制造部门分别贮存。

（2）已经完成加工的原液、半成品，在尚未得出检定结果前，仍由制造部门分别贮存。

（3）待分装半成品及分装后待检或检定合格尚未包装之制品，由分装和包装部门分别贮存。

（4）已经检定合格和包装后之制品，应交成品库贮存。

3. 贮存收获物、原液、半成品、成品的容器应贴有明显标志，注明制品名、批（亚批）号、规格、数量以及贮存日期。

4. 贮存的原液、半成品和成品应设有库存货位卡及分类账，由专人负责管理、及时填写进出库记录并签字。

5. 各种原液和半成品瓶口须严密包扎或封口。

6. 各种原液、半成品和成品应按各论所规定的温度、湿度及避光要求贮存，应定时检查和记录贮存库的温度和湿度。贮存温度通常为 2~8℃，有专门规定者除外。

7. 应指定专人负责管理原液、半成品和成品贮存库。

8. 凡未经检定的原液、半成品或成品，须贴有"待检"明显标志。

9. 检定不合格的原液、半成品或成品，应贴有"不合格"明显标志，并及时按有关规定处理。

10. 凡检定合格的原液、半成品或成品，应贴有"合格"明显标志，并及时按有关规定处理。

11. 生物制品在运输期间应遵守下列原则：

（1）采用最快速的运输方法，缩短运输时间；

（2）一般应用冷链方法运输；

（3）冬季运输应注意防止制品冻结。

知识拓展

我国生物制品国家质量标准大事记

1951 年，我国出版了第一部生物制品法规——《生物制品法规》（草案），并于 1952 年进行了修订，收载了 12 个总则和 36 个生物制品的制造和检定规则。

1954 年，我国成立了"卫生部学习苏联生物制品法规委员会"，将前苏联赠送给我国的 72 个生物制品法规翻译印刷出来，供我国生物制品生产和质量检定、质量管理人员学习参考。

1959 年，卫生部颁布《生物制品制造及检定规程》，收载了 8 个总则规程，15 个细菌类制品规程，5 个病毒类制品规程，5 个血清类毒素制品规程。

1979 年，卫生部颁布《生物制品规程》，收载了通则规程 7 个，细菌类规程 12 个，新增钩端螺旋体菌、皮上划痕炭疽疫苗、病毒类规程 13 个，类毒素、抗毒素和混合制剂规程 7 个，血液制品规程 4 个，体内及体外诊断用品规程 28 个，还有流行性脑脊髓膜炎疫苗、人二倍体细胞株检定及制备等 37 个规程，列为暂行规程。

1988 年，卫生部原"卫生部生物制品委员会"改组为"卫生部生物制品标准化委员会"。

1990 年，卫生部颁布《中国生物制品规程》（1990 年版），收载了预防、治疗和体内诊断制品 66 个正式规程。

1993 年，卫生部颁布《中国生物制品规程》（诊断制品类），收载各类体外诊断制品正式规程 92 个。

1995 年，卫生部颁布《中国生物制品规程》（1995 年版），收载通则规程 13 个，菌苗规程 13 个，疫苗规程 9 个，其中新增人用浓缩狂犬病疫苗规程、类毒素规程 5 个等。

2000 年，原国家药品监督管理局颁布《中国生物制品规程》（2000 年版），收载 137 个制品规程。《中国生物制品规程》（2002 年增补本）还收载了预防、治疗类制品规程 10 个。2002 年，翻译出版了第一部英文版《中国生物制品规程》（2000 年版）。

2002 年，原国家药品监督管理局规定，在第八届国家药典委员会成立大会时，国家药典委员会增设了细菌制品、病毒制品和血液制品等 6 个专业委员会。

2005 年，首次将《中国生物制品规程》并入《中华人民共和国药典》（2005 年版，第三部）。

【课后练习】

1. 下列药物中，不属于生物制品的是（　　）。

A. 吸附百白破联合疫苗　　　　　　　B. 人狂犬病免疫球蛋白

C. 粒细胞集落刺激因子　　　　　　　D. 肝素

2. 下列药物中，属于预防类生物制品的是（ ）。

   A. 白喉抗毒素   B. 人狂犬病免疫球蛋白

   C. 脊髓灰质炎疫苗   D. 抗炭疽血清

3. 关于我国生物制品发展大事叙述错误的是（ ）。

   A. 1919 年，北京成立了我国第一所生物制品生产、研究机构——中央防疫处

   B. 1952 年，我国出版了第一部生物制品法规——《生物制品法规》（草案）

   C. 20 世纪 50 年代先后成立了北京、长春、成都、兰州、上海、昆明六大卫生部直属的生物制品研究所

   D. 2005 年，首次将《中国生物制品规程》并入《中华人民共和国药典》（2005 年版，第三部）

4. 关于我国生物制品分批规程叙述正确的是（ ）。

   A. 生物制品之批号由质量保证部门编制

   B. 生物制品批号的编码顺序为"年 月 流水号"，年号可简写为 2 位数

   C. 生物制品之某一批号，其所含内容应完全一致，即同一批的任何一瓶制品之来源与质量必须与其他任何一瓶完全相同

   D. 同一制品不同规格可采用同一批号

5. 关于我国生物制品分装和冻干规程叙述正确的是（ ）。

   A. 生物制品分装和冻干规程适用于生物制品的注射剂、胶囊剂、片剂、散剂、滴眼剂、栓剂等

   B. 分装、冻干制品的玻璃容器至少经高压蒸汽 121℃灭菌 1h，或干热 180℃灭菌 1h 处理

   C. 血清类制品、血液制品、卡介苗、结核菌素等分装用具必须专用

   D. 瓶装制品的实际装量应与标签标示量一致

6. 关于我国生物制品包装规程叙述错误的是（ ）。

   A. 同一车间有数条包装生产线同时进行包装时，各包装线之间应有隔离设施，外观相似的制品不得在相邻的包装线上包装

   B. 制品包装全部完成后，在未收到产品合格证前，应封存于待检区；收到合格证后，方可填写入库单，交送成品库

   C. 透视人员的视力应每半年检查一次，视力应在 4.9 或 4.9 以上，矫正视力应在 5.0 或 5.0 以上，无色盲

   D. 外包装箱标签必须贴牢，不易脱落或模糊，不得用粘贴或剪贴的方式进行修改或补充

7. 关于我国生物制品贮藏和运输规程叙述错误的是（ ）。

   A. 尚未或正在加工处理的收获物及原液，由制造部门分别贮存

   B. 已经完成加工的原液、半成品，在尚未得出检定结果前，由分装和包装部门分别贮存

   C. 已经检定合格和包装后之制品，应交成品库贮存

   D. 各种原液、半成品和成品应按各论所规定的温度、湿度及避光要求贮存，应定时检查和记录贮存库的温度和湿度

（李 脉）

第一章 疫 苗 类

【学习目标】

1. 了解疫苗类基本概念；
2. 了解疫苗的分类；
3. 掌握疫苗类代表药物的医药商品知识。

第一节 概 述

疫苗是将病原微生物（如细菌、立克次体、病毒等）及其代谢产物，经过人工减毒、灭活或利用基因工程等方法制成的用于预防传染病的自动免疫制剂。这类免疫制剂保留了病原微生物刺激机体免疫系统的特性。当机体接触到这种不具伤害力的病原菌后，免疫系统便会产生一定的保护物质，如免疫激素、抗体等；当机体再次接触到这种病原微生物时，机体的免疫系统便会依循其原有的记忆，制造更多的保护物质来阻止病原微生物的伤害。

一、基本概念

1. 免疫原性

指某一制品接种人体后诱生免疫应答的能力。接种疫苗后，此种反应导致出现理想的特异体液免疫（由 B 细胞产生抗体）或细胞免疫应答（各种 T 细胞增殖）或两者兼有之，一般情况下使被接种个体获得保护，以免受相应传染原的感染。

2. 联合疫苗

指两种或两种以上的疫苗原液按特定比例配合制成的具有多种免疫原性的疫苗，如吸附百白破联合疫苗等。

3. 单价疫苗

指由单一型（或群）抗原成分组成的疫苗。

4. 双价疫苗及多价疫苗

指由两个或两个以上同一种但不同型（或群）抗原合并组成的含有双价或多价抗原成分的一种疫苗，则分别称为双价疫苗或多价疫苗，如双价肾综合征出血热灭活疫苗等。

5. 原疫苗

指按生产单位技术规范制备的疫苗，经由临床研究证明此疫苗安全并有免疫原性。

6. 佐剂

指本身不具有抗原性，但同抗原一起或预先注射到机体内，可节约抗原、增强抗原的免疫原性或改变免疫反应类型的物质。佐剂的种类很多，常用的有氢氧化铝、明矾等。

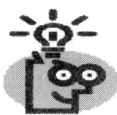

【小知识】　　　我国古代文献记载用天花患者的脓疱来预防天花，这是人类史上最早使用疫苗预防疾病的记录，比欧洲人发明牛痘早了几百年。当时，人们从感染天花的患者身上挑取脓疱，干燥后制成粉，给健康人吸入，预防效果很好。2000年，美国出版了被誉为"疫苗学权威手册"的《疫苗可预防疾病的流行病学与预防学》，将"12世纪中国开始用人痘接种预防天花"誉为"疫苗接种的里程碑"。1979年10月，世界卫生组织宣布，天花已在全球绝迹，这是人类历史上第一个因为使用疫苗而消灭的传染病。

二、疫苗的分类

1. 按照疫苗的成分分类

（1）细菌类疫苗　指由细菌制成的疫苗，主要有：伤寒疫苗、皮内注射用卡介苗、皮上划痕人用炭疽活疫苗、皮上划痕用鼠疫活疫苗等。

（2）病毒类疫苗　习惯上，人们把由病毒、立克次体、螺旋体等经过人工培养后制成的疫苗称为病毒类疫苗，主要有：麻疹减毒活疫苗、风疹减毒活疫苗、脊髓灰质炎减毒活疫苗糖丸、流感全病毒灭活疫苗、流行性乙型脑炎疫苗、人用狂犬病疫苗等。

（3）类毒素疫苗　某些致病性细菌向细胞外分泌毒性蛋白质，该毒性蛋白称为外毒素。外毒素经0.3%～0.4%甲醛、戊二醛等处理后，失去毒性而仍保留其免疫原性，能刺激机体产生保护性免疫，即为类毒素，如破伤风类毒素、白喉类毒素等。在类毒素中加入适量氢氧化铝等佐剂，制成精制吸附类毒素。常用的类毒素疫苗有吸附破伤风疫苗、吸附白喉疫苗等。

（4）联合疫苗　由多种疫苗抗原联合制成，其意义在于提高疫苗覆盖率和接种率，减少多次注射所带来的痛苦，减少疫苗管理上的困难，降低接种和管理费用等。现有的联合疫苗有：①多疾病联合疫苗，包含多种单个疫苗，如吸附百白破联合疫苗等；②单疾病多价联合疫苗，包含同一种细菌或病毒的不同亚型或血清型，如肺炎球菌多价疫苗等；③以活菌体为载体的联合疫苗，如口服福氏宋内菌痢疾双价活疫苗等。

2. 按照疫苗的技术特点分类

（1）灭活疫苗　指将免疫原性强的病原微生物的培养物用物理或化学方法灭活，使之完全丧失致病力，而仍保存相应抗原的免疫原性，再经过纯化制成的疫苗。常用的灭活疫苗有伤寒疫苗、钩端螺旋体疫苗、吸附白喉疫苗、流感全病毒灭活疫苗等。

（2）减毒活疫苗　指人工选育的减毒或自然无毒的细菌或病毒，具有免疫原性而不致病，经大量培养收获细菌或病毒制成的疫苗。常用的减毒活疫苗有风疹减毒活疫苗、脊髓灰质炎减毒活疫苗糖丸等。灭活疫苗与减毒活疫苗各具特点（表4-1）。

表 4 - 1　灭活疫苗与减毒活疫苗的比较

区别要点	灭活疫苗	减毒活疫苗
制剂特点	死的病原微生物	活的无毒或减毒病原微生物
接种量及次数	2～3 次，剂量较大	1 次，剂量较小
不良反应	较轻	较重（发热、局部或全身反应）
免疫效果	较差，维持半年至 1 年	全面、持久，维持 3～5 年甚至更长
贮藏	易保存，在 4℃条件下有效期 1 年	不易保存，在室温下较快失效；在 4℃条件下能保存数周；冷冻干燥条件下可保存较长时间

（3）纯化疫苗　又称为亚单位疫苗、组分疫苗，是从细菌培养物中纯化有效成分制备得到，其优点在于保持疫苗免疫原性的前提下，大大降低疫苗接种的不良反应。目前，纯化疫苗主要分为：①从荚膜细菌纯化的多糖疫苗，如 A 群脑膜炎球菌多糖疫苗、伤寒 Vi 多糖疫苗等；②从细菌培养液提取外毒素，再用化学方法脱毒的类毒素疫苗，如吸附白喉疫苗、吸附破伤风疫苗等；③从病原体培养物中提取的具有免疫功能的蛋白质疫苗，如吸附无细胞百日咳疫苗、幽门螺旋杆菌尿素酶 B 亚单位等。

（4）基因工程疫苗　传统的疫苗生产存在着一些局限性，例如病毒无法在培养基上生长培养、操作成本极高，致病物质在疫苗生产过程中有不能充分减毒的可能性，以及减毒菌株在使用中有发生突变的可能等。为此，人们开发了基因工程疫苗，即利用 DNA 重组技术，把病原体中能诱发机体免疫应答反应的遗传物质（特异性抗原基因）定向插入载体（大肠杆菌、酵母菌等）中，获得重组菌，重组菌在培养增殖过程中可表达出特异性抗原，将其分离纯化制成疫苗。基因工程疫苗具有安全、有效、免疫应答持久、易于实现联合免疫等优点。例如：把乙肝表面抗原基因插入酵母菌基因组，制得重组乙型肝炎疫苗；把乙肝表面抗原、流感病毒血凝素、单纯疱疹病毒基因插入牛痘苗基因组，制得多价疫苗。

知识拓展

新型疫苗

（1）核酸疫苗　包括 DNA 疫苗和 RNA 疫苗，是由编码引起保护性免疫反应的病原体抗原的基因片段和载体（质粒）构建而成，即利用基因重组技术将编码抗原的基因片段装入载体，然后直接注射到机体内，通过机体的转录系统合成蛋白质，诱导机体免疫系统产生免疫应答，产生抗体，达到预防和治疗疾病的目的。核酸疫苗的优点：①安全性好，没有感染的危险；②免疫效果好，核酸疫苗能在自身细胞中产生与自然抗原接近的外源性蛋白，能诱导产生类似自然抗原的免疫应答；③制备简单，只需对编码抗原的基因进行免疫克隆，不需在体外表达和纯化蛋白质；④核酸疫苗的本质是核酸分子，不同于蛋白质和活疫苗，可以在室温下保存，不存在疫苗的冷藏和低温运输问题，保证了疫苗的高效接种率；⑤免疫应答持久，外源基因的不断表达可持续提供抗原。核酸疫苗的不足：①免疫反应弱；②目的基因表达水平不理想；③有引起免疫耐受的可能性；④外源基因片段有整合到宿主染色体上的危险。以上不足之处，给核酸疫苗的研究工作提出了新的课题。

（2）治疗性疫苗　传统预防性疫苗针对的是健康人群，而治疗性疫苗针对的是患病个体，这种技术上的差异决定了两者在研究、设计理念上具有不同的特点。预防性疫苗以经人工修饰的、微量的与病原体相同的抗原去调动机体的免疫反应，是以病原体感染正常健康机体为考虑对象。而对于患病个体来说，人们考虑利用各种手段来提高机体的免疫能力，实现机体的康复。因此，治疗性疫苗设计的理念，就是使用与病原体相同但有安全性保障的抗原，来刺激机体的免疫系统，上调免疫应答能力，即改善和增强抗原递呈系统能力。根据所针对的患病个体的不同，治疗性疫苗可分为：感染性疾病治疗性疫苗、肿瘤治疗性疫苗、免疫系统功能紊乱治疗性疫苗和外科移植手术用治疗性疫苗等。

第二节　各　　论

一、细菌类疫苗

口服福氏宋内菌痢疾双价活疫苗
Dysentery Vaccine（Live）of *S. flexneri* and *S. sonnei*, Oral

【来源】本品系用可表达福氏 2a 和宋内志贺菌双价菌体抗原的 FS 菌株，经培养收获菌体，加入稳定剂冻干制成。

【性状】本品为乳白色或淡黄色的疏松体。

【接种对象】各年龄组人员均可服用本品。

【作用与用途】接种本疫苗后，可使机体产生免疫应答。用于预防细菌性痢疾。

【不良反应】偶有恶心、腹部不适等轻微反应。

【注意事项】①本品严禁注射！②本品应在空腹或餐后 2h 服用。③开启后应立即使用。

【药物商品】每支 1ml，含菌 1.0×10^{11}，活菌数不低于 2.0×10^{10}。

【贮藏】于 2~8℃ 避光保存和运输。

皮内注射用卡介苗
BCG Vaccine for Intradermal Injection

【来源】本品系用卡介菌经培养后收集菌体，加入稳定剂冻干制成。

【性状】本品为白色疏松体或粉末，复溶后为均匀悬液。

【接种对象】出生 3 个月以内的婴儿或用 5IU PPD 试验阴性的儿童（PPD 试验后 48 ~ 72h 局部硬结在 5mm 以下者为阴性）。

【作用与用途】接种本疫苗后，可使机体产生细胞免疫应答。用于预防结核病。

【不良反应】接种后 2 周左右，局部可出现红肿浸润，若随后化脓，形成小溃疡，可用 1% 龙胆紫涂抹，以防感染。一般 8 ~ 12 周后结痂，如遇局部淋巴结肿大软化形成脓疱，应及时诊治。

【注意事项】①严禁皮下或肌内注射！②疫苗瓶有裂纹者不得使用。③接种对象必须详细登记姓名、性别、年龄、住址、疫苗批号及亚批号、制造单位和接种日期。④接种卡介苗的注射器应专用，不得用作其他注射，以防止产生化脓反应。⑤使用时应注意避光。

【药物商品】每支 10 次人用剂量含卡介菌 0.5mg；5 次人用剂量含卡介菌 0.25mg。每 1mg 卡介菌含菌数应不低于 1.0×10^6 CFU。

【贮藏】于 2 ~ 8℃ 避光保存与运输。

A 群脑膜炎球菌多糖疫苗
Group A Meningococcal Polysaccharide Vaccine

【来源】本品系用 A 群脑膜炎奈瑟菌培养液，经提取获得的荚膜多糖抗原，纯化后加入适宜稳定剂冻干制成。

【性状】本品为白色疏松体，复溶后为澄明液体。

【接种对象】6 个月 ~ 15 周岁少年儿童。

【作用与用途】接种本疫苗后，可使机体产生体液免疫应答。用于预防 A 群脑膜炎球菌引起的流行性脑脊髓膜炎。

【不良反应】本疫苗反应轻微，偶有短暂低热，局部稍有压痛感，可自行缓解。

【注意事项】①疫苗瓶塞松动者，复溶后有异物或疫苗瓶有裂纹，均不得使用。②疫苗复溶后，应按规定人份（剂量）一次用完，不得分多次使用，剩余的疫苗应废弃。

【药物商品】每支为 150μg；300μg 多糖。

【贮藏】于 2 ~ 8℃ 避光保存和运输。

二、病毒类疫苗

重组乙型肝炎疫苗（酵母）
Hepatitis B Vaccine Made by Recombinant DNA Techniques in Yeast

【来源】本品系由重组酵母菌表达的乙型肝炎（简称乙肝）病毒表面抗原（HBsAg）经纯化，加入铝佐剂制成。

【性状】本品为乳白色混悬液体，可因沉淀而分层，易摇散，不应有摇不散的块状物。

【接种对象】本疫苗适用于乙型肝炎易感者，尤其下列人员：①新生儿，特别是母亲为 HBsAg、HBeAg 阳性者。②从事医疗工作的医护人员及接触血液的实验人员。

【作用与用途】接种本疫苗后，可刺激机体产生抗乙型肝炎病毒的免疫力。用于预防乙型肝炎。

【不良反应】个别人可有注射局部疼痛、红肿或中、低度发热，一般不需特殊处理，可自行缓解，必要时可对症治疗。

【注意事项】①注射前应充分摇匀。②疫苗有摇不散的块状物或疫苗瓶有裂纹者，均不得使用。③应备有肾上腺素等药物，以防偶有严重过敏反应发生时使用。接受注射者在注射后应在现场休息片刻。④严禁冻结。

【药物商品】每支 0.5ml；1.0ml。

【贮藏】于 2～8℃避光保存和运输。

冻干人用狂犬病疫苗（Vero 细胞）
Rabies Vaccine（Vero Cell）for Human Use，Freeze – dried

【来源】本品系用狂犬病病毒固定毒株接种 Vero 细胞，培养后，收获病毒液，经灭活病毒、浓缩、纯化，加适宜的稳定剂冻干制成。

【性状】本品为白色疏松体，复溶后为澄明液体，无异物。

【接种对象】凡被狂犬或其他疯动物咬伤、抓伤时，不分年龄、性别均应立即处理局部伤口〔用清水或肥皂水反复冲洗后再用碘酊或 75％乙醇（酒精）消毒数次〕，并及时按暴露后免疫程序注射本疫苗；凡有接触狂犬病病毒危险的人员（如兽医、动物饲养员、林业从业人员、屠宰场工人、狂犬病实验人员等），按暴露前免疫程序预防接种。

【作用与用途】接种本疫苗后，可刺激机体产生抗狂犬病病毒免疫力。用于预防狂犬病。

【不良反应】注射后有轻微局部及全身反应，可自行缓解，偶有皮疹。若有速发型过敏反应、神经性水肿、荨麻疹等较严重副反应者，可做对症治疗。

【注意事项】①复溶后的疫苗中有异物、疫苗瓶有裂纹或标签不清者，均不得使用。②忌饮酒、浓茶等刺激性食物及剧烈运动等。③禁止臀部注射。

【药物商品】复溶后每支 0.5ml。狂犬病疫苗效价应不低于 2.5IU。

【贮藏】于 8℃以下避光保存和运输。

脊髓灰质炎减毒活疫苗糖丸（人二倍体细胞）
Poliomyelitis Vaccine in Dragee Candy（Human Diploid Cell），Live

【来源】本品系用脊髓灰质炎病毒Ⅰ、Ⅱ、Ⅲ型减毒株分别接种于人二倍体细胞，经培养、收获病毒液后制成糖丸。

【性状】本品为白色固体糖丸。

【接种对象】主要为 2 个月龄以上的儿童。

【作用与用途】本疫苗服用后，可刺激机体产生抗脊髓灰质炎病毒免疫力。用于预防脊髓灰质炎。

【不良反应】口服后一般无副反应，个别人有发热、恶心、呕吐、腹泻和皮疹。一般不需特殊处理，必要时可对症治疗。

【注意事项】①本品只供口服，禁止注射。②本品系活疫苗，应使用 37℃ 以下的温水送服，切勿用热水送服。

【药物商品】每粒糖丸重 1g。含脊髓灰质炎活病毒总量应不低于 5.95 lg CCID50，其中 I 型应不低于 5.81g CCID50，II 型应不低于 4.8lg CCID50，III 型应不低于 5.3lg CCID50。

【贮藏】 −20℃ 以下或 2~8℃ 避光保存和运输。

三、类毒素疫苗

吸附破伤风疫苗
Tetanus Vaccine，Adsorbed

【来源】本品系用破伤风梭状芽孢杆菌菌种，在适宜的培养基中培养产生的毒素经甲醛脱毒、精制，并加入氢氧化铝佐剂制成。

【性状】本品为乳白色均匀混悬液，长时间放置佐剂下沉，溶液上层应无色澄明，但经振摇后能均匀分散，无摇不散的凝块及异物。

【接种对象】主要是发生创伤机会较多的人群，妊娠期妇女接种本品可预防产妇及新生儿破伤风。

【作用与用途】接种本疫苗后，可使机体产生体液免疫应答。用于预防破伤风。

【不良反应】注射本品后局部可有红肿、疼痛、发痒或有低热、疲倦、头痛等，一般不需处理即自行消退。

【注意事项】①使用时应充分摇匀，如出现摇不散之凝块、异物、疫苗曾经冻结、疫苗瓶有裂纹或标签不清者，均不得使用。②注射后局部可能有硬结，1~2 个月即可吸收，注射第 2 针时应换另侧部位。③应备有肾上腺素等药物，以备偶有发生严重过敏反应时急救用。接受注射者在注射后应在现场休息片刻。④严禁冻结。

【药物商品】每支 0.5ml；1.0ml；2.0ml；5.0ml。

【贮藏】于 2~8℃ 避光保存和运输。

吸附白喉疫苗
Diphtheria Vaccine for Adults and Adolescents，Adsorbed

【来源】本品系用白喉杆菌菌种，在适宜的培养基中产生的毒素经甲醛脱毒、精制，加入氢氧化铝佐剂制成。

【性状】本品为乳白色均匀混悬液，长时间放置佐剂下沉，溶液上层无色澄明，但经振摇后能均匀分散，无摇不散的凝块及异物。

【接种对象】6个月~12岁儿童。

【作用与用途】接种本疫苗后，可使机体产生体液免疫应答。用于6个月~12岁的儿童预防白喉。

【不良反应】注射本品局部可有红肿、疼痛、发痒或有低热、疲倦、头痛等，一般不需处理即可消退。

【注意事项】①使用时应充分摇匀，如有摇不散之凝块、异物、疫苗曾经冻结、疫苗瓶有裂纹或标签不清者，均不得使用。②注射后局部可能有硬结，1~2个月即可吸收，注射第2针时应换另侧部位。③应备有肾上腺素等药物，以备偶有发生严重过敏反应时急救用。接受注射者在注射后应在现场休息片刻。④严禁冻结。

【药物商品】每支0.5ml；1.0ml；2.0ml；5.0ml。

【贮藏】于2~8℃避光保存和运输。

四、联合疫苗

吸附百白破联合疫苗
Diphtheria，Tetanus and Pertussis Combined Vaccine，Adsorbed

【来源】本品系由百日咳疫苗原液、白喉类毒素原液及破伤风类毒素原液加氢氧化铝佐剂制成。

【性状】本品为乳白色悬液，放置后佐剂下沉，摇动后即成均匀悬液。

【接种对象】3月龄~6周岁儿童。

【作用与用途】接种本疫苗后，可使机体产生免疫应答。用于预防百日咳、白喉、破伤风。

【不良反应】注射本品局部可有红肿、疼痛、发痒或有低热、疲倦、头痛等，一般不需特殊处理即自行消退，如有严重反应及时诊治。

【注意事项】①使用时应充分摇匀，如出现摇不散的凝块、有异物、疫苗曾经冻结、疫苗瓶有裂纹或标签不清者，均不得使用。②注射后局部可能有硬结，可逐步吸收。注射第2针时应更换另侧部位。③应备有肾上腺素等药物，以备偶有发生严重过敏反应时急救用。接受注射者在注射后应在现场休息片刻。④注射第1针后出现高热、惊厥等异常情况者，不再注射第2针。⑤严禁冻结。

【药物商品】每支0.5ml；1.0ml；2.0ml；5.0ml。

【贮藏】于2~8℃避光保存和运输。

2010年版《中国药典》收载的部分疫苗类药物见表4-2。

表 4-2　2010 年版《中国药典》收载的部分疫苗类药物

药物名称	简要介绍
伤寒疫苗 Typhoid Vaccine	【来源】本品系用伤寒沙门菌培养后，取菌苔制成悬液，经甲醛杀菌，以 PBS 稀释制成 【性状】本品为乳白色混悬液，无摇不散的菌块或异物 【接种对象】主要用于部队、港口、铁路沿线工作人员，下水道、粪便、垃圾处理人员，饮食行业、医务防疫人员及水上居民或有本病流行地区的人群。用于预防伤寒 【贮藏】于 2~8℃ 避光保存与运输
皮上划痕用鼠疫活疫苗 Plague Vaccine（Live）for Percutaneous Scari-fication	【来源】本品系用鼠疫菌弱毒菌菌株经培养后收集菌体，加入稳定剂冻干制成 【性状】本品为白色或淡黄色疏松体，复溶后为均匀悬液 【接种对象】疫区或通过疫区的人员。用于预防鼠疫 【贮藏】于 2~8℃ 避光保存与运输
冻干甲型肝炎减毒活疫苗 Hepatitis A（Live）Vaccine，Freeze-dried	【来源】本品系用甲型肝炎（简称甲肝）病毒减毒株接种人二倍体细胞，经培养、收获、提纯病毒，加入适宜稳定剂后冻干制成 【性状】本品为乳酪色疏松体，复溶后为澄明液体，无异物 【接种对象】1 岁半以上的甲型肝炎易感者。用于预防甲型肝炎 【贮藏】于 2~8℃ 避光保存和运输
风疹减毒活疫苗（人二倍体细胞） Rubella Vaccine（Human Diploid Cell），Live	【来源】本品系用风疹病毒减毒株接种人二倍体细胞，经培养、收获病毒液，加适宜稳定剂冻干制成 【性状】本品为乳酪色疏松体，复溶后为橘红色澄明液体，无异物 【接种对象】8 个月龄以上的风疹易感者。用于预防风疹 【贮藏】于 8℃ 以下避光保存和运输
流感全病毒灭活疫苗 Influenza Vaccine（Whole Virion），Inactivated	【来源】本品系用甲型和乙型流行性感冒（简称流感）病毒当年的流行株或相似株，分别接种鸡胚，经培养、收获病毒液、灭活病毒、浓缩和纯化后制成 【性状】本品为微乳白色液体，无异物 【接种对象】12 岁以上儿童、成人及老年人。用于预防流行性感冒 【贮藏】于 2~8℃ 避光保存和运输
麻疹减毒活疫苗 Measles Vaccine，Live	【来源】本品系用麻疹病毒减毒株接种原代鸡胚细胞，经培养、收获病毒液，加入适宜稳定剂冻干制成 【性状】本品为乳酪色疏松体，复溶后为橘红色或淡粉红色澄明液体 【接种对象】8 个月龄以上的麻疹易感者。用于预防麻疹 【贮藏】于 8℃ 以下避光保存和运输
腮腺炎减毒活疫苗 Mumps Vaccine，Live	【来源】本品系用腮腺炎病毒减毒株接种原代鸡胚细胞，经培养、收获病毒液，加适宜稳定剂冻干制成 【性状】本品为乳酪色疏松体，复溶后为橘红色或淡粉红色澄明液体 【接种对象】8 个月龄以上的腮腺炎易感者。用于预防流行性腮腺炎 【贮藏】于 8℃ 以下避光保存和运输

【课后练习】

1. 属于细菌类疫苗的是（　　）。

 A. 皮上划痕用鼠疫活疫苗   B. 脊髓灰质炎减毒活疫苗糖丸

 C. 钩端螺旋体疫苗   D. 麻疹减毒活疫苗

2. 属于灭活疫苗的是（　　　）。
   A. 伤寒疫苗
   B. 皮内注射用卡介苗
   C. 脊髓灰质炎疫苗
   D. 腮腺炎疫苗

3. 人类历史上第一个因为使用疫苗而消灭的传染病是（　　　）。
   A. 天花病
   B. 麻风病
   C. 肺结核
   D. 腮腺炎

4. A 群脑膜炎球菌多糖疫苗属于（　　　）。
   A. 细菌类疫苗
   B. 病毒类疫苗
   C. 纯化疫苗
   D. 基因工程疫苗

5. 皮内注射用卡介苗的用途是（　　　）。
   A. 预防伤寒
   B. 预防脑膜炎
   C. 预防天花
   D. 预防结核病

6. 以下疫苗属于病毒类疫苗的是（　　　）。
   A. 吸附破伤风疫苗
   B. 皮内注射用卡介苗
   C. 冻干人用狂犬病疫苗
   D. 钩端螺旋体疫苗

7. 皮上划痕用鼠疫活疫苗系用鼠疫菌弱毒菌苗经培养后收集菌体，加入（　　　）制成。
   A. 稳定剂干燥
   B. 稳定剂冻干
   C. 防腐剂干燥
   D. 灭菌剂冻干

8. 吸附百白破联合疫苗可用于预防（　　　）。
   A. 破伤风、白喉
   B. 百日咳、白喉
   C. 百日咳、白喉、破伤风
   D. 伤寒、白喉、百日咳

9. 新生儿出生后 24h 内注射的疫苗是（　　　）。
   A. 吸附破伤风疫苗
   B. 麻疹减毒活疫苗
   C. 钩端螺旋体疫苗
   D. 重组乙型肝炎疫苗

10. 属于口服疫苗的是（　　　）。
    A. 脊髓灰质炎疫苗
    B. 乙肝疫苗
    C. 卡介苗
    D. 狂犬病疫苗

11. 疫苗制备过程中，氢氧化铝常作为（　　　）。
    A. 稳定剂
    B. 灭菌剂
    C. 佐剂
    D. 消毒剂

（王玉亭）

第二章 抗 体 类

【学习目标】

1. 了解抗体类基本概念；
2. 了解抗体的分类；
3. 了解抗体的发展概况；
4. 掌握抗体类代表药物的医药商品知识。

第一节 概 述

1890 年，Behing 最早用白喉毒素免疫动物发现了白喉抗毒素，并建立了血清疗法，开创了抗体制药之先河。100 多年来，抗体由于能与抗原特异性结合而成为医学和生物学研究中一个经久不衰的课题。抗体类药物的诞生为一些重要疑难病如肿瘤、自身免疫性疾病和烈性传染病等的治疗带来了新的手段和曙光。近年来，抗体类药物以其高特异性、有效性和安全性正发展成为国际药品市场上一大类新型治疗和诊断药物。

一、基本概念

1. 免疫球蛋白（Ig）

1964 年世界卫生组织对具有抗体活性或化学结构与抗体相似的球蛋白统一命名为免疫球蛋白。免疫球蛋白是结构性概念，可以是结构与抗体相似，但无抗体活性的球蛋白，如多发性骨髓瘤、巨球蛋白血症患者血清中的球蛋白等。

2. 抗体

是 B 细胞接受抗原刺激后，增殖分化为浆细胞所分泌的能与相应抗原特异性结合的免疫球蛋白。抗体是生物学功能概念，主要存在于血液及淋巴液等体液中，因此将抗体参与完成为主的免疫应答，称为体液免疫应答。所有的抗体都是免疫球蛋白，而免疫球蛋白并非完全为抗体。

3. 抗毒素

是一种含有抗体的血清制品，它是把类毒素给马注射，使其产生大量抗体，然后提取马血清，将其精制浓缩而成，如破伤风抗毒素、白喉抗毒素等。抗毒素具有中和细菌外毒素毒性的作用，主要用于治疗或紧急预防细菌外毒素所致的疾病。

4. 人源化抗体

利用生物工程技术，将人的抗体分子的组分去置换非人源的抗体分子的相应部分，形成嵌合抗体，以降低其他动物的抗体分子进入人体后的免疫原性。例如以人抗体分子的恒定区（C 区）置换鼠源抗体分子的 C 区，鼠源抗体分子 V 区（可变区）中的框架区（FR）用人抗体的 FR 替代等。

二、抗体的分类

1. 第一代抗体——多克隆抗体

多克隆抗体来源于动物多价抗血清，用于感染性疾病的早期被动免疫治疗，主要由 B 淋巴细胞合成，每个 B 淋巴细胞有合成一种抗体的遗传基因。动物脾脏有上百万种不同的 B 淋巴细胞系，含遗传基因不同的 B 淋巴细胞合成不同的抗体。当机体受抗原刺激时，抗原分子上的许多决定簇分别激活具有不同基因的 B 淋巴细胞。被激活的 B 淋巴细胞分裂增殖形成该细胞的"子孙"，即克隆由许多个被激活 B 淋巴细胞，分裂增殖形成多克隆，并合成多克隆抗体。多克隆抗体效率低、产量有限，且注入人体可产生严重的过敏反应，使其应用受到了限制。

2. 第二代抗体——单克隆抗体

要制备单克隆抗体需先获得能合成专一性抗体的单克隆 B 淋巴细胞，但 B 淋巴细胞不能在体外生长繁殖，而骨髓瘤细胞却能在体外无限地生长繁殖。1975 年，Kohler 和 Milstein 应用杂交技术使小鼠骨髓瘤细胞与免疫的 B 淋巴细胞融合在一起，得到杂交瘤细胞。这种杂交瘤细胞继承两种亲代细胞的特性，既具有合成专一性抗体的特性，又具有能在体外生长繁殖的特性。用这种来源于单个融合细胞培养增殖的细胞群，即可制备单克隆抗体。

通过杂交瘤技术获得单克隆抗体，是生物医学研究领域的里程碑式伟大成就，对现代生命科学的研究和发展起着巨大的推动作用。单克隆抗体可以和相应抗原的单个抗原决定簇相结合，具有高度特异性、均一性、效价高、来源稳定、可大量生产等特点，成为世界生物制药业的支柱产品，具有其他药物所无法比拟的优点。目前研究与开发的单克隆抗体主要有导向药物、人源化单克隆抗体和单克隆抗体诊断试剂盒等。但目前所用单克隆抗体多为鼠源性的，用于人体后，在人体内反复应用会引起机体产生抗鼠源抗体，减弱其疗效，甚至引起过敏反应。

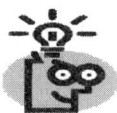

【小知识】 单克隆抗体最早被用于疾病治疗是在 1982 年，美国斯坦福医学中心 Levy 等人利用小鼠制备的单克隆抗体治疗 B 细胞淋巴瘤，治疗后患者病情缓解，瘤体消失，这使人们对抗体药物产生了极大的期望。1986 年，美国食品药品管理局（FDA）批准世界上第一个单克隆抗体药物——抗 CD3 单克隆抗体 OKT3 进入市场，用于器官移植排斥反应。

3. 第三代抗体——基因工程抗体

利用 DNA 重组技术或蛋白质工程技术，在基因水平上对 Ig 进行重组或修饰后，导入受体细胞表达产生的抗体称为基因工程抗体。基因工程抗体具有更佳的生物学活性，且去除了鼠源性等不良因素，已经成为制药界最引人注目的产品之一，主要包括嵌合抗体、人源化抗体、单链抗体、抗体融合蛋白、双特异性抗体等。

与第二代抗体相比较，基因工程抗体具有以下优点：①通过基因工程技术的改造，可以降低甚至消除人体对抗体的排斥反应；②抗体相对分子质量较小，可以部分降低抗体的鼠源性，有利于穿透血管壁，进入病灶核心部位；③根据治疗需要，制备新型抗体；④可以采用原核细胞、真核细胞、植物、动物等多种表达形式，大量表达抗体分子，降低生产成本。

三、抗体的用途

1. 治疗类抗体

治疗类抗体是能对传染性疾病起治疗作用的一类抗体。主要包括免疫血清和人免疫球蛋白。该类抗体在人体内很快被排泄掉，作用维持时间短，主要用于治疗特异的细菌、病毒、细菌外毒素及动物毒素的感染，也可作紧急预防。

（1）免疫血清　是抗菌、抗病毒、抗毒素血清的总称，是用细菌、病毒、细菌外毒素或类毒素、动物毒素等抗原免疫大动物（如马、骡），使之产生高效抗体，经采血分离所制得的血清制品，均为多克隆抗体。常用的免疫血清有抗狂犬病血清、破伤风抗毒素、抗蛇毒血清等。

（2）人免疫球蛋白

丙种球蛋白或胎盘球蛋白：是从大量混合血浆或由健康胎盘血中提取制成的免疫球蛋白浓缩剂。该制剂含有抗正常人群中经常流行的各种传染病的病原体的多种抗体，主要用于治疗免疫球蛋白缺乏症或麻疹、甲型肝炎、脊髓灰质炎等病毒感染的紧急预防。

特异性免疫球蛋白：含有特异性抗某种病原微生物的高效价免疫球蛋白。来源于经疫苗或类毒素免疫过或患传染病后恢复期患者的血浆，具有针对性强，被动免疫效果较好的特点。该类药物的发展十分引人注目，如对麻疹、水痘、破伤风、百日咳、带状疱疹、腮腺炎等病毒有强烈抵抗作用的特异性免疫球蛋白质制剂等。

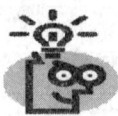

【小知识】　　我国批准上市的首个抗体类药物是上海中信国健药业有限公司生产的"益赛普"（治疗中、重度内风湿性关节炎，重度银屑病和强直性脊柱炎的特效药）。我国批准的第一个人源化癌症治疗单克隆抗体药物是百泰生物有限公司（是中国和古巴合资合作）生产的"泰欣生"（重组人源化抗人表皮生长因子受体单克隆抗体）。

2. 诊断类抗体

诊断类抗体在医学和生物学领域内广为应用，能够对传染性疾病起诊断作用。单克隆抗体由于具有良好的均一性和高度的特异性，因而在疾病诊断中得到了广泛应用。诊断类抗体包括血清学鉴定用的抗体和免疫标记技术用的抗体等，主要用于细菌学诊断、病毒学诊断、免疫学诊断、肿瘤诊断等。例如抗 A、抗 B 血型定型试剂（单克隆抗体）专用于鉴定人 ABO 血型；甲胎蛋白（AFP）测定试剂盒（酶联免疫法）用于检测人血清中 AFP 含量，适用于原发性肝细胞癌的早期辅助诊断。

知识拓展

植物抗体

利用植物生产的抗体类药物，被称为"植物抗体"。"转基因技术"的日臻成熟，为植物抗体的生产奠定了坚实的基础。适合生产植物抗体的转基因植物种类繁多，有苜蓿、玉米、青浮萍、水稻、红花与烟草等。

与现有抗体的生产技术（哺乳动物细胞培养法或微生物培养法）相比，植物抗体具有以下优点：①成本低，现有技术生产抗体至少需要一间符合 GMP 标准的厂房和一套昂贵的不锈钢发酵、培养设备，总投资在 1.5 亿~2.0 亿美元左右；而利用植物生产抗体只需要一块农田与一套实验室规模提取装置即可，还可沿用成熟的栽培技术与田间机械化耕作，总投资不过几百万美元。②见效快，转基因植物生长速度很快，属于高效的抗体生产方式。研究人员发现，青浮萍每一天半体积可增加 1 倍，可在人工水池中生长；苜蓿在温室里每 5 周即可收获 1 次，种 1 次可在几年中连续收获其茎叶；玉米、水稻与红花等高产农作物的种子亦可用于生产植物抗体，利用转基因技术使抗体集中于种子里面，待上述农作物成熟后将其种子干燥即可长期贮存，可视市场需求将种子里的抗体药物提纯后陆续投放市场。

总而言之，利用转基因植物生产的抗体药物是一种全新的、大胆的科学尝试。它不仅节省投资、见效较快，还可大大提高抗体的总产量，降低生产成本，从而改变现有生物工程技术生产的抗体药物价格昂贵、普通工薪阶层患者难以承受的缺点。21 世纪，植物抗体将成为一种能左右世界医药市场的新型治疗药，其市场潜力不可低估。

第二节 各 论

一、治疗类抗体

破伤风抗毒素
Tetanus Antitoxin

【来源】本品系由破伤风类毒素免疫马所得血浆，经胃酶消化后纯化制成的液体抗毒素球蛋白制剂。

【性状】 本品为无色或淡黄色的澄明液体，无异物，久置有微量可摇散的沉淀。

【作用与用途】 本品含特异性抗体，具有中和破伤风毒素的作用，可用于破伤风梭菌感染的预防和治疗。已出现破伤风或其可疑症状时，应在进行外科处理及其他疗法的同时，及时使用抗毒素治疗。开放性外伤（特别是创口深、污染严重者）有感染破伤风的危险时，应及时进行预防。凡已接受过破伤风类毒素免疫注射者，应在受伤后再注射 1 针类毒素加强免疫，不必注射抗毒素；未接受过类毒素免疫或免疫史不清者，须注射抗毒素预防，但也应同时开始类毒素预防注射，以获得持久免疫。

【不良反应】 ①过敏性休克：可在注射中或注射后数分钟至数十分钟内突然发生。②血清病：主要症状为荨麻疹、发热、淋巴结肿大、局部浮肿，偶有蛋白尿、呕吐、关节痛，注射部位可出现红斑、瘙痒及水肿。

【注意事项】 ①过敏试验为阳性反应者慎用。患者注射抗毒素后，须观察 30min 始可离开。②如不便静注时，也可作腹腔注射，以求速效。③每次注射须保存详细记录，包括姓名、性别、年龄、住址、注射次数、上次注射后的反应情况、本次过敏试验结果及注射后反应情况、所用抗毒素的生产单位名称及批号等。

【药物商品】 预防用每支 1500IU；治疗用每支 10000IU。

【贮藏】 于 2～8℃避光保存和运输。自分装之日起有效期为 3 年。

破伤风人免疫球蛋白
Human Tetanus Immunoglobulin

【来源】 本品系用人用破伤风疫苗免疫供血浆者，采集含高效价破伤风抗体的血浆，经低温乙醇蛋白分离法，或经批准的其他分离法提取，并经病毒灭活处理制成。

【性状】 本品为无色或淡黄色澄清液体，可带乳光，不应出现浑浊。

【作用与用途】 本品含高效价的破伤风抗体，能中和破伤风毒素，从而起到预防和治疗破伤风梭菌感染的作用。本品主要用于预防和治疗破伤风，尤其适用于对破伤风抗毒素有过敏反应者。

【不良反应】 很少。

【注意事项】 ①应用本品作被动免疫的同时，可使用吸附破伤风疫苗进行自动免疫，但注射部位和用具应分开。②若有摇不散的沉淀或异物，以及安瓿有裂纹、过期失效等情况，均不得使用。③开瓶后，应一次注射完毕，不得分次使用。

【药物商品】 每支 250IU。

【贮藏】 于 2～8℃避光保存和运输。

抗狂犬病血清
Rabies Antiserum

【来源】 本品系由狂犬病病毒固定毒免疫马所得血浆，经胃酶消化后纯化制得的液体抗狂犬病球蛋白制剂。

【性状】本品为无色或淡黄色的澄明液体，无异物，久置有微量可摇散的沉淀。

【作用与用途】本品具有特异性中和狂犬病病毒的作用，可用于狂犬病的预防。本品用于配合狂犬病疫苗对被疯动物严重咬伤如头、脸、颈部或多部位咬伤者进行预防注射。

【不良反应】同白喉抗毒素。

【注意事项】①受伤部位应先进行处理，若伤口曾用其他化学药品处理过时，应冲洗干净。②被疯动物咬伤后注射愈早愈好。咬后48h内注射本品，可减少发病率。对已有狂犬病症状的患者，注射本品无效。③其他同白喉类抗毒素。

【药物商品】每支不低于400IU。

【贮藏】于2~8℃避光保存和运输。自分装之日起有效期为3年。

注射用抗人 T 细胞 CD3 鼠单克隆抗体
Mouse Monoclonal Antibody against Human CD3 Antigen of T Lymphocyte for Injection

【来源】本品系以杂交瘤技术由人 T 淋巴细胞免疫 BALB/c 小鼠后，取脾细胞与 BALB/c 小鼠骨髓瘤细胞融合，得到稳定分泌抗 CD3 特异性抗体的杂交瘤细胞，用小鼠体内法制备抗体，经纯化冻干制成。

【性状】本品为白色疏松体，复溶后为略带乳光的澄清液体。

【作用与用途】本品具有免疫抑制作用，可逆转对移植器官的排斥反应，其作用机制可能是阻断急性同种异体排斥反应中起主要作用的 T 细胞功能。本品主要用于肾脏移植、器官移植患者之急性排斥反应的治疗和预防。

【不良反应】本品的 74 例临床研究期间，少数患者出现以下不良反应：发热（9.46%），皮疹（1.35%），肺部感染（5.41%），白细胞下降（8.11%），单纯疱疹（1.35%），恶心呕吐（2.7%），胃部痉挛（1.35%），腹泻（1.35%），鼻塞四肢发酸（1.35%），其中有的不良反应可能与联合使用的其他免疫抑制剂有关。

【注意事项】①本品注射前一周内体重增加超过 3% 的患者禁用；在开始治疗前 24h 经胸透证实液体超负荷的患者禁用。②本品注射前患者体温不得超过 37.8℃，否则应先用解热药。③接受本品治疗的患者应在有心肺功能复苏设备、急救药品及人员监护下进行，因为本品注射时，常有发热、寒战、呼吸困难及其他不适症状发生，特别是第一二针注射时，应密切监视及处理。④本品为异种蛋白，可诱发抗体产生，停药后再次使用时将限制其疗效，并可能发生过敏反应等严重后果，一般不再次使用。⑤使用免疫抑制剂常增加患者对感染原的易感性，应考虑控制及治疗感染的发生。

【药物商品】复溶后每支1ml，每支含单克隆抗体5mg。

【贮藏】于2~8℃避光保存和运输。自分装之日起有效期为3年。

2010 年版《中国药典》收载的部分抗体类药物见表4-3。

表4-3　2010年版《中国药典》收载的部分抗体类药物

药物名称	简要介绍
白喉抗毒素 Diphtheria Antitoxin	【性状】本品为无色或淡黄色的澄明液体，无异物，久置有微量可摇散的沉淀 【来源】本品系由白喉类毒素免疫马所得血浆，经胃酶消化后纯化制成的液体抗毒素球蛋白制剂 【作用与用途】本品含有特异性抗体，具有中和白喉毒素的作用，用于预防和治疗白喉。对已出现白喉症状者应及早注射抗毒素治疗。未经白喉类毒素免疫注射或免疫史不清者，如与白喉患者有密切接触，可注射抗毒素进行紧急预防，但也应同时进行白喉类毒素预防注射，以获得持久免疫 【贮藏】于2~8℃避光保存和运输。自分装之日起有效期为3年
多价气性坏疽抗毒素 Gas-ganrene Antitoxin（Mixed）	【性状】本品为无色或淡黄色的澄明液体，无异物，久置有微量可摇散的沉淀 【来源】本品系由产气荚膜、水肿、败毒和溶组织四种梭菌的毒素或类毒素分别免疫马所得血浆，经胃酶消化后纯化制成的液体多价抗毒素球蛋白制剂 【作用与用途】本品用于预防和治疗由产气荚膜、水肿、败毒和溶组织梭菌引起的感染 【贮藏】原料严封，在干燥处保存。注射液密闭保存。注射用无菌粉末密闭，在凉暗干燥处保存
肉毒抗毒素 Botulinum Antitoxins	【性状】本品为无色或淡黄色的澄明液体，无异物 【来源】本品分为6个型，各型系由肉毒梭菌A、B、C、D、E、F型毒素或类毒素分别免疫马所得的血浆，经胃酶消化后纯化制成的液体抗毒素球蛋白制剂 【作用与用途】本品用于预防和治疗A、B、C、D、E、F型肉毒中毒 【贮藏】于2~8℃避光保存和运输。自分装之日起有效期为3年
乙型肝炎人免疫球蛋白 Human Hepatitis B Immunoglobulin	【性状】本品为无色或淡黄色澄清液体，可带乳光，不应出现浑浊 【来源】本品采用乙型肝炎疫苗免疫供血浆者，采集含高效价乙型肝炎病毒表面抗体的血浆，经低温乙醇蛋白分离法，或经批准的其他分离法提取，并经病毒灭活处理制成 【作用与用途】本品主要用于乙型肝炎预防 【贮藏】于2~8℃避光保存和运输
抗炭疽血清 Anthrax Antiserum	【性状】本品为无色或淡黄色的澄明液体，无异物，久置有微量可摇散的沉淀 【来源】本品系由炭疽杆菌抗原免疫马所得的血浆，经胃酶消化后纯化制成的液体抗炭疽球蛋白制剂 【作用与用途】本品用于预防和治疗炭疽病 【贮藏】于2~8℃避光保存和运输。自分装之日起有效期为3年
抗眼镜蛇毒血清 Naja Naja（atra）Snake Antivenin	【性状】本品为白色或淡黄色的疏松体，按标示量加入注射用水，轻摇后应于15min内完全溶解为无色或淡黄色的澄明液体，无异物 【来源】本品系由眼镜蛇毒或脱毒眼镜蛇毒免疫马所得的血浆，经胃酶消化后纯化制成的冻干抗眼镜蛇毒球蛋白制剂 【作用与用途】本品用于治疗被眼镜蛇咬伤者 【贮藏】于2~8℃避光保存和运输。自分装之日起有效期为5年
抗人T细胞猪免疫球蛋白 Anti-human T Lymphocyte Porcine Immunoglobulin	【性状】本品为淡橙黄色澄明液体，可带乳光 【来源】本品系由人T淋巴细胞免疫猪后，取其血浆经去除杂抗体、纯化、浓缩后，再经病毒灭活处理并加入适宜稳定剂制成 【作用与用途】本品主要用于临床器官移植的免疫排斥预防及治疗，骨髓移植的移植物抗宿主反应预防，重型再生障碍性贫血等病的治疗 【贮藏】于2~8℃避光保存和运输

二、诊断类抗体

抗 A 抗 B 血型定型试剂（单克隆抗体）
Anti – A and Anti – B Blood Grouping Reagents（MonoclonalAntibody）

【来源】本品系由分泌抗人 A 型和抗人 B 型血型抗原单克隆抗体的杂交瘤细胞培养上清液并补加一定量小鼠腹水抗体。

【性状】抗 A：浅蓝色澄明液体。抗 B：浅黄色澄明液体。

【作用与用途】专用于鉴定人 ABO 血型。

【注意事项】①对含有较多自身冷凝集素的受检者，在鉴定血型时往往被误定为 AB 血型，遇到此种情况，需用 37℃生理氯化钠溶液洗涤受检者红细胞 2 ~ 3 次，以去除吸附在红细胞上的冷凝集素，然后再鉴定血型。②在做配型试验时，如发现有不配合现象，则取受检者血清，用已知 A 或 B 血型红血球进行反定型试验，以核实原鉴定的血型是否正确。③用立即试管法不能测出亚型（如 Ax），需延长作用时间。④凡抗球蛋白试验阳性、新生儿溶血病或获得性溶血性贫血患者红细胞，因其红细胞表面吸附有抗体球蛋白，而干扰血型的鉴定，遇到此种情况需进行吸收释放试验。

【药物商品】每支 10 ml，抗 A、抗 B 每盒各 1 支，塑料瓶。

【贮藏】2 ~ 8℃避光保存。

鼠抗人 S – 100 单克隆抗体
Mouse Monoclonal Antibody to S – 100

【来源】本品系由人 S – 100 蛋白免疫小鼠制备的单克隆抗体。

【作用与用途】本品主要用于星型细胞少数胶质瘤、室管膜瘤、神经母细胞瘤、神经鞘瘤、恶性黑色素瘤、脂肪肉瘤的诊断与鉴别诊断。

【注意事项】本品适用于福尔马林固定石蜡包埋切片和冰冻切片的免疫组织化学染色。本抗体浓缩液可 1∶200 ~ 1∶500 稀释使用，工作液无需稀释，可直接使用。

【药物商品】浓缩液：0.1ml；0.2ml；1.0ml。工作液：1.5ml；3.0ml；6.0ml。

【贮藏】抗体工作液需在 4℃条件下保存，每次使用后，应立即放回 4℃冰箱中。试剂保质期为 6 个月。抗体浓缩液在 – 20℃保存，保质期为 12 个月。

甲胎蛋白（AFP）测定试剂（酶联免疫法）
Diagnostic Reagents for Alpha – fetoprotein（ELISA）

【来源】本品针对 AFP 不同抗原决定簇的双单克隆抗体分别制备成包被板和酶结合物。

【作用与用途】AFP 是胚胎血清中的一种主要蛋白质，属于肿瘤相关抗原，主要由胎肝合成，出生后急剧下降，新生儿在出生后几个月至一年内降至正常水平（20ng/ml）。AFP 为一单一肽链，相对分子质量 65000～70000。正常妊娠中期 AFP 含量可达 90～500ng/ml。在畸形妊娠（如无脑儿、脊柱裂）时，孕妇血清 AFP 异常升高；当患有原发性肝细胞癌、畸胎瘤时，血清中的 AFP 含量异常升高。正常人血清中 AFP 含量≤20.0ng/ml。AFP 作为一种肿瘤标志物，已被广泛用于原发性肝癌（HCC）的诊断。

本品利用 ELISA 双抗体夹心法原理检测人血清中 AFP 含量，适用于原发性肝细胞癌及胎儿神经管异常（脊柱裂、脑积水）的早期辅助诊断。

【注意事项】患者标本无需特殊制备处理，但应正确收集全血标本，离心分离后，提取血清用于检测。待测血清存放于 4℃冰箱，采血后 24h 内测定。若需长时间保存，则应冻存于 -20℃以下，避免反复冻融。使用前恢复到室温，轻轻摇动混匀。若标本有沉淀物形成，应离心除去，并确定未变质方可使用。溶血或脂血标本不能使用。

【药物商品】甲胎蛋白（AFP）测定试剂盒（酶联免疫法）。

【贮藏】置于 2～8℃避光贮存，有效期 10 个月。试剂盒使用前要充分恢复到室温。

【课后练习】

1. 关于抗体的说法错误的是（　　）。
   A. 所有的抗体都是免疫球蛋白，而免疫球蛋白并非完全为抗体
   B. 抗毒素属于抗体物质，具有中和细菌外毒素毒性的作用
   C. 免疫血清属于单克隆抗体
   D. 单克隆抗体具有高度特异性、均一性、效价高、来源稳定、可大量生产等特点

2. 使用破伤风人免疫球蛋白进行破伤风疾病的预防属于（　　）。
   A. 人工自动免疫　　　　　　　　B. 人工被动免疫
   C. 自然自动免疫　　　　　　　　D. 自然被动免疫

3. 开放性外伤（特别是创口深、污染严重者）有感染破伤风的危险时，应及时使用（　　）。
   A. 破伤风抗毒素　　　　　　　　B. 破伤风类毒素
   C. 人免疫球蛋白　　　　　　　　D. 胎盘球蛋白

4. 用于预防和治疗由产气荚膜、水肿、败毒和溶组织梭菌引起的感染的是（　　）。
   A. 白喉抗毒素　　　　　　　　　B. 肉毒抗毒素
   C. 破伤风抗毒素　　　　　　　　D. 多价气性坏疽抗毒素

5. 用于临床器官移植的免疫排斥预防及治疗的是（　　）。
   属于诊断类抗体的是（　　）。
   我国批准上市的首个抗体类药物是（　　）。
   我国批准的第一个人源化癌症治疗单克隆抗体药物是（　　）。
   A. 注射用抗人 T 细胞 CD3 鼠单克隆抗体
   B. 益赛普
   C. 鼠抗人 S-100 单克隆抗体
   D. 泰欣生

（王舰平）

第三章 血液制品类

【学习目标】

1. 了解血液制品基本概念；
2. 了解血液制品的分类；
3. 了解血液制品的安全性；
4. 掌握血液制品代表药物的医药商品知识。

血液由液态的血浆和具有细胞形态的有形成分（主要是红细胞、白细胞和血小板）组成。正常人体血液总量大约是体重的7%～8%，大部分血液参与血液循环，少部分血液贮藏于肝、脾等器官内，进行新陈代谢。各种原因引起的血管破裂都可能导致出血，如果失血量较少，不超过总血量的10%，则通过机体的自我调节，可以很快恢复；如果失血量较大，达总血量的20%，则出现脉搏加快、血压下降等症状；如果在短时间内失血量达总血量的30%或更多，就可能危及生命。

第一节 概 述

一、基本概念

1. 血液制品

是指由健康人的血液或经特异免疫的人血浆，经分离、提纯或由重组 DNA 技术制成的血浆蛋白成分，以及血液细胞有形成分的统称。例如人血白蛋白、人免疫球蛋白、人凝血因子（天然或重组的），用于治疗和被动免疫预防。

2. 血液

或称全血，是指采集于含有抗凝剂溶液中的血液，抗凝溶液中可含或不含营养物，如葡萄糖或腺嘌呤等。

3. 血浆

是指血液采集于含有抗凝剂的接收容器中，分离血细胞后保留的液体部分；或在单采浆过程中，抗凝血液经连续过滤或离心分离后的液体部分。

4. 单采血浆术和单采血细胞术

是指用物理学方法由全血分离出血浆或一种或多种血细胞组分，并将其余组分回输给供血员的操作技术。

5. 成分输血

是指用物理或化学方法，将血液中各种有效成分分离、加工、提纯，分别制成高浓度、高纯度的各类血液制品（如红细胞、白细胞、血小板和血浆蛋白制品等），再根据患者病情需要，有针对性地输注相应血液制品，以达到治疗目的的一种输血措施。

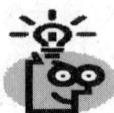

【小知识】　　成分输血是现代输血的方向，是输血现代化的标志之一。成分血的浓度高、纯度好、疗效快、不良反应少、稳定性好、便于保存和运输，还可以一血多用，节省血液资源，节约患者费用，减少疾病传播。常规的全血输血法造成了血液资源的极大浪费，据估计，在所有的全血输血治疗中，至少 50% 的患者只需要输给红细胞即可达到治疗效果；如果输用全血，不仅会造成浪费，有时还很难达到满意的疗效；且反复输用全血，易出现输血反应等。

二、血液制品的分类

自 20 世纪 40 年代中期 Cohn 等发明了用冷乙醇分离法从人血浆中提取白蛋白等主要血液制品至今，经过 60 多年的发展，血液制品的质量、安全性及产量都有了大幅度提高，其种类也呈现了复杂的多样性。

（一）血浆制品

1. 新鲜冷冻血浆

将新鲜采集的抗凝全血在 4℃ 条件下离心，再迅速用 −30℃ 冰箱或速冻冰箱将分出的血浆速冻成块，并冻存在 −20℃ 以下。从全血采集到血浆速冻结束不应超过 6h（全血保养液为复方枸橼酸钠注射液时）或 8h（全血保养液为枸橼酸 − 磷酸盐 − 葡萄糖、枸橼酸盐 − 磷酸盐 − 葡萄酸时）。

新鲜冷冻血浆在 −20℃ 以下冻存，冷冻状态一直持续到使用之前，有效期自采血日起 1 年。新鲜冷冻血浆能有效地保存血浆中各种生物活性成分，其融化后等同于新鲜血浆，是除血小板以外所有未经浓缩的凝血因子的来源。新鲜冷冻血浆应用最为广泛，可用于先天性或获得性凝血因子缺乏症、免疫球蛋白缺乏症等。

2. 普通冷冻血浆

又称为冷冻血浆，与新鲜冷冻血浆的区别是其来源不同。制备普通冷冻血浆的血液来源于保存期内过期不满 5d 的抗凝全血或保存期满 1 年的新鲜冷冻血浆。

普通冷冻血浆在 −20℃ 以下冻存，冷冻状态一直持续到使用之前，有效期自采血日起 5 年。该制品含有全部稳定的凝血因子，但缺乏不稳定的凝血因子 V 和凝血因子Ⅷ，临床上主要用于扩充血容量，补充各种稳定的凝血因子。

3. 新鲜液体血浆

将保存期内的抗凝全血在 (4±2)℃ 条件下，经离心后分离出血浆，即为新鲜液体血浆。新鲜液体血浆保存温度为 (4±2)℃，24h 内输注。该制品含有全部凝血因子，血浆蛋白为6%~8%，纤维蛋白原为0.2%~0.4%。临床上用于扩充血容量，补充凝血因子。

4. 冷沉淀

又称为冷沉淀抗血友病因子，是指将约200ml新鲜冷冻血浆在1~6℃复融后留下的冰渣状不溶性成分，迅速高速离心，移去上层血浆，剩下的白色沉淀物。将其连同剩下的少量血浆即刻置于-30℃冷冻，从新鲜冷冻血浆完全融化到分离结束不应超过1h。

冷沉淀在-20℃以下冻存，冷冻状态一直持续到使用之前，有效期自采血日起1年，融化后应立即使用。该制品有效成分主要是凝血因子Ⅷ和纤维蛋白原，主要用于补充凝血因子Ⅷ和纤维蛋白原。

5. 其他血浆制品

（1）融化血浆 指在30~37℃融化后的新鲜冷冻血浆，因故未输注而在1~6℃保存，且保存期在5d以内时。融化血浆保留了新鲜冷冻血浆中全部稳定的蛋白质，但凝血因子Ⅴ和凝血因子Ⅷ等不稳定成分含量较少，其作用同普通冷冻血浆。

（2）24h内冷冻血浆 指全血采集后24h内分离血浆，并用-30℃冰箱或速冻冰箱冷冻成块，保留了新鲜冷冻血浆中全部稳定的蛋白质，其作用也同普通冷冻血浆。

（二）血细胞成分制品

1. 红细胞成分制品

红细胞成分制品包括：浓缩红细胞、红细胞悬液（添加剂红细胞）、洗涤红细胞、少白细胞红细胞、冰冻红细胞、代血浆红细胞悬液、照射红细胞、年轻红细胞、半浆血等。红细胞成分制品浓度高，可提高机体携带并运送氧气的能力，且输注量少，可避免循环超负荷，适用于各种血容量正常的贫血、急性失血患者及手术后需要输血的患者。

在全部红细胞成分制品中，红细胞悬液应用最多；对输液量严格限制的贫血患者可选用浓缩红细胞；自身免疫性溶血性贫血患者可选用洗涤红细胞；曾有输血反应的患者可选用少白细胞红细胞；海洋性贫血、重症再生障碍性贫血等需要长期反复输血的患者可选用年轻红细胞；对造血干细胞移植、急性放射病、血液病化放疗后等严重免疫缺陷者可选用照射红细胞；存在抗多种血型抗体或抗高频率抗原的抗体的患者可选用冰冻红细胞等。

2. 白细胞成分制品

白细胞成分制品主要是浓缩白细胞，具有手工和机采两种制备方式。手工分离制备的白细胞是由200ml全血制成的，内含粒细胞数不小于0.5×10^9。机采白细胞是用血细胞分离机从单个供血者一次采集白细胞多于1.0×10^{10}，产品容量约200ml。

白细胞成分制品在室温贮藏，应尽快输用，不得超过24h。浓缩白细胞中的中性粒细胞，具有吞噬作用，能提高机体的抗感染能力，主要用于粒细胞缺乏的替代治疗。但由于粒细胞的抗原性强，易引起免疫反应且易传播病毒，限制了其临床应用。

3. 血小板成分制品

血小板成分制品包括：常规浓缩血小板、单采浓缩血小板和照射血小板。血小板在止血和凝血过程中具有重要作用。血小板成分制品主要用于再生障碍性贫血、白血病、淋巴瘤及其他肿瘤患者因治疗而导致的骨髓抑制。

（三）血浆蛋白成分制品

血浆蛋白是血浆中具有多种生理功能的蛋白质总称，约占血浆总量的6%～8%。血浆蛋白成分制品主要包括白蛋白类制品、免疫球蛋白类制品和凝血因子类制品等。

1. 白蛋白类制品

通常指浓度为20～25g/dl的白蛋白制品，有扩充血容量和维持正常血浆胶体渗透压的作用，是临床使用最广泛的血浆蛋白制品，主要用于纠正因大手术、创伤、器官移植等引起的急性血容量减少；处理大面积烧伤、呼吸窘迫等引起的体液水、电解质和胶体平衡失调，以防止和控制休克；低蛋白血症等。

2. 免疫球蛋白类制品

（1）肌注免疫球蛋白类制品　又称为正常人免疫球蛋白制品，主要用于某些病毒性传染病，如甲型肝炎和麻疹等疾病的预防，如人免疫球蛋白、冻干人免疫球蛋白、特异性免疫球蛋白等。

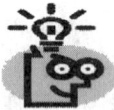

> 【小知识】　　特异性免疫球蛋白制品对病原体具有更高的特异性和效价，预防效果更为可靠，甚至具有肯定的治疗效果。常用的特异性免疫球蛋白制品有：乙型肝炎人免疫球蛋白、狂犬病人免疫球蛋白、破伤风人免疫球蛋白、抗人T细胞免疫球蛋白等。

（2）静注免疫球蛋白类制品　是当今血液制品产业的主导产品，主要用于抗体缺乏的替代治疗和进行免疫调节的大剂量治疗，如静注人免疫球蛋白、静注人免疫球蛋白（pH4）、冻干静注人免疫球蛋白（pH4）等。

3. 凝血因子类制品

凝血因子是一类能够参与血液凝固基本环节的多种蛋白质组分，世界卫生组织按其发现的先后次序用罗马数字编号，有凝血因子I、II、III、IV、V、VII、VIII、IX、X、XI、XII、XIII等，凝血因子XIII以后被发现的凝血因子，经多年验证，认为对凝血功能无决定性影响，不再列入凝血因子的编号。凝血因子VI事实上是活化的第五因子，已经取消。

凝血因子类制品在维持机体正常凝血机制、保护血管渗漏方面起着重要的作用，主要包括人凝血因子VIII、人纤维蛋白原、人凝血酶原复合物等。

4. 其他

包括补体系统制品、蛋白酶抑制剂制品、血浆运载蛋白制品等。例如α_2-巨球蛋白是正常人血浆中的一种中等含量的血浆蛋白质，是多种蛋白水解酶的抑制剂，具有促进造血组织受放射损伤后的恢复、抑制肿瘤生长和清除循环中的蛋白水解酶等重要生理功能。

（四）全血

全血是指使用不同的抗凝剂于采血后2～8℃保存，包括血细胞、血浆的所有成分、抗凝剂及保存液。国际上一般以450ml全血为1单位，我国则以200ml全血为1单位，也分有 300ml 和 400ml 包装。

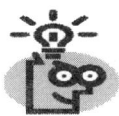

【小知识】 全血的保存期主要指保存期末的血输到体内 24h，红细胞存活率在 70% 以上。使用酸性枸橼酸盐 – 葡萄糖溶液（ACD）抗凝，能保存 21d；使用枸橼酸盐 – 磷酸盐 – 葡萄糖溶液（CPD）抗凝，则能保存 35d。随着保存时间的延长，血液中各种有效成分的功能逐渐丧失。全血在 4℃ 保存 24h，粒细胞功能已丧失，血小板和凝血因子 Ⅷ 活性丧失 50%；保存 3 ~ 5d，凝血因子 Ⅴ 活性丧失 50%；保存 1 周后尚具有功能的成分是红细胞和血浆蛋白。

三、血液制品的安全性

血液制品在医疗急救、战伤抢救以及某些特定疾病的预防和治疗上，有着其他药品不可替代的重要作用。但血液制品存在的一些不安全因素不容忽视，患者每输用一次血液制品，就有可能接触到感染性物质及同种异型抗原性物质，将给人类健康带来威胁。

1. 病毒感染问题

由于血液制品趋向于大规模生产，大部分血液制品生产的一次投料所需的血浆量，一般是从 5000 ~ 10000 人份单采血浆单位甚至更多供浆员采集的混合血浆。尽管对供浆员事先要进行严格筛选，但由于目前检测手段普遍存在不同程度缺陷，加上人为因素可能带来的失误，从理论上讲，难以保证原料血浆的绝对安全。自然界许多病毒或细菌等病原微生物能污染人体血液，血液制品有传播病毒的可能性。

迄今，已经确认可以通过受污染的血液制品传播的病毒主要有乙型肝炎病毒（HBV）、丙型肝炎病毒（HCV）、人类免疫缺陷病毒（HIV）、人类嗜 T 淋巴细胞病毒（HTLV）等（表 4 – 4）。其中，HIV、HBV、HCV 的感染率较高，危害非常严重，受到国内外医学界的普遍关注。世界卫生组织提供的资料表明，全世界 5% ~ 10% 的 HIV 感染是通过输血传播。我国第一例艾滋病（AIDS）患者就是由于使用了污染有 HIV 的进口血液制品而感染的。

表 4 – 4 由血液制品传播的病毒

发生程度	病毒种类	大小/nm	传播可能		引起疾病
			全血	成分制品	
	HBV	42	+	+	乙型肝炎
	HCV	30 ~ 60	+	+	丙型肝炎
	HDV	28 ~ 39	+	+	丁型肝炎，HDV 常与 HBV 联合感染
引起疾病	HIV – 1	100	+	+	AIDS
	HIV – 2	100			AIDS
	HTLV – Ⅰ	90 ~ 140			成人 T 淋巴细胞白血病
	HTLV – Ⅱ	90 ~ 140	+	–	成人 T 淋巴细胞白血病

续表

发生程度	病毒种类	大小/nm	传播可能		引起疾病
			全血	成分制品	
次要的	CMV	200	+	−	巨细胞病毒感染血症
	EBV	150～180	+	−	EB 病毒感染
	HPV	18～26	+	+	人类乳头状瘤病毒,导致生殖器官癌症
	HAV	27～32	+(罕见)	−	甲型肝炎,不经输血传播,但输血Ⅷ和Ⅸ因子可感染
其他	HGV		+		庚型肝炎,常与 HCV 联合感染
	TTV		+	+	新型肝炎病毒,常与其他病毒联合感染

保证血液制品安全行之有效的措施:①加强血源管理,加强宣传教育,从供血队伍中排除高危人群;②加强供血者及原料血浆的筛选,包括增加必要的检验项目和提高要求;③改进工艺,生产厂家严格执行 GMP,在制造过程中引入去除、灭活病毒的步骤;④对最终产品的质量控制和对临床使用的信息反馈。

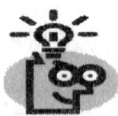

【小知识】 对血液制品进行去除、灭活病毒处理,是保证血液制品安全非常重要的环节。目前,用于血液制品病毒去除、灭活的方法多种多样,有物理、化学和物理－化学联合方法。常用的物理方法有加热、射线照射、过滤、离心、洗涤、色谱法等;常用的化学方法有烷化剂、氧化剂法等;物理－化学联合方法有光敏剂与紫外线或可见光联合法、色谱与有机溶剂或表面活性剂联合法等。

2. 同种抗原性物质问题

血液成分非常复杂,血浆蛋白含有形形色色不同的遗传型,目前已知的各种血细胞和血浆蛋白抗原系统繁多。全世界 60 多亿人群中,除同卵双胎外,几乎没有完全相同的血型,每一批纯度不高的血液制品中所含的同种异型抗原性物质种类更是不计其数。各种血型物质的抗体蛋白,数量繁多;触珠蛋白、α_1－抗胰蛋白酶、转铁蛋白等的遗传及变异型,总数均在 20 种以上。遭受过多的同种异型抗原性物质重复攻击,可诱发机体变态反应,甚至使机体免疫功能下降。

知识拓展

血液代用品

由于人类血型复杂、异型输血可导致严重的免疫反应、血源性疾病感染和传播、血液运输存储困难、安全有效的血源日益紧张等,促进了人类对血液代用品的研究开发,20 世纪 40 年代末已出现了用糖类、蛋白质类物质代替血液物质的尝试。

血液代用品是指具有载氧功能、维持血浆渗透压和酸碱平衡、扩充血容量的人工制剂，主要包括血浆代用品、血小板代用品和红细胞代用品。其中，以白蛋白、羟乙基淀粉、葡聚糖等溶液作为血浆代用品已被用于临床，其作用是维持血液的渗透压、酸碱平衡及血容量，但因其不具备传递氧的功能，使用受到了限制；血小板代用品正处于研究初期；而血液在体内最重要的是红细胞的载氧功能，红细胞代用品是研究开发的重点，主要有化学合成的高分子全氟碳化合物类和生物技术制备的血红蛋白类等。

优良的血液代用品应具备以下特点：①必须无菌、无毒性、无热原、对输入体无免疫原性。②适合各种血型，可以省去输血前常规交叉配血的时间和费用。③与人血组分具有良好的生物相容性，最大限度地代替人血的生理功能。④在血管内有满意的保留时间，代谢产物无毒并能经正常渠道排出。⑤贮藏条件不高，且时间较长。

血液代用品具有重要潜在的应用价值和广泛的应用前景，其适应证包括①创伤治疗，及时给予创伤患者输注，维持循环容量和传递氧，可有效控制出血性休克，挽救伤者生命。②手术期血液稀释，替代手术开始所采集的大量自身血，减少血库和患者的负担。③用于具有多种红细胞抗原抗体，难以寻找适配血液的患者。④心脏手术时体外循环起始循环液，冠状成形术中的灌注液。⑤预防和治疗败血症休克的低血压。⑥肿瘤治疗，改善肿瘤组织的微血管系统，增强肿瘤组织供氧，提高肿瘤组织对电离辐射及化疗的敏感性。⑦保存离体器官、移植器官的保存。⑧贫血，提供铁，刺激骨髓细胞产生红细胞等。

目前，血液代用品研究开发已经取得了令人瞩目的进步，将缓解血源短缺的困难，杜绝血源性疾病的交叉感染，免除适配血型麻烦及输血反应困扰，大大提高了急救输血的应急能力。

第二节 各 论

一、血浆制品

新鲜冷冻血浆
Fresh Frozen Plasma

【别名】新鲜冰冻血浆，FFP。

【来源】本品系采用全血分离或单采血术 8h 内分离获得的血浆，一般应经病毒灭活处理后迅速冷冻制备而成，整个冷冻过程应在 1h 内达到 $-30℃$，几乎保存了血液中所有凝血因子，包括凝血因子 V 及凝血因子Ⅷ等不稳定因子。

【性状】本品为黄色液状物，低温冷冻状态下呈固态，若有脂肪时则有白色混浊现象。

【作用与用途】本品是临床上使用最多的一种血浆，适用于①单个凝血因子缺乏的补充（某种凝血因子先天性缺乏而又无相应浓缩剂时）；②多种凝血因子缺乏的补充，如肝病患者获得性凝血功能障碍；③大量输血伴发的凝血功能障碍；④口服抗凝剂过量引起的出血；⑤抗凝血酶Ⅲ缺乏；⑥血栓性血小板减少性紫癜；⑦血浆置换时作为置换液。

【不良反应】 大量使用本品会抑制体内凝血因子的合成能力。

【注意事项】 本品应用时在37℃水浴中融化，不断轻轻地摇动血袋，直到完全融化为止，24h 内用输血器输注。解冻后若外观呈现异常，请勿使用；解冻后不可重新冻存。

【药物商品】 本品自250ml 全血分离冷冻所得者为1 单位，每单位体积约为 90 ~ 120ml；自500ml 全血分离冷冻所得者为2 单位，每单位体积约为 180 ~ 240ml。

【贮藏】 于 -20℃下保存，有效期1 年。

冷沉淀
Cryoprecipitation

【别名】 抗血友病球蛋白。

【来源】 本品是新鲜冰冻血浆在1 ~ 5℃条件下融化、收集到的沉淀物。

【性状】 本品为白色沉淀物，30 ~ 37℃融化的冷沉淀为淡黄色澄清液体。

【作用与用途】 本品主要成分为凝血因子Ⅷ、凝血因子ⅩⅢ、少量纤维蛋白原、血管性血友病因子和纤维结合蛋白。在临床上主要用于：①儿童及轻型成年人甲型血友病；②血管性血友病；③先天性或获得性凝血因子Ⅷ缺乏症；④先天性或获得性纤维蛋白原缺乏症，对严重创伤、烧伤、白血病和肝功能衰竭等所致的纤维蛋白缺乏，输注冷沉淀可明显改善预后；⑤含有纤维粘连蛋白，术后输注可使伤口愈合快且很平整。

【不良反应】 少数患者输注中发生过敏反应，但症状轻微。

【注意事项】 ①新制备的冷沉淀直接输注；冰冻冷沉淀输注前37℃水浴融化，4h 内输注，不可重新冻存。②融化后的冷沉淀允许有微量细小颗粒存在，如出现大块不溶物则不能输注。③同型输注。④用带滤网的双针头输血器输注，输注速度以患者能耐受的最快速度为宜；一般多袋联用，应用生理盐水冲净袋内残留冷沉淀，输注结束冲净管道。⑤冷沉淀黏度较大，如经静脉推注，最好在注射器内加入少量枸橼酸钠溶液，以免注射器发生凝集而堵塞针头。

【药物商品】 本品通常由400ml 新鲜全血的血浆制备作为1 单位，体积为（25 ±5）ml/袋，其中主要含有≥80IU 的凝血因子Ⅷ、纤维蛋白原≥150mg 以及血管性血友病因子，纤维粘连蛋白、凝血因子ⅩⅢ等。

【贮藏】 在 -30℃以下冰箱内保存，有效期1 年。

二、血细胞成分制品

（一）红细胞成分制品

红细胞悬液
Red Blood Cell Suspension

【别名】 添加剂红细胞，悬浮红细胞。

【来源】本品系在多联袋内，将400ml或200ml全血离心，尽量移除上层血浆，加入适量红细胞添加剂制备而成。红细胞添加剂即红细胞保存液，含葡萄糖的化合物、腺嘌呤、氯化钠、磷酸盐或甘露醇等，它不仅能使红细胞很好地保存，而且红细胞被添加剂稀释，输注更流畅。

【性状】本品无凝块、溶血、气泡，上清呈无色透明。

【作用与用途】本品是目前最为常用的红细胞制品，几乎适用于临床各科的输血，主要用于：①血容量正常的慢性贫血需要输血者；②外伤、手术、内出血等引起的急性失血需要输血者；③小儿、老人及妊娠期并发贫血需要输血者。

【不良反应】血浆基本上被移除，减少了输血不良反应的发生。

【注意事项】①输用前反复颠倒，使红细胞与添加剂充分混匀，必要时在输注过程中也要不时轻轻摇动血袋，使红细胞悬起，避免出现越输越慢的现象；若已出现滴速不畅，可将少量的生理盐水通过双头输血器的Y型管移入袋内加以稀释并混匀。②需做交叉配血试验。③不应与其他药物混合输用（生理盐水除外），以免红细胞变性、凝血或溶血。

【药物商品】本品由400ml或200ml全血制备，红细胞比容为0.50~0.65，具有血浆含量少、血黏度低、输注顺畅、速度快、保存期长等优点，是目前红细胞成分应用的最佳途径。

【贮藏】在（4±2）℃的条件下保存期达35d。

少白细胞红细胞
Leukocyte – pool Red Blood Cell

【别名】少含白细胞红细胞，LPRC。

【来源】本品系将红细胞经离心后移除白膜层（即离心后在血浆和红细胞间的一薄层白色的膜，是白细胞和血小板集中的部分），再加入原浆或生理盐水配制而成。

【性状】本品无凝块、溶血、黄疸、气泡及重度乳糜。

【作用与用途】本品具有增强运氧能力的作用，主要用于：①由于多次妊娠或反复输血已产生白细胞或血小板抗体而引起的输血发热反应的患者；②接连发生两次原因不明的输血反应的患者；③可能施行骨髓或器官移植的患者；④需要长期或反复输血者，如重型地中海贫血、再生障碍性贫血、白血病等患者，可从第一次输血起就选用本制品。

【不良反应】少白细胞红细胞悬液的体积、红细胞比容等基本与全血及红细胞悬液相同，使用时应防止出现血液循环超负荷。

【注意事项】①因白细胞和血小板大部分去除，可明显降低输血不良反应。②可减少输血传染病的发生（因白细胞是传染病毒的中间宿主）。③对长期或反复输血的患者可预防白细胞和血小板抗体的产生。

【药物商品】本品由400ml或200ml全血制备，去除白膜层的方法有五种，分别是过滤法（白细胞去除率96.3%~99.6%，红细胞回收率>90%）、手工洗涤法（白细胞去除率79%±1.2%，红细胞回收率>74%±3.3%）、机器洗涤法（白细胞去除率>93%，红细胞回收率>87%）、离心法和沉降法。

【贮藏】（4±2）℃下保存期为24h。

（二）白细胞成分制品

浓缩白细胞
Leukocyte Concentrate

【别名】浓缩粒细胞。

【来源】①手工采白细胞系利用红细胞、白细胞与血小板的相对密度不同，除去红细胞，收集白细胞，经离心浓缩成的白细胞悬液。每单位含 1×10^9 个粒细胞，含较多的红细胞和淋巴细胞；②机器单采白细胞系由单个供血者循环血液中一次采集，每人份含 $0.5 \times 10^{10} \sim 2.0 \times 10^{10}$ 个粒细胞。

【性状】本品无凝块、溶血、黄疸、气泡及重度乳糜出现，血浆颜色呈淡黄色。

【作用与用途】本品含有中性粒细胞，具有细胞吞噬作用和杀菌能力，能提高机体的抗感染能力，主要用于粒细胞缺乏的替代治疗，如急性白血病、恶性淋巴瘤及其他恶性肿瘤患者用化疗或放疗后引起的中性粒细胞低于 $0.5 \times 10^9/L$、急性或重症再生障碍性贫血并发细菌感染，抗生素治疗48h无效者。

【不良反应】除一般的输血不良反应外，尚有其特有的不良反应：①畏寒、发热、严重的可有血压下降，呼吸紧迫；②肺部合并症可有肺炎；③粒细胞输注发生巨细胞病毒感染者比输其他血液制品时更为多见；④浓缩白（粒）细胞中常混有大量有免疫活性的淋巴细胞，免疫功能低下患者输注后可导致移植物抗宿主病。

【注意事项】①输粒细胞时必须用与患者ABO和Rh同型的血液，若能HLA血型相配则更为有益。②用输血器输注，每次输注的剂量要大于 1.0×10^{10} 个粒细胞，而且要每天输注1次，连续 $4 \sim 5d$，直到感染被控制或证明无效为止。③粒细胞输注后很快离开血管，到达感染部位或肺部，然后进入肝、脾。因此，输注效果不看白细胞提高数，而是看体温是否下降或感染是否好转。

【药物商品】机器单采浓缩白细胞悬液含粒细胞 $\geqslant 1 \times 10^{10}/$ 袋。

【贮藏】(22 ± 2)℃下保存，24h内有效。

（三）血小板成分制品

浓缩血小板
Platelet Concentrate

【别名】浓缩血小板悬液，PC。

【来源】①手工分离血小板（PC-1）：采集新鲜全血后立即分离制备，每200ml全血制备的血小板为1单位，含 2.4×10^{10} 个血小板，容量 $25 \sim 30ml$，混入的白细胞和红细胞较多，且需要多个供血者才够治疗剂量；②机器单采血小板（PC-2）：用血细胞分离机从单一供血者采集，每人份可采集约 $3 \times 10^{11} \sim 5 \times 10^{11}$ 个血小板，供1个患者1次输用，混入的白细胞和红细胞极少。

【性状】本品呈淡黄色雾状，无纤维蛋白析出、黄疸、气泡、重度乳糜。

【作用与用途】本品主要发挥止血作用，可用于各种不同原因引起的血小板减少（低于 $20 \times 10^9/L$，伴明显出血）及功能障碍所致的严重出血（如血液病、肿瘤患者放疗化疗后、感染、药物致血小板减少等）。

【不良反应】①细菌及病毒感染。②粒细胞减少。③非溶血性发热反应和过敏反应。④移植物抗宿主病。

【注意事项】①切忌剧烈振荡，防止血小板聚集。②需做交叉配合试验，要求 ABO 血型相合，一次足量输注。③Rh 阴性患者应输 Rh 阴性的血小板。

【药物商品】①手工分离浓缩血小板：每袋 20 ~ 25ml；40 ~ 50ml。②机器单采浓缩血小板：每袋 150 ~ 250ml。

【贮藏】于 3 ~ 6℃冰箱内保存，有效期为 72h。

三、血浆蛋白成分制品

（一）白蛋白类制品

人血白蛋白
Human Albumin

【别名】血清白蛋白，白蛋白，安普莱士。

【来源】本品系由健康人血浆，经低温乙醇蛋白质分离法或经批准的其他分离法提纯，并经60℃、10h 加温灭活病毒后制成。

【性状】本品为略黏稠、黄色或绿色至棕色澄明液体，不应出现浑浊。

【作用与用途】本品为血容量扩充剂，对增加循环血容量和维持血浆渗透压起主要作用，并能补充机体白蛋白。主要用于：①纠正因大手术、创伤、器官移植等引起的急性血容量减少；②处理大面积烧伤、呼吸窘迫等引起的体液水、电解质和胶体平衡失调，以防止和控制休克；③脑水肿及肝、肾疾病所致低蛋白血症等。

【不良反应】①偶有寒战、发热、颜面潮红、皮疹、恶心、呕吐、过敏反应等症状。②快速输注可引起血管超负荷导致肺水肿。

【注意事项】①一般采用静脉滴注或静脉推注，为防止大量注射时机体组织脱水，可采用5%葡萄糖注射液或氯化钠注射液适当稀释作静脉滴注（宜用备有滤网装置的输血器），如有明显脱水者应同时补液。②本品开启后，应一次输注完毕，不得分次或给第二人输用。③不宜与血管收缩药、蛋白水解酶或含乙醇溶剂的注射液混合使用。④本品有高渗作用，过量注射可造成脱水、机体循环负荷增加、充血性心力衰竭和肺水肿。⑤药液呈现混浊、沉淀、异物或瓶身有裂纹、瓶盖松动、过期失效等情况均不可使用。

【药物商品】每支含蛋白质 2g；5g；10g；12.5g。蛋白质浓度可为 5%；10%；20%；25%。

【贮藏】于 2 ~ 8℃或室温避光保存和运输。

（二）免疫球蛋白类制品

人免疫球蛋白
Human Immunoglobulin

【别名】人血丙种球蛋白，免疫血清球蛋白。

【来源】本品系由健康人血浆，经低温乙醇蛋白质分离法或经批准的其他分离法提取，并经病毒灭活处理制成。

【性状】本品为无色或淡黄色澄清液体，可带乳光，不应出现浑浊。

【作用与用途】本品是一种被动免疫制剂，含有健康人群血清中所见的各种抗体（主要为 IgG），能增强机体对细菌、病毒的抵抗力。本品主要用于免疫缺陷病，如原发性免疫缺陷综合征、获得性免疫缺陷综合征、原发性血小板减少性紫癜以及麻疹、传染性肝炎、水痘、腮腺炎、带状疱疹等病毒和细菌感染的预防。

【不良反应】可有低热、面色潮红、头痛、发冷、恶心、周身不适等；少数人会出现注射部位红肿、疼痛反应，无需特殊处理，可自行恢复。

【注意事项】①应单独使用，不得与其他药物混合输用。②与静注人免疫球蛋白不得混用，只限于肌内注射。③安瓿启开后，应一次用完，不得分次使用。④注射制剂出现混浊，有摇不散的沉淀、异物或玻瓶有裂纹、过期失效、均不可使用。

【药物商品】每支含蛋白质 150mg；300 mg。蛋白质浓度为 10%。

【贮藏】于 2～8℃避光保存和运输。

（三）凝血因子类制品

人凝血因子Ⅷ
Human Coagulation Factor Ⅷ

【别名】抗甲型血友病因子，Ⅷ因子。

【来源】本品系由健康人新鲜冰冻血浆经分离、提纯，并经病毒灭活处理，冻干制成。

【性状】本品为乳白色疏松体，复溶后溶液应为无色澄清液体，可带轻微乳光。

【作用与用途】本品对缺少凝血因子Ⅷ所致的凝血功能缺陷具有纠正作用，专供防治甲型血友病患者的出血症状。

【不良反应】大量反复输入本品时，应注意出现过敏反应、溶血反应及肺水肿的可能性，对有心脏病的患者尤应注意。

【注意事项】①本品专供静脉输注，溶解后应立即使用，1h 内输完，不得放置。②本品溶解后允许有微量细小蛋白质颗粒存在，输血器必须带有滤网装置；如发现有大块不溶物时，则不可使用。③本品对于因缺乏凝血因子Ⅸ（血浆凝血活酶成分，即 PTC）所致的乙型血友病，或因缺乏凝血因子Ⅺ（血浆凝血活酶前质，即 PTA）所致的丙型血友病没有疗效。

【药物商品】每支含人凝血因子Ⅷ 50IU；100IU；200IU；250IU；300IU；400IU；500IU；1000IU。

【贮藏】于 8℃ 以下避光保存和运输。

人纤维蛋白原
Human Fibrinogen

【别名】凝血因子 I，纤原。

【来源】本品系由健康人血浆经分离、提纯，并经病毒灭活处理、冻干制成。

【性状】本品为灰白色或淡黄色疏松体。复溶后应为澄明溶液，可带轻微乳光。

【作用与用途】本品具有止血作用。用于治疗妊娠中毒、产后大出血、胎盘早期剥离及因大手术、外伤或内出血等引起的纤维蛋白原缺乏而造成的凝血障碍。

【不良反应】可有发绀、心动过速发生；快速过量注入可能发生血管内凝血。

【注意事项】①专供静脉输注用，用 25～30℃ 的注射用水溶解后静滴，滴速为 60 滴/min。②在寒冷季节溶解制品或制品刚从冷处取出时，应特别注意先使制品和溶解液的温度升高到 30～37℃（温度过低往往会造成溶解困难并导致蛋白质变性），然后轻轻摇动（切忌剧烈振摇致使蛋白质变性）使制品全部溶解，再用带滤网装置的输血器进行静脉滴注。

【药物商品】每支含人纤维蛋白 0.5g；1.0g；1.5g；2.0g。

【贮藏】于 8℃ 以下避光保存和运输。

人凝血酶原复合物
Human Prothrombin Complex

【别名】因子Ⅸ浓缩剂。

【来源】本品系由健康人的血浆，经低温乙醇蛋白质分离法或经批准的其他分离法分离纯化，并经病毒灭活处理、冻干制成。

【性状】本品为白色或灰绿色疏松体，复溶后为无色、淡黄色、淡蓝色或黄绿色澄明溶液。

【作用与用途】本品含有维生素 K 依赖性第Ⅱ、Ⅶ、Ⅸ、Ⅹ四种凝血因子，可促进血液凝固。本品适用于：①先天性凝血因子Ⅸ因子缺乏的乙型血友病和少见的先天性凝血因子Ⅶ和凝血因子Ⅹ缺乏症的治疗；②肝病等获得性多种凝血因子缺乏的出血性疾病及产生了凝血因子Ⅷ抑制物的甲型血友病的治疗。

【不良反应】快速滴注时可引起发热、潮红、头疼等；过量滴注有引起血栓的危险性。

【注意事项】①本品不得用于静脉外的给药途径。②不可与其他药物合用。③对合并糖尿病、尿毒症、高危乙型血友病可添加肝素，以免血栓形成。④瓶身破裂、过有效期、溶解后出现摇不散沉淀等不可使用。

【药物商品】 每支含人凝血因子Ⅸ100IU；200IU；300IU；400IU；1000IU，同时可含人凝血因子Ⅱ、人凝血因子Ⅶ、人凝血因子Ⅹ。

【贮藏】 于8℃以下避光保存和运输。

【课后练习】

1. 有关血液制品的描述错误的是（　　　）。
   A. 各种原因引起的血管破裂可能导致出血，如果失血量超过总血量的10%，则需要输血
   B. 血液制品指由健康人的血液或经特异免疫的人血浆，经分离、提纯或由重组DNA技术制成的血浆蛋白成分，以及血液细胞有形成分的统称
   C. 成分血的浓度高、纯度好、疗效快、不良反应少、稳定性好、便于保存和运输；还可以一血多用，节省血液资源，节约患者费用，减少疾病传播
   D. 具有载氧功能、维持血浆渗透压和酸碱平衡、扩充血容量的人工制剂称为血液代用品

2. 不属于血浆制品的是（　　　）。
   A. 新鲜冷冻血浆
   B. 冷沉淀
   C. 普通冷冻血浆
   D. 免疫球蛋白

3. 输血患者中，占成分输血比例最高的是（　　　）。
   A. 血浆制品
   B. 红细胞成分制品
   C. 白细胞成分制品
   D. 白蛋白类制品

4. 红细胞成分制品中，应用最多的是（　　　）。
   A. 红细胞悬液　　　B. 洗涤红细胞　　　C. 浓缩红细胞　　　D. 冰冻红细胞

5. 具有扩充血容量和维持正常血浆胶体渗透压的作用，使用最为广泛的血浆蛋白制品为（　　　）。
   A. 人免疫球蛋白
   B. 人血白蛋白
   C. 浓缩白细胞
   D. 人纤维蛋白原

6. 人纤维蛋白原即为（　　　）。
   人凝血酶原复合物中主要含有的是（　　　）。
   A. 人凝血因子Ⅰ　　　B. 人凝血因子Ⅱ　　　C. 人凝血因子Ⅸ　　　D. 人凝血因子Ⅹ

（杜　敏）

第四章 细胞因子类

【学习目标】

1. 了解细胞因子及重组细胞因子等基本概念；
2. 了解细胞因子的分类；
3. 掌握细胞因子各种代表药物的医药商品知识。

第一节 概　　述

机体免疫应答过程中，有干扰素、白细胞介素、肿瘤坏死因子等多种细胞因子参与，它们作为免疫活性细胞间相互作用的介质，对免疫应答的发生、调节及效应等起着十分重要的作用。细胞因子的研究是当今免疫学、遗传学及分子生物学研究最为活跃的领域之一。

一、基本概念

1. 细胞因子

细胞因子是一组由机体的免疫细胞和非免疫细胞合成和分泌的小分子或中等相对分子质量的可溶性蛋白质（多肽）和糖蛋白。它们通常作用于特异的靶细胞表面受体，通过细胞内信号转导和第二信使介导，具有非常强大而广泛的生物学活性，能调节细胞的增殖、分化、生长、出血、骨发生、免疫过程、创伤愈合、炎症反应等。

细胞因子通常由淋巴细胞、单核-巨噬细胞、成纤维细胞、内皮细胞等产生，具有多效性、重叠性、协同性、拮抗性和双重性的特点。不少疾病的发生与细胞因子生成失衡具有密切关系，它们异常过度的分泌可诱发和延长病理过程，甚至使疾病恶化。

2. 重组细胞因子

天然细胞因子是通过免疫细胞或肿瘤细胞株体外培养，从培养上清液中获得微量的细胞因子制剂，不但纯度很难保证，价格也非常昂贵。随着基因工程技术的发展，人们可以利用大肠杆菌、酵母菌、昆虫细胞、哺乳动物细胞等重组细胞来大规模生产，这种利用基因工程技术生产的细胞因子称为重组细胞因子。

重组细胞因子作为全新的生物制剂，其产量、纯度、成本等指标均优于天然细胞因子，具有疗效显著、副作用小等特点，已成为某些疑难病症不可缺少的治疗手段，广泛用于治疗肿瘤、感染、造血障碍等疾病，收到了良好的疗效。

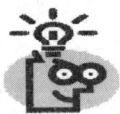

【小知识】　目前，我国细胞因子类药物的发展状况：①大肠杆菌表达的产品占绝对统治地位；②同一产品生产厂家多、生产规模小，低水平重复建设，浪费了大量宝贵资源；③动物细胞大规模培养技术的限制阻碍了我国细胞因子类药物产业的发展；④我国以细胞因子等激动剂为主，而美国已出现拮抗作用为主的药物；⑤缺乏创新能力。

二、细胞因子的分类

1. 干扰素

干扰素（interferon，IFN）是生物细胞经诱导后所产生的一类高活性、多功能糖蛋白，可抵抗病毒的感染，干扰病毒的复制；具有广谱抗病毒，抗肿瘤，免疫调节，控制细胞增殖、引起发热等作用。IFN 于 1957 年被发现，是最早发现的细胞因子。

根据 IFN 来源和结构不同，可将其分为 IFN – α、IFN – β、IFN – γ。IFN – α 为多基因产物，生物活性基本相同，存在约 213 种不同的亚型；IFN – β 和 IFN – γ 则只有单一亚型。

目前已批准生产的品种有 IFN – α1b、IFN – α2a、IFN – α2b、IFN – γ。其中，IFN – α1b 是我国首创的新型重组干扰素，临床证明它对慢性活动性肝炎、白血病、尖锐湿疣、带状疱疹等疗效明显。IFN – α2a 与 IFN – α2b 相比，结构上仅相差一个氨基酸，性质、作用机制、疗效均非常相似。但 IFN – α2b 来自于正常细胞系，而 IFN – α2a 来源于恶性化细胞系，其免疫原性较强，毒副作用较小。IFN – γ 主要用于调节免疫系统活性，可治疗类风湿关节炎。

2. 集落刺激因子

集落刺激因子（colony stimulating factor，CSF）是一组能控制粒细胞、单核 – 巨噬细胞和某些造血细胞繁殖和分化的糖蛋白。

各种 CSF 的作用范围各不相同，分别有：粒细胞集落刺激因子（G – CSF）、巨噬细胞集落刺激因子（M – CSF）、粒细胞巨噬细胞集落刺激因子（GM – CSF）和多重集落刺激因子（Multi – CSF）。另外，刺激红细胞的促红细胞生成素（erythropoietin，EPO）、刺激造血干细胞的干细胞因子（stem cell factor，SCF）、刺激胚胎干细胞的白血病抑制因子（leukaemia inhibitory factor，LIF）、刺激血小板的血小板生成素等均有集落刺激活性。一般来讲，凡是刺激造血细胞的细胞因子都可统称为 CSF。

3. 促红细胞生成素

促红细胞生成素（erythropoietin，EPO）是一种高度糖基化的蛋白质类激素样物质，能促进红细胞的生成。EPO 最早是 1977 年从人尿中纯化获得，药源极为匮乏，不能满足医疗需求。1985 年，人们发现 EPO 能由肾小管内皮细胞合成，也可由肝细胞、巨噬细胞等产生。随后，人们又成功地从胎儿肝中克隆出 EPO 基因，使通过基因工程技术大量生产重组 EPO 成为可能。

EPO 是目前最成功的重组细胞因子药物之一，国内已有 7 家单位获准生产。国外的EPO 市场是基因药品最大的市场，而国内由于消费水平的影响等，市场尚处于发展阶段。

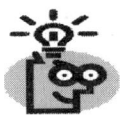

【小知识】
EPO 兴奋剂是根据促红细胞生成素的原理人工合成，它能促进肌肉中氧气生成，从而使肌肉更有劲、工作时间更长，增加训练耐力和训练负荷，属于国际奥委会规定的违禁药物。2008 年北京奥运会中第一例兴奋剂检查呈阳性的西班牙自行车选手玛丽亚·莫里诺，就是被发现使用使用 EPO，国际奥委会于 2008 年 8 月 11 日宣布取消其参赛资格。

4. 白细胞介素

白细胞介素（interleukin，IL）是一类介导白细胞间相互作用的细胞因子，在免疫系统中发挥重要免疫调节功能，是一组调节蛋白质。自 1979 年第一个 IL 被命名后，新的 IL 相继被发现，并以阿拉伯数字排列，如 IL－1、IL－2、IL－3 等。

目前已发现的 IL 多达 33 种，前 18 种为传统方法获得，1999 年后相继发现了后 15 种。研究发现，IL 不仅介导白细胞相互作用，还参与造血干细胞、血管内皮细胞、纤维母细胞、神经细胞、成骨和破骨细胞等的相互作用，在机体的多系统中发挥作用。现已证实，IL 的主要作用是促使 T 细胞和 B 细胞增殖和分化；增强 NK 细胞以及单核细胞的杀伤活性；刺激造血细胞参与炎症反应；诱导抗体的产生；促进血小板生成等。

5. 肿瘤坏死因子

肿瘤坏死因子（tumor necrosis factor，TNF）是人体内对肿瘤细胞有直接杀伤作用的细胞因子，具有炎症介导活性，可直接诱导肿瘤细胞的凋亡。

根据 TNF 来源和结构的不同，可将其分为 TNF－α 和 TNF－β。前者由单核－巨噬细胞产生，后者由活化的 T 细胞产生，又名淋巴毒素 α（lymphotoxin α，LT－α）。最近还发现了 TNF 家族的一些新成员，包括淋巴毒素 β（lymphotoxin β，LT－β）、TRAIL（tNF－related apoptosis－inducing ligand）等。

TNF 是至今发现的杀伤力最强的一种生物活性因子，具有很强的抗癌作用。我国第二军医大学研制的新型重组人肿瘤坏死因子，对肿瘤细胞有着特异性杀伤作用，而对正常细胞无杀伤作用，具有抗肿瘤、抗病毒和免疫调节等多种生物学活性，是目前最有潜力的生物抗癌药物之一。这一成果系国际首创，已申请国家发明专利，现已完成前期临床试验，即将作为国家一类新药广泛应用于临床。

6. 生长因子

生长因子（growth factor，GF）是由机体不同组织细胞产生的多肽类细胞因子，可以特异地与细胞表面的专一受体结合而发生作用，生长因子可分为以下几类。

（1）血管内皮生长因子（VEGF） 是促进恶性肿瘤进展的关键因子之一，VEGF 与其受体发生作用，促进血管新生及肿瘤进展。

（2）转化生长因子（TGF） 主要由肿瘤细胞产生，目前已发现有 α、β 等五种亚型。其中，TGF－α 可刺激细胞的增殖。TGF－α 在正常组织中一般难以检测到，但在肿瘤患者的血液和尿液中均能检测到。因此，TGF－α 在肿瘤的诊断等方面具有应用价值。TGF－β 为多功能生长因子，具有双重作用，既可刺激也可抑制细胞的增殖。TGF－β 在临床应用方面也有广泛的应用，例如糖尿病性肾病患者有 TGF－β 过度表达的征象，有人研制出抗 TGF - β 的中和抗体，可明显改善肾脏的结构与功能，达到治疗效果。

（3）表皮生长因子（EGF） 具有多种生物学功能，对多种细胞增殖有刺激作用，其受体为跨膜蛋白，两者结合后激活酪氨酸激酶，通过信号传递诱导原癌基因的表达。

（4）神经生长因子（NGF） 是一种经典的神经营养因子。NGF 在周围神经系统参与感觉神经元的发育、存活，具有维持及损伤修复等作用；对中枢神经系统基底前脑中，与学习和记忆相关的胆碱能神经元有作用。

（5）肝细胞生长因子（HGF） 最早于 1984 年从肝切除后的残余肝组织中被发现，后从大鼠血小板中分离提纯，其活性不具种属特异性，因能刺激肝细胞合成 DNA 而得名。

7. 趋化因子

趋化因子（chemokine）是一组能吸引免疫细胞到免疫应答局部，参与免疫调节和免疫病理反应的细胞因子，多为小于或等于 100 个氨基酸的小分子多肽。

趋化因子对嗜中性粒细胞、淋巴细胞、单核细胞等多种细胞均有趋化作用，通过与其受体结合而发挥作用。绝大多数趋化因子都有一种以上受体，而同一受体可识别多种配体。一种细胞可产生多种趋化因子，不同的细胞可表达相同的趋化因子或趋化因子受体。趋化因子及其受体的多样性决定了其生物活性的广泛性。

知识拓展

细胞因子和疾病

正常情况下，细胞因子表达和分泌受机体严格的调控。在病理状态下，细胞因子会出现异常性表达，表现为细胞因子及其受体的缺陷、细胞因子表达过高及可溶性细胞因子受体水平升高等。

（1）细胞因子及其受体的缺陷 包括先天性缺陷和继发性缺陷两种病理情况，例如先天性重症联合性免疫缺陷患者，表现为体液免疫和细胞免疫的双重缺陷，出生后必须在无菌罩中生活，往往在幼儿期因感染而夭折。现已发现这种患者的 IL - 2 受体 γ 链缺陷，导致 IL - 2、IL - 4 和 IL - 7 的功能障碍，使免疫功能严重受损；艾滋病患者因 HIV 感染导致 TH 细胞产生的各种细胞因子缺陷，造成免疫功能全面下降，表现出获得性免疫缺陷综合征（AIDS）的一系列症状。

（2）细胞因子表达过高 在炎症、变态反应、休克、自身免疫性疾病时，某些细胞因子的表达量可成百上千倍地增加。例如风湿关节炎患者的滑膜液中可发现 IL - 1、IL - 6、IL - 8 水平明显高于正常人，而这些细胞因子均可促进炎症过程，使病情加重。应用细胞因子抑制剂有可能治疗这类疾病。

（3）可溶性细胞因子受体水平升高 细胞膜表面的细胞因子受体可脱落下来，成为可溶性细胞因子受体，存在于体液和血清中，在某些条件下，这类分子可能结合细胞因子，使其不再与膜表面的细胞因子受体结合，因而封闭了细胞因子的功能。

第二节 各 论

一、干扰素

注射用重组人干扰素 α1b
Recombinant Human Interferon α1b for Injection

【别名】上生，赛若金，运德素。

【来源】本品系由含有高效表达人干扰素 α1b 基因的大肠杆菌，经发酵、分离和高度纯化后冻干制成。

【性状】本品为白色薄壳状疏松体，加入注射用水后迅速复溶为澄明液体，不得含有肉眼可见的不溶物。

【作用与用途】本品具有广谱的抗病毒、抗肿瘤及免疫调节功能。干扰素与细胞表面受体结合，诱导细胞产生多种抗病毒蛋白，从而抑制病毒在细胞内的复制；可通过调节免疫功能增强巨噬细胞、淋巴细胞对靶细胞的特异细胞毒作用，有效遏制病毒侵袭和感染的发生；增强自然杀伤细胞活性，抑制肿瘤细胞生长，清除早期恶变细胞等。

本品适用于治疗病毒性疾病和某些恶性肿瘤。已批准用于治疗慢性乙型肝炎、丙型肝炎和毛细胞白血病。已有临床试验结果或文献报告用于治疗病毒性疾病如带状疱疹、尖锐湿疣、流行性出血热和小儿呼吸道合胞病毒肺炎等有效，可用于治疗恶性肿瘤如慢性粒细胞白血病、黑色素瘤、淋巴瘤等。

【不良反应】最常见的是发热、疲劳等反应，常在用药初期出现，多为一次性和可逆性反应；其他可能存在的不良反应有头痛、肌痛、关节痛、食欲不振、恶心等。

【药物商品】每支10μg（10万 IU）；20μg（20万 IU）；30μg（30万 IU）；50μg（50万 IU）。

【贮藏】于2~8℃避光保存和运输。

注射用重组人干扰素 α2a
Recombinant Human Interferon α2a for Injection

【别名】万复洛，贝尔芬，因特芬。

【来源】本品系由含有高效表达人干扰素 α2a 基因的大肠杆菌，经发酵、分离和高度纯化后冻干制成。

【性状】本品为白色薄壳状疏松体，加入标示量注射用水后应迅速复溶为澄明液体。

【作用与用途】本品适用于：①病毒性疾病，慢性活动性乙型肝炎患者、急慢性丙型肝炎、尖锐湿疣、带状疱疹、小儿病毒性肺炎及上呼吸道感染、慢性宫颈炎、丁型肝炎等患者；②肿瘤：毛状细胞白血病、多发性骨髓瘤、非霍奇金淋巴瘤、慢性白血病以及卡波西肉瘤、肾癌、喉乳头状瘤、黑色素瘤、蕈样肉芽肿、膀胱癌、基底细胞癌等。

【不良反应】 使用本品后少数患者可有发热、寒战、乏力、肌痛、厌食等反应。其他可能出现的不良反应有头痛、关节痛、食欲不振、恶心等。

【药物商品】 每支 100 万 IU；300 万 IU；500 万 IU。

【贮藏】 于 2~8℃ 避光保存和运输。

注射用重组人干扰素 α2b
Recombinant Human Interferon α2b for Injection

【别名】 凯因益生，安达芬，安福隆，辛化诺。

【来源】 本品系由含有高效表达人干扰素 α2b 基因的大肠杆菌，经发酵、分离和高度纯化后冻干制成。

【性状】 本品为白色薄壳状疏松体，加入标示量注射用水后应迅速复溶为澄明液体。

【作用与用途】 本品具有广谱抗病毒、抗肿瘤、抑制细胞增殖以及提高免疫功能等作用。干扰素与细胞表面受体结合，诱导细胞产生多种抗病毒蛋白，抑制病毒在细胞内繁殖，提高免疫功能包括增强巨噬细胞的吞噬功能，增强淋巴细胞对靶细胞的细胞毒性和天然杀伤性细胞的功能。

本品适用于：①治疗某些病毒性疾病，如急、慢性病毒性肝炎，带状疱疹，尖锐湿疣。②治疗某些肿瘤，如毛细胞性白血病、慢性髓细胞性白血病、多发性骨髓瘤、非霍奇金淋巴瘤、恶性黑色素瘤、肾细胞癌、喉乳头状瘤、卡波西肉瘤、卵巢癌、基底细胞癌、表面膀胱癌等。

【不良反应】 使用本品常见有发热、头痛、寒战、乏力、肌痛、关节痛等症状，常出现在用药的第一周，不良反应多在注射 48h 后消失。

【药物商品】 每支 100 万 IU；300 万 IU。

【贮藏】 于 2~8℃ 避光保存和运输。

注射用重组人干扰素 γ
Recombinant Human Interferon γ for Injection

【别名】 克隆伽玛，上生雷泰，丽珠因得福。

【来源】 本品系由含有高效表达人干扰 γ 基因的大肠杆菌，经发酵、分离和高度纯化后冻干制成。

【性状】 本品为白色薄壳状疏松体，加入标示量注射用水后应迅速复溶为澄明液体。

【作用与用途】 本品具有较强的免疫调节功能，能增强抗原递呈细胞功能，加快免疫复合物的清除和提高吞噬异物功能，对淋巴细胞具有双向调节功能，提高抗体依赖的细胞毒反应，增强某些免疫活性细胞 HLA－Ⅱ类抗原表达。本品对类风湿性关节炎患者的滑膜纤维母细胞有抑制作用，被批准用于治疗类风湿性关节炎。

【不良反应】 常见发热，常在注射后数小时出现，持续数小时自行消退，多数为低热

（38℃以下），但也有少数发热较高，发热时患者有头痛、肌肉痛、关节痛等流感样症状。一般用药3~5d后即不再有发热反应。其他不良反应有疲劳、食欲不振、恶心等。常见的化验异常有白细胞、血小板减少和ALT升高，一般为一过性，能自行恢复。

【药物商品】每支50万IU；100万IU。

【贮藏】于2~8℃避光保存和运输。

二、集落刺激因子

注射用重组人粒细胞巨噬细胞刺激因子
Recombinant Human Granulocyte/Macrophage Colony – stimulating Factor for Injection

【别名】迪利升，特尔立，白特喜。

【来源】本品系由含有高效表达人粒细胞巨噬细胞集落刺激因子（GM – CSF）基因的大肠杆菌，经发酵、分离和高度纯化后冻干制成。

【性状】本品为白色疏松体，加入标示量注射用水后应迅速复溶为澄明液体。

【作用与用途】本品作用于造血干细胞，促进其增殖和分化，能刺激粒细胞、单核巨噬细胞成熟，促进成熟细胞向外周血释放，并能促进巨噬细胞及嗜酸性粒细胞的多种功能。

本品适用于：①预防和治疗肿瘤放疗或化疗后引起的白细胞减少症；②治疗骨髓造血功能障碍及骨髓增生异常综合征；③预防白细胞减少可能潜在的感染并发症；④使感染引起的中性粒细胞减少的恢复加快。

【不良反应】本品的安全性与剂量和给药途径有关。常见的不良反应为发热、寒战、恶心、呼吸困难、腹泻；其次有皮疹、胸痛、骨痛等。

【药物商品】每支75μg；150μg；300μg。

【贮藏】于2~8℃避光保存和运输。

三、促红细胞生成素

注射用重组人促红素（CHO细胞）
Recombinant Human Erythropoietin for Injection（CHO Cell）

【别名】重组人红细胞生成素，罗可曼，依博，依倍，克隆怡宝。

【来源】本品系由含有高效表达人促红细胞生成素（简称人促红素）基因的中国仓鼠卵巢（CHO）细胞，经细胞培养、分离和高度纯化后冻干制成。

【性状】本品为白色疏松体，复溶后为无色澄明液体。

【作用与用途】促红素（EPO）是由肾脏分泌的一种活性糖蛋白，作用于骨髓中红系造血祖细胞，能促进其增殖、分化。本品与天然产品相比，生物学作用在体内、外基本一致，适用于：①肾功能不全所致贫血，包括透析及非透析患者。②外科围手术期的红细胞动员。③治疗非骨髓恶性肿瘤应用化疗引起的贫血。不用于治疗肿瘤患者由其他因素（如铁或叶酸盐缺乏、溶血或胃肠道出血）引起的贫血。

【不良反应】①一般反应：用药初期可出现头疼、低热、乏力等，个别可出现肌痛、关节痛等。②过敏反应：极少数可能出现皮疹或荨麻疹等过敏反应，包括过敏性休克。③心脑血管系统：血压升高、原有的高血压恶化和因高血压脑病而有头痛、意识障碍、痉挛发生，甚至可引起脑出血。④血液系统：应注意防止血栓形成。⑤肝脏：偶有 GOT、GPT 的上升。⑥胃肠：有时会有恶心、呕吐、食欲不振、腹泻等情况发生。

【药物商品】每支 1000IU；2000IU；3000IU；4000IU。

【贮藏】于 8℃以下避光保存和运输。

四、白细胞介素

注射用重组人白介素 –2
Recombinant Human Interleukin –2 for Injection

【别名】英特康欣，洛金，欣吉尔，欧耐特，长生安，德路生，悦康仙，安捷素。

【来源】本品系由含有高效表达人白细胞介素 –2（简称人白介素 –2）基因的大肠杆菌，经发酵、分离和高度纯化后冻干制成。

【性状】本品为白色或微黄色疏松体，加入标示量注射用水后应迅速复溶为澄明液体。

【作用与用途】本品是一种淋巴因子，可使细胞毒性 T 细胞、自然杀伤细胞和淋巴因子活化的杀伤细胞增殖，并使其杀伤活性增强，还可以促进淋巴细胞分泌抗体和干扰素，具有抗病毒、抗肿瘤和增强机体免疫功能等作用。

本品适用于：①肾细胞癌、黑色素瘤、乳腺癌、膀胱癌、肝癌、直肠癌、淋巴癌、肺癌等恶性肿瘤的治疗，用于癌性胸腹水的控制，也可以用于淋巴因子激活的杀伤细胞的培养；②手术、放疗及化疗后的肿瘤患者的治疗，可增强机体免疫功能；③先天或后天免疫缺陷症的治疗，提高患者细胞免疫功能和抗感染能力；④各种自身免疫病的治疗，如类风湿性关节炎、系统性红斑狼疮、干燥综合征等；⑤对某些病毒性、杆菌性疾病、胞内寄生菌感染性疾病，如乙型肝炎、麻风病、肺结核、白色念珠菌感染等具有一定的治疗作用。

【不良反应】最常见的是发热、寒战，而且与用药剂量有关，一般是一过性发热（38℃左右），亦可有寒战、高热，停药后 3~4h 体温多可自行恢复到正常。

【药物商品】每支 5 万 IU；10 万 IU；20 万 IU；50 万 IU；100 万 IU。

【贮藏】于 2~8℃避光保存和运输。

五、肿瘤坏死因子

注射用重组改构人肿瘤坏死因子
Recombinant Mutant Human Tumor Necrosis Factor for Injection

【别名】天恩福。

【来源】本品系由天然肿瘤坏死因子 TNFα 经结构改造后得到的一种衍生物。

【性状】本品为白色或微黄色疏松体。

【作用与用途】天然 TNFα 是单核 – 巨噬细胞分泌的细胞因子，其生物学功能复杂，至今尚不完全清楚，其中包括可以引起部分肿瘤血管出血性坏死，直接引起细胞死亡，调节免疫功能，诱导恶液质等。本品与 CAP 化疗方案联合可试用于经其他方法治疗无效或复发的晚期非小细胞肺癌患者。

【不良反应】主要表现为发热、寒战，发生率在 50% 左右。其他包括血压变化、乏力、头晕、头痛、关节酸痛、骨骼肌痛、恶心呕吐、白细胞减少、血小板下降、血红蛋白下降等。

【药物商品】50 万 IU/支。

【贮藏】于 2 ~ 8℃避光保存。

六、生长因子

重组人表皮生长因子外用溶液（Ⅰ）
Recombinat Human Epidermal Growth Factor Derivative for External Use，Liquid

【别名】金因肽。

【来源】本品系由含有高效表达人表皮生长因子衍生物基因的大肠杆菌，经发酵、分离和高度纯化后制成。

【性状】本品为无色、无臭澄明液体，不得含有肉眼可见的不溶物。

【作用与用途】本品具有促进皮肤与黏膜创面组织修复过程中的 DNA、RNA 和羟脯氨酸的合成，加速创面肉芽组织生成和上皮细胞增殖，从而缩短创面的愈合时间。本品适用于烧伤创面（包括浅Ⅱ°和深Ⅱ°烧伤创面）、残余小创面、各类慢性溃疡创面（包括血管性、放射性、糖尿病性溃疡）以及供皮区新鲜创面等。

【不良反应】尚未见严重不良反应。

【药物商品】2000IU/ml，15ml/支；2000IU/ml，5ml/支。

【贮藏】于 2 ~ 8℃避光处保存和运输。

重组牛碱性成纤维细胞生长因子滴眼液
Recombinant Bovine Basophilic Fibroblast Growth Factor Eye Drops

【别名】贝复舒。

【来源】本品系由含有高效表达牛碱性成纤维细胞生长因子基因的大肠杆菌，经发酵、分离和高度纯化后制成。

【性状】本品为无色澄明液体。

【作用与用途】本品对来源于中胚层和外胚层的细胞具有促进修复和再生作用，适用于各种原因引起的角膜上皮缺损和点状角膜病变，复发性浅层点状角膜病变、轻中度干眼症、大泡性角膜炎、角膜擦伤、轻中度化学烧伤、角膜手术及术后愈合不良、地图状

（或营养性）单疱性角膜溃疡等。

【不良反应】 未见不良反应。

【药物商品】 每支 12000AU/5ml。

【贮藏】 于 2～8℃避光处保存和运输。

【课后练习】

一、单项选择题

1. 细胞因子是一组由机体的免疫细胞和非免疫细胞合成和分泌的（   ）。
   A. 不溶性脂蛋白与糖蛋白   B. 可溶性蛋白质（多肽）与糖蛋白
   C. 核糖核蛋白与脂蛋白   D. 脂溶性蛋白

2. 细胞因子只有同细胞表面的（   ）相结合，才能发挥生物学效应。
   A. 特定的酶原   B. 酶活性中心   C. 特定金属基团   D. 特异性受体

3. 干扰素是生物细胞经诱导后所产生的一类高活性多功能（   ）。
   A. 糖蛋白   B. 脂蛋白   C. 核糖核蛋白   D. 金属蛋白

4. 集落刺激因子是一组能控制粒细胞、单核－巨噬细胞和某些（   ）繁殖和分化的糖蛋白。
   A. 造血细胞   B. 干细胞   C. 生殖细胞   D. 软骨细胞

5. （   ）是我国首创的一种新型重组干扰素。
   A. IFN－αlb   B. IFN－α2a   C. IFN－α2b   D. IFN－γ

6. （   ）能促进红细胞的生成，主要用于治疗各种贫血。
   （   ）是经典的神经营养因子。
   （   ）是人体内对肿瘤细胞有直接杀伤作用的一种细胞因子。
   （   ）是一类介导白细胞间相互作用的细胞因子。
   A. EPO   B. IL   C. TNF   D. NGF

二、简答题

1. 简述干扰素 IFN－α、IFN－β、IFN－γ 的生理作用。
2. 简述 EPO 的生理作用，为什么运动员必须禁用？

（王玉亭）

第五章 重组激素类

【学习目标】

1. 了解重组激素类药物的分类；
2. 了解重组激素类药物的作用特点；
3. 了解重组激素类药物的优势；
4. 掌握重组激素类代表药物的商品知识。

激素是由内分泌腺或散在内分泌细胞所分泌的高效能生物活性物质，是细胞与细胞之间信息传递的化学媒介。激素作为生物体不可或缺的成分越来越受到人们的重视。随着生物技术的不断发展，激素产品已经在很多领域发挥着重大的作用，为得到产量更高、纯度更高的激素产品，我们采取基因重组技术（图4-1）。

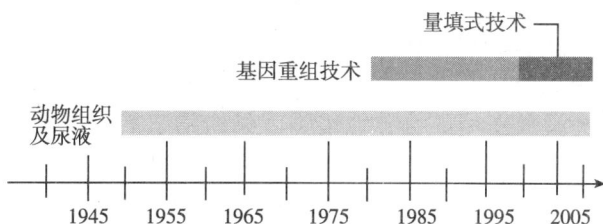

图4-1 激素产品时间进程

第一节 概 述

一、基本概念

重组激素类药物是指采用基因重组技术，通过特殊设计的工程细胞培养，充分表达扩增后，分离、纯化而制得的激素类药物。

二、重组激素的分类

（1）大肠杆菌表达的重组激素 有重组人胰岛素、重组人生长激素、重组人甲状旁腺素、重组人利尿钠肽等。

（2）酵母菌表达的重组激素 有重组人胰高血糖素等。

（3）哺乳动物细胞表达的重组激素 有重组人生长激素、重组人卵泡刺激素、重组人绒毛膜促性腺激素、重组人促甲状腺激素等。

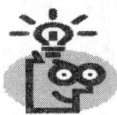

【小知识】　　重组基因表达系可统分为：①原核表达系统，健康埃希菌属的大肠杆菌 *Escherichia coli*（*E. coli*）菌株采用最多，其培养方法简单、迅速、经济且适合大规模生产工艺。②真核表达系统，如酵母菌、昆虫及哺乳类动物细胞等。酵母菌是最简单的单细胞真核生物，可以表达真核基因组 DNA。

三、重组激素的作用特点

1. 信息传递作用

内分泌系统的信息是依靠激素在细胞内或细胞之间进入信息传递。只能对靶细胞的生理生化过程起加强或减弱的作用，调节其功能活动。在过程中，激素既不能添加成分，也不能提供能量，仅起着"信使"的作用。例如生长激素促进生长发育，胰岛素降低血糖等。

2. 高效能生物放大作用

激素在血液中的浓度低，但其作用显著，如 1mg 的甲状腺激素可使机体增加产热量约 4200000 J。激素与受体结合后，在细胞内发生一系列酶促放大作用。保持体液中激素浓度维持相对的稳定，对发挥激素的正常调节作用极为重要。

3. 作用的相对特异性

激素作用于某些器官、组织和细胞，被激素选择作用的器官、组织和细胞，分别称为靶器官、靶组织和靶细胞。这些组织、器官和细胞上存在能与该激素发生特异性结合的受体。激素与受体相互识别并发生特异性结合，经过细胞内复杂的反应，从而激发出一定的生理效应。有些激素作用的特异性很强，只作用于某一靶腺，如促甲状腺激素只作用于甲状腺，促性腺激素只作用于性腺等。有些激素没有特定的靶腺，其作用比较广泛，如生长激素、甲状腺激素等，它们几乎对全身组织细胞的代谢过程都发挥调节作用。

4. 相互作用

当多种激素共同参与某一生理活动的调节时，激素与激素之间往往存在着协同作用或拮抗作用，这对维持其功能活动的相对稳定起着重要作用。例如甲状旁腺激素与 1, 12 –二羟维生素 D_3 对血钙的调节是相辅相成的，而降钙素则有拮抗作用。

四、重组激素的优势

与普通激素相比，重组激素在临床应用上显示出很多优势，下面以重组促性腺激素为例进行分析。

1. 纯度和耐受性

运用基因重组技术可使促性腺激素的副产蛋白降低到 1% 以下，而用普通纯化技术生产的促性腺激素的纯度约为 95%。应用高纯度的重组激素产品可以减少治疗过程中发生局部或全身过敏反应的可能性。

2. 有效性

基因重组技术引入前，从绝经妇女的尿液中提取卵泡刺激素、黄体生成素和绒毛膜促性腺激素，需要每天从捐赠者收集大量尿液。这种艰辛而复杂的收集工作有着很多弊端，包括终产品数量有限、质量不纯等。基因重组技术可以控制生产过程，消除了从生物原材料提取天然激素的数量和质量问题。

3. 增加功效

通过对临床妊娠率的比较分析发现，重组人卵泡刺激素比尿卵泡刺激素更为有效。接受体外受精或卵胞浆内单精子注射治疗的妇女在使用人卵泡刺激素刺激卵巢时，重组人卵泡刺激素使用者的临床妊娠可能性比尿卵泡刺激素使用者大20%。

4. 增加患者的舒适感和便利度

这些极高纯度的重组激素增加了皮下注射的舒适感，而许多天然激素都需要肌内注射。皮下途径明显更有利于患者，自我注射将成为一种治疗选择。

5. 安全性

与天然激素相比，重组激素类药物的不良反应都较轻微，最常见的副作用是注射部位局部反应。

知识拓展

基因重组技术

基因可以从一个细胞转移到另一个细胞，基因重组是指 DNA 序列是由两个或两个以上的亲本 DNA 组合起来的，是遗传的基本现象。例如将引导编码胰岛素的基因进入一个细胞，这个以前不会分泌胰岛素的细胞就可以分泌胰岛素了，这个已被改装的细胞称为重组细胞，可以把它的新特征传递给它的子代。这种新技术可以使生化领域大批量生产激素。在质量上，生产出比以前更纯的分子；在数量上，也不需要依赖那些原始的生物材料，例如尿液等。这种产品的加工过程是可控的，对它的控制要比提取和纯化工艺简单得多。但是要实现它的工业化生产，尚需要很多精密复杂的技术支持。

相对于其他生产方式，应用基因重组技术生产激素类药物的优点：①供量可靠，不依赖资源。②消除了由于动物源胰岛组织中致病原存在所致偶然疾病感染的危险。③只需要一次性投资。

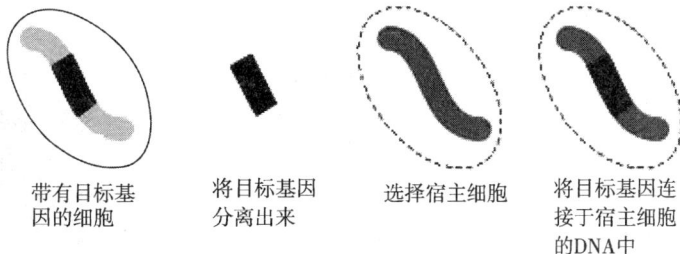

带有目标基　　将目标基因　　选择宿主细胞　　将目标基因连
因的细胞　　分离出来　　　　　　　　　　　接于宿主细胞
　　　　　　　　　　　　　　　　　　　　　的DNA中

基因重组示意

第二节 各 论

重组人胰岛素
Recombinant Human Insulin

【来源】本品是 1982 年被批准用于治疗的第一个应用基因重组技术生产的药物，由 51 个氨基酸残基组成的蛋白质，通过基因重组技术，在大肠埃希菌属的 *E. coli* 菌株基因中加入人胰岛素基因而合成。

【性状】本品为白色或类白色的结晶性粉末。

【作用与用途】本品可促进细胞摄取葡萄糖；促进肝糖原和肌糖原的合成；抑制肝糖原的分解。本品还可抑制细胞内腺苷酸环化酶活性，使 cAMP 产生显著减少，导致糖原分解速度减慢。

本品可用于治疗对饮食控制及口服药无效的糖尿病患者，特别是治疗对动物胰岛素过敏、脂质萎缩，对动物胰岛素耐药及脆性糖尿病患者更加有效，尚可用于应急状态，如手术、高渗性昏迷、外伤及严重感染等。

【不良反应】与动物胰岛素相比，本品发生的不良反应较少，主要有低血糖反应、过敏反应等。

【注意事项】①必须注射给药。②避免在同一部位重复注射。

【药物商品】①重组人胰岛素注射液：每支 3ml: 300 单位；10ml: 400 单位。②精蛋白重组人胰岛素注射液：每支 3ml: 300 单位；10ml: 400 单位。

【贮藏】原料遮光，密闭，在 -15℃ 以下保存。注射剂密闭，在冷处保存，避免冰冻。

重组人生长激素
Recombinant Human Growth Hormone

【来源】本品是由 191 个氨基酸残基或 N 端有一甲硫氨酸的 192 个氨基酸残基组成的蛋白质，通过基因重组技术，在大肠埃希菌属的 *E. coli* 菌株基因中加入人生长激素基因而合成。

【性状】本品为白色冻干粉末。

【作用与用途】本品刺激骨骺端软骨细胞分化、增殖，刺激软骨基质细胞增长，刺激成骨细胞分化、增殖，引起线形生长加速及骨骼变宽；促进全身蛋白质合成，纠正手术等创伤后的负氮平衡状态，纠正重度感染及肝硬化等所致的低蛋白血症；刺激免疫球蛋白合成，刺激淋巴样组织，巨噬细胞和淋巴细胞的增殖，增强抗感染能力；刺激烧伤创面及手术切口胶原体细胞合成纤维细胞，巨噬细胞分裂增殖，加速伤口愈合；促进心肌蛋白合成，增加心肌收缩力，降低心肌耗氧量，调节脂肪代谢，降低血清胆固醇、低密度脂蛋白的水平；补充生长激素不足或缺乏，调节成人的脂肪代谢、骨代谢、心肾功能。

　　本品可用于内源性生长激素缺乏、慢性肾衰及特纳氏综合征所致儿童生长缓慢和重度烧伤的治疗。

　　【不良反应】①一过性高血糖现象。②临床试验中对1%的身材矮小儿童有副作用，常见注射部位局部一过性反应（疼痛、发麻、红肿等）和体液潴留的症状（外周水肿、关节痛或肌痛）。

　　【注意事项】①糖尿病患者可能需要调整抗糖尿病药物的剂量。②避免在同一部位重复注射。③少数患者在生长激素治疗过程中可能发生甲状腺功能低下，应及时纠正。④可导致过度胰岛素状态，因此必须注意患者是否出现葡萄糖耐量减低的现象。⑤切忌过量用药，一次注射过量的生长激素可导致低血糖，继之出现高血糖。长期过量注射可能导致肢端肥大症状与体征以及其他与生长激素过量有关的反应。

　　【药物相互作用】同时使用皮质激素会抑制生长激素的促生长作用。

　　【药物商品】①重组人生长激素溶液：每1mg蛋白质效价不得少于2.5单位。②注射用重组人生长激素：1.6mg（4IU）；4.0mg（10IU）；1.0mg（2.5IU）；1.2mg（3IU）。

　　【贮藏】原料密闭，2～8℃保存。溶液剂密闭，－20℃保存。注射剂遮光，密闭，2～8℃保存。

　　其他部分重组激素类药物见表4－5。

表4－5　部分重组激素类药物

药物名称	简要介绍
重组人胰高血糖素 Recombinant Human Glucagon	【类别】本品属于多肽类激素，是含有28个氨基酸残基的多肽 【作用与用途】本品主要是促进肝糖原分解，使血糖升高，主要用于低血糖昏迷的急救，特别是当静脉注射葡萄糖后仍不见效时
重组人甲状旁腺素 Recombinant Human Parathyroid Hormone	【来源】重组人甲状旁腺激素（1～34）［rhPTH（1～34）］，与84个氨基酸的人甲状旁腺激素的N端氨基酸34个（生物活性区）序列完全相同，属于34肽 【作用与用途】本品可刺激成骨细胞增殖，并促进其分化成为具有造骨功能的成骨细胞；还可通过抑制凋亡而延长成骨细胞的寿命。本品适用于骨质疏松症
重组人促甲状腺激素 Recombinant Human Thyroid Stimulating Hormone	【类别】本品属于糖蛋白类激素 【作用与用途】本品能促进甲状腺激素的产生和分泌，还能促进甲状腺激素释放入血，对甲状腺本身的生长和新陈代谢也起着重要作用。本品主要用于TSH试验，以区别原发性或继发性甲状腺功能减退症
重组人黄体生成素 Recombinant Human Luteinizing Hormone	【类别】本品属于糖蛋白类促性腺激素 【作用与用途】本品在FSH共同作用下维持卵巢的月经周期，导致排卵与黄体形成。本品适用于下丘脑功能失常所致闭经，功能失调性子宫出血，避孕药、针所引起的月经失调以及其他原因之排卵障碍
重组人卵泡刺激素 Recombinant Human Follicle Stimulating Hormone	【类别】本品属于糖蛋白类促性腺激素 【作用与用途】本品具有调节机体的生长、性成熟和繁殖等作用，可促使男性生精上皮发育、刺激精子发生和精子成熟，对女性则刺激卵泡发育、促使卵泡成熟、促进排卵、刺激多个卵泡发育、抑制卵巢闭锁等，适用于无排卵症和辅助生育技术
重组人绒毛膜促性腺激素 Recombinant Human Chorionic Gonadotrophin	【类别】本品属于糖蛋白类促性腺激素 【作用与用途】女性：无排卵或卵泡成熟障碍引起的不育症；辅助生育技术控制性超量刺激方案的一部分。男性：低促性腺激素性功能低下，精子生成不足引起的不育、促性腺垂体功能不足引起的青春期延迟，隐睾

【课后练习】

1. 下列激素中，可以用基因重组方法生产的是（　　）。

    A. 胰岛素　　　　　　　B. 雌激素　　　　　　　C. 前列腺素　　　　　　D. 甲状腺激素

2. 胰岛素属于（　　）类激素。

    A. 多肽蛋白质类　　　　B. 氨基酸类　　　　　　C. 类固醇类　　　　　　D. 脂肪酸衍生物类

3. 胰岛素不良反应不包括（　　）。

    A. 低血糖反应　　　　　B. 过敏反应　　　　　　C. 脂肪萎缩与肥厚　　　D. 共济失调

4. 甲状旁腺激素的临床应用是（　　）。

    A. 呆小病　　　　　　　B. 糖尿病　　　　　　　C. 心脏骤停　　　　　　D. 骨质疏松症

5. 目前不是用重组方法生产的是（　　）。

    A. 糖皮质激素　　　　　　　　　　　　B. 人卵泡刺激素

    C. 人黄体生成素　　　　　　　　　　　D. 人绒毛膜促性腺激素

6. 不可作为重组基因表达系统的是（　　）。

    A. 细菌　　　　　　　　B. 酵母菌　　　　　　　C. 病毒　　　　　　　　D. 植物细胞

7. 最早被批准用于治疗的第一个应用基因重组技术生产的激素类药物是（　　）。

    长期过量注射可能导致肢端肥大症状的是（　　）。

    属于糖蛋白类激素的是（　　）。

    属于多肽类激素的是（　　）。

    A. 重组人胰岛素　　　　　　　　　　　B. 重组人生长激素

    C. 重组人胰高血糖素　　　　　　　　　D. 重组人绒毛膜促性腺激素

（商　捷）

模块五 生物医学材料

【学习目标】

1. 了解生物医学材料的定义、分类、发展趋势;
2. 了解常用的生物医学材料。

生物材料兴起于 20 世纪 60 年代,当时主要是因医学需要而发展起来的。随着生命科学和材料科学的不断发展,人类对自身与环境协调关系的密切关注,新型生物材料不断涌现。生物材料的应用领域不断拓展,内涵越来越广泛,逐渐显示了巨大的发展前景,成为众多生物及材料专家研究的热点。

一、基本概念

1. 生物材料

由于生物材料内涵十分丰富,目前尚没有一个很确切的定义。广义的生物材料可以理解为一切与生物体相关的应用性材料,包括应用于生物体上的和生物体合成的各种材料。

按照生物材料的应用不同,可分为:①生物医学材料,如聚乳酸用作无须拆线的医用缝合线;②生物包装材料,如淀粉基降解材料可加工成易降解的包装材料;③其他生物应用材料,如高黏度的微生物多糖黄原胶作为牙膏的优良结合剂,使牙膏易于泵送分装及从管中挤出。

按照生物材料的来源不同,可分为:①人工生物材料,如生物金属、生物陶瓷、化学合成的高分子聚合物等;②天然生物材料,如淀粉、纤维素、甲壳素与壳聚糖、蛋白质、明胶等;③半天然生物材料,如聚乳酸、聚氨基酸等。④复合生物材料,如聚乳糖－羟基磷灰石等。

按照生物材料的降解性,可分为:①全生物降解高分子材料,如聚羟基丁酸酯(PHB)、聚环己内酯(PCL)、蛋白质、微生物多糖等;②生物破坏高分子材料,如添加淀粉的聚苯乙烯、聚乙烯等;③不可降解的生物无机材料,如具有生物亲和作用的生物金属材料和生物陶瓷材料,包括惰性陶瓷、生物活性陶瓷等,它们在生物体内基本不被吸收,但能促进生物体周围新骨生成,并与骨组织形成牢固的化学链。

【小知识】

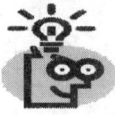

传统外科手术需要缝合线用于封闭伤口以及在伤口愈合期间提供强度。最初人们将聚丙烯、尼龙等合成纤维作为医用缝合线。这些材料具有生物稳定性，能保持一定强度，但不能被机体吸收，需要进行二次手术去除。随后人们用羊肠线作为医用缝合线，它虽然能被机体吸收，但柔韧性较差，组织反应大，在消化液和感染环境下抗张强度损耗快，吸水后膨胀造成结扎不牢等。用生物可降解材料制成的外科缝合线，易被人体吸收，伤口愈合后无需拆线，并且能保持一定的强度。

2. 生物医学材料

生物医学材料是一类与人体组织、体液或血液相接触，具有人体器官和组织的功能或部分功能的材料，是制造人工器官、医疗装置和药物的物质基础。20世纪60年代以后，各种具有特殊功能的高分子材料不断涌现，如制造人工心脏用的聚氨酯和硅橡胶、制造人工肾的中空纤维等，促进了医学的飞速发展。

二、生物医学材料的分类

按照材料的用途，生物医学材料可分为：①硬组织材料，主要用作骨科和齿科材料，如人工关节、骨头及牙科材料；②软组织材料，主要用于眼科材料以及一些填充和修复材料，如人工皮肤、乳房、食道、呼吸道、膀胱等；③吸附分离材料，主要用于人工肾、肝、肺的膜材料和吸附剂材料；④心血管材料和人工血液材料，如人工脏器、人工心瓣膜、人工血管、人工血浆等；⑤组织黏合剂和缝合线材料，如可降解的吸收型缝合线、黏合剂；⑥用作药物和药物载体的材料，如药物导向材料、药物释放载体材料；⑦一次性使用的医用材料，如一次性纱布、橡皮膏、注射器、输液器、导管、血袋等。

非人工合成的生物材料大部分属于生物高分子材料，可以被生物降解，广泛应用于医学方面（表5-1）。

表5-1　非人工合成的生物医学材料

材料类别		材料实例	主要用途	特点
天然生物材料	蛋白质类	明原、明胶、聚氨基酸	人工器官、缓释载体	生物相容性好、量少
	糖类	几丁质、黄原胶	医药、食品等	生物相容性好
	酯类	聚羟基脂肪酸酯	包装材料、医药	生物相容性好、生物降解性好
半天然生物材料		聚乳酸	包装材料、医药	生产成本低、加工性能好
复合生物材料		聚乳糖-羟基磷灰石	组织工程材料	强度、降解性、可加工性好

三、生物医学材料的性质

生物医学材料由于植入人体与人体器官、组织接触，必然产生物理的、力学的、化学的作用，还有生命体系与材料界面之间在分子水平和细胞水平上的相互作用，因此生物医学材料必须具备以下性质。

（1）生物相容性好 生物相容性指生物医学材料在特定应用中，引起适当的宿主反应和产生有效作用的能力，即无毒、无热原反应、不致癌、不致畸、无过敏反应、不干扰免疫系统、不破坏相邻组织、不发生材料表面钙化沉着、血液相容性好等。

（2）生物性能稳定好 对于长期植入的材料，要求生物稳定性好，有良好的耐腐蚀性能，在体内环境中不发生降解。对于短期植入材料，要求在一定时间内完全降解为无毒小分子，通过代谢排出体外。

（3）物理和力学性能好 要求具有必要的强度、耐磨性、耐疲劳性、弹性、几何形状等，且易于加工。例如骨科材料要求有很好的强度和弹性，牙齿材料要求有高硬度和耐磨性。

（4）便于消毒和灭菌。

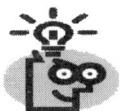

【小知识】 理想的生物医学材料应该是可用生物方法合成，可被生物重新利用，可降解，产物最好是二氧化碳和水，从而使这种材料的生产和使用纳入自然界的循环。众多的生物医学材料中，由生物与化学合成的半天然聚乳酸（PLA）和由生物合成的天然聚羟基烷酸酯（PHA）是典型代表，具有良好的生物相容性能、生物可降解性及热加工性能。

四、生物医学材料的发展趋势

现代生物医学材料总体发展趋势，不仅强调材料自身理化性能和生物安全性、可靠性的改善，更强调赋予其生物结构和生物功能，以使其在体内调动并发挥机体自我修复和完善的能力，重建或康复受损的人体组织或器官。

1. 组织工程材料方面

组织工程是指应用生命科学与工程的原理和方法，构建一个生物装置，来维护、增进人体细胞和组织的生长，以恢复受损组织或器官的功能。它的主要任务是实现受损组织或器官的修复和再建，延长寿命和提高健康水平。具体方法是：将特定组织细胞"种植"于生物相容性良好、可被人体逐步降解吸收的生物医学材料上，形成细胞－生物医学材料复合物；生物医学材料为细胞的增长繁殖提供三维空间和营养代谢环境；随着材料的降解和细胞的繁殖，形成新的具有与自身功能和形态相应的组织或器官；这种具有生命力的活体组织或器官能对病损组织或器官进行结构、形态和功能的重建。

传统的人工器官（如人工肾、肝）不具备生物功能，只能作为辅助治疗装置使用，研究具有生物功能的组织工程人工器官已在全世界引起广泛重视。构建组织工程人工器官需要三个要素，即"种子"细胞、支架材料、细胞生长因子。由于干细胞具有分化能力强的特点，将其用作"种子"细胞进行构建人工器官成为热点。该技术已经在人工皮肤、人工软骨、人工神经、人工肝等方面取得了一些突破性成果，展现出美好的应用前景。

2. 生物医用纳米材料方面

纳米技术在20世纪90年代获得了突破性进展，在生物医学领域，目前研究热点主要是药物控释材料及基因治疗载体材料。药物控释是指药物通过生物材料以恒定速度、靶向定位或智能释放的过程。具有上述性能的生物材料是实现药物控释的关键，可以提高药物的治疗效果和减少其用量和毒副作用。

由于人类基因组计划的完成，科学家对基因治疗充满信心。基因治疗是导入正常基因于特定的细胞（如癌细胞）中，对缺损的或致病的基因进行修复；或导入能够表达出具有治疗癌症功能的蛋白质基因；或导入能阻止体内致病基因合成蛋白质的基因片段，阻止致病基因发生作用。而基因治疗的关键是导入基因的载体，只有借助于载体，正常基因才能进入细胞核内。目前，高分子纳米材料是基因治疗的理想载体，它具有承载容量大，安全性高的特点。

3. 血液净化材料方面

人类面临着各种疑难病症，如尿毒症，药物中毒，系统性红斑狼疮、类风湿性关节炎等免疫性疾病，高脂血症等。采用血液净化疗法，能达到有效治疗的目的，即应用滤过沉淀或吸附的原理，将体内内源性或外源性毒物专一性或高选择性地去除。血液净化疗法的核心是滤膜、吸附剂等生物医学材料。血液净化材料的研究和临床应用，在日本和欧洲成为了生物材料发展的热点。我国在这一研究领域具有一定的实力，研究水平居于世界前列，但临床应用不够，应予以加强。

4. 复合生物材料方面

作为硬组织修复材料的主体，复合生物材料日益受到广泛重视。它具有强度高、韧性好的特点，目前已广泛应用于临床。通过不同性能材料的复合，可以取长补短，有效解决材料的强度、韧性及生物相容性问题，是生物材料新品种开发的有效手段。目前研究较多的有合金、碳纤维高分子材料、生物陶瓷、生物活性玻璃等的复合研究。

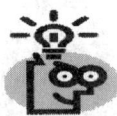

【小知识】　　生物相容性包括血液相容性和组织相容性，是生物医学材料应用的基本要求。除了设计、制备性能优异的新型生物医学材料外，通过对传统生物医学材料进行表面化学处理、表面物理改性和生物改性是有效途径。材料表面改性的新方法和新技术是生物医学材料研究的永久性课题。

五、典型的生物医学材料

聚乳酸
Polylactic Acid，PLA

【来源】本品是由玉米、甘蔗或甜菜通过生物发酵生产和蒸馏方法提取得到乳酸，再经人工化学合成方法聚合而成。

【性状】本品为结晶性高分子化合物，具有良好的生物相容性和生物可降解性，且降解产物无毒；具有一定的防渗透性、光泽度、透光性、加工性及热塑性。本品的突出特点是能够用多种方式加工，如挤出、纺丝、双轴拉伸等，加工过程中分子的定向不仅可以大大增加力学强度，还会使生物降解速度变慢。

【作用与用途】本品是医用领域重要的可降解高分子，是近年来药物包裹材料、组织工程材料的研究热点。本品可制成无毒并可进行细胞附着生长的组织工程支架材料，其支架内部可形成供细胞生长和运输营养的多孔结构，并为支持和指导细胞生长提供合适的机械强度和几何形状。本品还可用于无须拆线的医用缝合线、药物控释载体、血管移植、气管取代、腹部疝修补、韧带的重建、牙修补外科敷料等。

【商品信息】法国埃尔斯坦糖厂研制出用甜菜为原料，先分解成单糖，发酵生产乳酸，再用化学方法将乳酸聚合为聚乳酸，也可利用工业制糖工序的下脚料贫糖液来生产聚乳酸，生产成本大幅度下降。日本钟纺公司以玉米为原料发酵生产聚乳酸，利用聚乳酸制成生物降解性发泡材料。聚乳酸的生产过程无污染，而且产品可以生物降解，实现在自然界中的循环，因此是理想的绿色高分子材料。随着环保要求的日益严格，聚乳酸作为人工合成的高分子材料，由于其优异的生物降解性、相容性和可吸收性，受到了世界各国的广泛注意和深入研究。其合成技术日趋完善，其应用范围已从医用领域向服装纤维、汽车内装部件和各类包装材料等通用高分子材料领域迅速扩展，展现了诱人的发展活力。

聚羟基烷酸酯
Polyhydroxyalkanoate，PHA

【来源】本品为一类高分子化合物的总称，由 100~30000 个相同或不同的羟基脂肪酸单体聚合而成。本品是微生物细胞内碳源和能源贮藏物，至今已发现约有 300 种微生物能够积累聚羟基烷酸酯，包括革兰阳性菌、革兰阴性菌、好气菌、厌气菌、化能菌、固氮菌和光能细菌等。

【性状】本品为一类高度结晶的热塑性物质，具有良好的柔韧性和抗张性，且具有生物相容性及生物可降解性，降解产物为水和二氧化碳。

【作用与用途】高纯度的聚羟基烷酸酯产品可用作伤口的缝合线及骨骼固定绷带，当用这种缝合线缝合伤口后也用不着拆线，可以在人体内自行被分解吸收。

【商品信息】目前，产量较高的生产菌株有：自生固氮菌、假单胞菌、产碱杆菌、甲基营养菌及基因工程菌等。其中，产碱杆菌具有生长速度快、聚羟基烷酸酯积累量大、生产技术较为成熟等优点。主要产品有 Metabolix 生产的 3 - 羟丁酸和 3 - 羟颉草酸共聚物。

甲壳素与壳聚糖
Chitin and Chitosan

【别名】甲壳质，几丁质。

【来源】本品是虾、蟹等水生甲壳类动物及昆虫外壳和真菌类细胞壁的主要成分，甲壳素在碱性条件下脱乙酰化生成壳聚糖，是自然界中惟一存在的碱性多糖。

【性状】 本品是一种天然多糖物质，为白色或灰白色无定形、半透明固体，具有较好的晶状结构和较多的氢键，溶解性能很差，不溶于水、稀酸、稀碱、浓碱、一般有机溶剂，可溶于浓的盐酸、硫酸、磷酸和无水甲酸，但同时主链发生降解。壳聚糖不溶于水和碱，易溶于稀盐酸、硝酸等无机酸和甲酸等有机酸及乙醇，易于改性和加工。

【作用与用途】 ①甲壳素与壳聚糖具有良好的生物相容性和适应性，并具有消炎、止血、镇痛和促进肌体组织生长等功能，可促进伤口愈合，因此被认为是保护伤口的理想材料。②甲壳素与壳聚糖在酶作用下会分解为低分子物质，能被生物降解并被机体完全吸收，可用于制造吸收缝合线、血液透析膜和药物缓释剂。③甲壳素与壳聚糖能降低血清和胆固醇含量，对于预防动脉硬化及心血管疾病有很好的效果。④甲壳素可促进肠内有益菌丛的繁殖，抑制有害菌丛的滋生，可达到健胃整肠的功效。⑤甲壳素能提高身体的免疫功能，抑制肿瘤细胞生长。

【商品信息】 甲壳素在自然界储量十分丰富，全球每年生物合成的甲壳素高达数百亿吨，产量仅次于天然纤维素，是地球上第二大生物高分子资源，是理想的医用高分子材料，广泛用于制造特殊的医用产品。国外，尤其是日本和美国已用它来制造人造皮肤、可吸收缝合线、血液透析膜和药物缓释剂以及各种医用敷料等。

聚氨基酸
Polyamino Acids

【来源】 本品一般由天然氨基酸通过化学方法合成，只发现两种微生物合成具有单一结构的聚氨基酸，一种是由芽孢杆菌合成的聚 γ - 谷氨酸（PGA），另一种是由霉菌合成的聚 ε - 赖氨酸（PL）。

【性状】 本品多为非水溶性，能降解释放出无毒性的天然氨基酸。

【作用与用途】 本品用作缝合线材料、人工皮肤和药物控释体系。如甲基谷氨酸与亮氨酸共聚物用作人工皮肤治疗烧伤时，不存在抗原性，组织相容性好、无毒，水分蒸发与正常皮肤相似。

【商品信息】 研究人员采用酯链来取代主链结构中的多肽键，用于改善聚合物和机械性能和降解速度，从而得到了另一类改性聚氨基酸，通常称之为假聚氨基酸。其降解速度减慢，机械性能得到改善，适于体内长期使用，已广泛用于整形外科。

明胶
Gelatin

【来源】 本品系由动物的皮、骨、腱与韧带中含有的胶原经部分水解制得。

【性状】 本品为淡黄色至黄色、半透明、微带光泽的粉粒或薄片；无臭；潮湿后，易为细菌分解；在水中久浸即吸水膨胀并软化，重量可增加 5 ~ 10 倍；在热水或甘油与水的热混合液中溶解，在乙醇、三氯甲烷或乙醚中不溶，在醋酸中溶解。

【**作用与用途**】将明胶溶于水，经打泡、冷冻、干燥、灭菌制成吸收性明胶海绵，作为吸收性止血剂。还可作为外科敷料、止血海绵、软硬胶囊、片剂糖衣的原材料。

【**商品信息**】2cm × 2cm × 0.5cm，6cm × 2cm × 0.5cm，6cm × 6cm × 1cm，8cm × 6cm × 0.5cm。

【**课后练习**】

1. 聚乳酸属于（　　）。

    A. 天然生物材料   B. 人工生物材料

    C. 半天然生物材料   D. 复合生物材料

2. 聚羟基烷酸酯属于（　　）。

    A. 天然生物材料   B. 人工生物材料

    C. 半天然生物材料   D. 复合生物材料

3. （　　）是虾、蟹等水生甲壳类动物及昆虫外壳和真菌类细胞壁的主要成分。

    A. 聚乳酸   B. 聚氨基酸

    C. 聚羟基烷酸酯   D. 甲壳素

（杜　敏）

模块六　实践训练

实训一　生物药物知识训练

【实训目的】

1. 掌握生物药物的分类；

2. 掌握生物药物各类代表药物的医药商品知识：通用名、别名、性状、作用与用途、不良反应、注意事项、贮藏等方面的内容；

3. 了解生物药物商品的包装、标签及说明书等。

【实训准备】

各种不同剂型的生物药品实物。

1. 注射剂：可分为注射液和注射用无菌粉末。

实物：注射用头孢曲松钠、硫酸庆大霉素注射液、五肽胃泌素注射液、鲑降钙素注射液、硫酸鱼精蛋白注射液、肌苷注射液、葡萄糖氯化钠注射液、重组乙型肝炎疫苗（酵母）。

2. 栓剂：可分为直肠栓、阴道栓和尿道栓。

实物：重组人干扰素 α2b 栓等。

3. 眼用制剂：可分为眼用液体制剂（滴眼剂、洗眼剂、眼内注射溶液）、眼用半固体制剂（眼膏剂、眼用乳膏剂、眼用凝胶剂）等。

实物：硫酸庆大霉素滴眼液、红霉素眼膏、重组牛碱性成纤维细胞生长因子滴眼液、重组人干扰素 α2b 滴眼液、氯霉素滴眼液等。

4. 外用溶液剂

实物：甘氨酸冲洗液、重组人表皮生长因子外用溶液（Ⅰ）、克林霉素磷酸酯外用溶液剂等。

5. 片剂：可分为口服普通片、泡腾片、肠溶片等。

实物：阿莫西林片、头孢呋辛酯片、红霉素肠溶片、胰酶肠溶片、维生素 C 泡腾片、维生素 E 片、维生素 B1 片、盐酸精氨酸片等。

6. 胶囊剂：可分为硬胶囊（通称为胶囊）、肠溶胶囊等。

实物：青霉素 V 钾胶囊、胰酶肠溶胶囊、溶菌酶肠溶片、菠萝蛋白酶肠溶片、辅酶 Q10 软胶囊、卵磷脂胶囊等。

7. 软膏剂、乳膏剂：软膏剂可分为溶液型软膏剂和混悬型软膏剂；乳膏剂可分为水包油型乳膏剂和油包水型乳膏剂。

实物：盐酸金霉素软膏、氟尿嘧啶乳膏、肝素钠乳膏、红霉素软膏、重组人干扰素α2b 乳膏等。

8. 喷雾剂：可分为定量喷雾剂和非定量喷雾剂。

实物：喷雾用乙酰半胱氨酸、重组人干扰素 α2b 喷雾剂。

9. 颗粒剂：可分为可溶颗粒（通称为颗粒）、混悬颗粒、肠溶颗粒等。

实物：头孢氨苄颗粒、头孢克洛颗粒、阿奇霉素颗粒、罗红霉素干混悬剂、胃蛋白酶颗粒、谷固醇混悬剂、维生素 C 泡腾颗粒等。

10. 散剂

实物：如多维葡萄糖散剂等。

11. 鼻用制剂：可分为鼻用液体制剂（滴鼻剂、洗鼻剂和鼻用喷雾剂）、鼻用半固体制剂（鼻用软膏剂、鼻用乳膏剂和鼻用凝胶剂）、鼻用固体制剂（鼻用散剂、鼻用粉雾剂和鼻用棒剂）等。

实物：复方呋喃西林滴鼻液。

12. 凝胶剂

实物：整形用透明质酸凝胶、贝复舒凝胶剂等。

【实训地点】
模拟药店、教室等。

【实训内容】

一、知识介绍

1. 药物商品包装的作用

商品包装是指"符合商品的需求，依最佳的成本，采用适当的材料和技术，便于货物的运输、配销、储存与销售，而实施之统筹整体系统的准备工作"。它是药物商品品质的重要组成部分，其作用体现在以下几方面。

（1）保护商品　药物商品从生产、流通到使用，需要经过多次装卸、运输、储存、销售等环节，难免会发生碰撞、摩擦、振动甚至跌落，还会受光线、空气、水分、温度变化及微生物与昆虫等因素的影响，致使药品质量发生变化，甚至失效。因此，良好的包装，可最大限度地减少甚至避免上述不良因素对药品质量的影响，有效地保护商品质量的安全和数量的完整。保护商品是包装最基本的作用。

（2）便于流通　药物商品在流通过程中要经过数量的交接、搬运和销售等环节，将药物商品按一定的数量（或重量）、形状、尺寸规格、大小相互配套包装并标明数量、规格、价格等，有利于对商品进行识别和销售统计。包装加速药物商品流转，提高药物商品在流通过程中的经济效益。离开了包装，药物商品就难以进入流通，更无法使用。由此可见，包装在药物商品流通过程中必不可少。

（3）促进销售　药物商品销售竞争激烈，优质的药物商品包装体现了产品的高质量，增强了药物商品的竞争力。新颖别致的药物商品包装设计与造型，能诱导和激发消费者的购买欲望，在消费者与药物商品之间起着媒介作用。药物商品通过包装能够起到宣传、美化、推销自身的作用。由此可见，包装可称得上是"无声的推销员"。

（4）方便消费 随着人们消费水平的提高，绝大多数的销售包装都是随着药物商品一起交给消费者的。药物商品包装大小适宜，形式多样，对消费者来说，使用方便，携带方便，保管方便是极其重要的。药物商品包装的标示既可保证药物商品不被假冒，又介绍了药物商品的成分、性质、用途和使用方法，对消费者能起指导作用。由此可见，包装可称得上是无声的"商品讲解员"。

2. 药物商品常用的包装材料

（1）玻璃 具有能防潮、易密封、透明和化学性质较稳定等优点，是目前使用较多的药品包装材料之一。但玻璃也有许多缺点，如可因受到水溶液的侵蚀而释放出碱性物质和不溶性脱片，还有较重、易碎，给运输带来不便。常用的玻璃有普通玻璃、中性玻璃、含钡玻璃、含锆玻璃等。为保证药品质量，《中国药典》规定安瓿、大输液玻璃瓶必须采用硬质中性玻璃。遇光易变质的药品，应贮存于棕色玻璃容器内。

（2）塑料 是现代包装工业中常用的包装材料，可用于药品的内、外包装，具有包装牢固、容易封口、色泽鲜艳、透明美观、重量轻、携带方便、价格低廉等优点。但是由于塑料在生产过程中常加入附加剂，如增塑剂、稳定剂、抗氧剂、防腐剂及着色剂等，作为直接接触药品的包装材料，这些附加剂可与药品发生化学反应，以致药品质量发生变化。塑料还具有透气、透光、易吸附等缺点，会加速药品氧化变质的速度。塑料按其对人体的毒性情况可分为无毒塑料、低毒塑料和有毒塑料，目前广泛用作药品容器的为无毒塑料。

（3）纸制品 是当今使用最广泛的包装材料之一，常用的有各型黄板、瓦楞纸箱、纸盒、纸袋及纸桶等。其优点是：成本低廉、体积和重量较小、加工性能好、便于成型，适合于大规模机械化生产；易于印刷，图案、字迹清晰牢固；具有一定的弹性和强度，能满足各类包装需求，有效保护商品；无毒、无味、对包装物品不产生污染；来源广泛，可以回收进行二次利用，不会造成环境污染；可与塑料薄膜、铝箔等复合，成为性能更优良的包装材料；品种多样，可以满足不同药物商品的包装需要。其缺点是：耐水性差，强度较低，易变形。

（4）金属 金属作包装材料已有很长的历史了，常用的有黑铁皮、镀锌铁皮、马口铁、铝箔等，一般用于盛装需要密封的软膏、液体药物、化学危险品、压缩气体等。该类包装耐压、密封性能好，但成本比较高。

（5）木材 木制品具有耐压性能，是常用的外包装材料，常用的有木箱、胶合板箱、木桶、木格箱等。但由于木材资源短缺，有逐步被纸和塑料制品取代的趋势。

（6）橡胶制品 药用包装上使用橡胶制品最多的是各种瓶塞，主要用于严封包装抗生素粉针剂、冻干粉、输液、血浆等瓶装药品。由于与药品直接接触，要求具有非常好的生化稳定性及优良的密封性，以确保药品在有效期内不因空气及湿气的渗透而变质。用于输液瓶的药用橡胶塞应采用丁基橡胶而不用天然橡胶。

（7）复合材料 是用塑料、纸、铝箔等进行多层复合而制成的包装材料，具有良好的机械强度，耐生物腐蚀性能、保持真空性能及耐高压性能等。常用的有纸－塑复合材料、铝箔－聚乙烯复合材料、铝箔－聚氯乙烯复合材料等，是包装材料中的新秀。

3. 药物商品常用的包装容器

（1）密闭容器 指能防止尘埃、异物等混入的容器，如玻璃瓶、纸袋、纸盒、塑料袋、木桶及纸桶（内衬纸袋或塑料袋）等。凡受空气中氧、二氧化碳、湿度影响不大，仅需防止损失或尘埃等杂质混入的药品均可使用此类容器。

（2）密封容器 指能防止药品风化、吸湿、挥发或与异物污染的容器，如带紧密玻塞或其他材料塞子的玻璃瓶、软膏管、铁罐等，最好用适宜的封口材料辅助密封，适用于盛装易挥发的液体药品及易风化、潮解、氧化的固体药品。

（3）熔封和严封容器 指将容器熔封或以适宜的材料严封，能防止空气、水分进入与细菌污染的容器，用于注射剂、血清、血浆及各种输液的盛装，如玻璃安瓿或输液瓶等。

（4）遮光容器 指能阻止紫外光的透入，保护药品不受光化作用的容器，主要用于盛装遇光易变质的药品。如棕色玻璃瓶，普通无色玻璃瓶外面裹以黑纸或装于不透明的纸盒内也可达到遮光的目的。

4. 药物商品的辅助包装材料

（1）橡胶塞 橡胶一般需硫化处理，具有良好的弹性、耐磨、机械强度和化学耐蚀性较好等特点。橡胶塞不仅有形状和规格上的区别，而且在组成上也各不相同，有天然橡胶、合成橡胶（如丁基橡胶）等。在药品保管中，应注意因橡胶质量不好或处理不当而引起的药液浑浊或沉淀。

（2）塑料盖塞 化学性质稳定，不与药液发生反应，不被药液腐蚀；光洁美观，不落屑，不易吸收药液，较少引起药量改变；有一定弹性，如和瓶口大小吻合，则密闭度较好。其缺点是弹性较橡胶塞差，和瓶口大小稍有不合适，即易造成药液挥发、渗漏或吸潮而发生理化性质改变；有些塑料盖塞表面也有吸着作用。在药品保管中，要经常观察有无因塑料盖塞大小不合适或弹性差而造成封口不严等情况，以便及时发现问题，早做妥善处理，避免或减少药品损失。

（3）玻璃瓶塞 有些药液能腐蚀橡胶塞，其容器可用磨砂玻璃瓶塞封闭，例如浓硫酸、浓盐酸、浓硝酸等。但对含氢氧化钠及树脂的药液则不适合应用。玻璃瓶塞质脆易碎，且成本高，现多以塑料盖塞代替。

5. 药物商品包装的标志

药品包装标志是为了便于货物交接、防止错发错运，便于识别，便于运输、仓储和海关等有关部门进行查验等工作，也便于销售和使用，有以下类型。

（1）运输标志 即唛头，这是贸易合同、发货单据中有关标志事项的基本部分。它一般由一个简单的几何图形以及字母、数字等组成。唛头的内容包括目的地名称或代号、收货人或发货人的代用简字或代号、件号（即每件标明该批货物的总件数），体积（长×宽×高），重量（毛重、净重、皮重）以及生产国家或地区等。

（2）指示性标志 按商品的特点，对于易碎、需防湿、防颠倒等商品，在包装上用醒目图形或文字，标明"小心轻放"、"防潮湿"、"此端向上"等等。（图6－1）

（3）警告性标志 对于危险物品，例如易燃品、有毒品或易爆炸物品等，在外包装上必须醒目标明，以示警告。（图6－2）

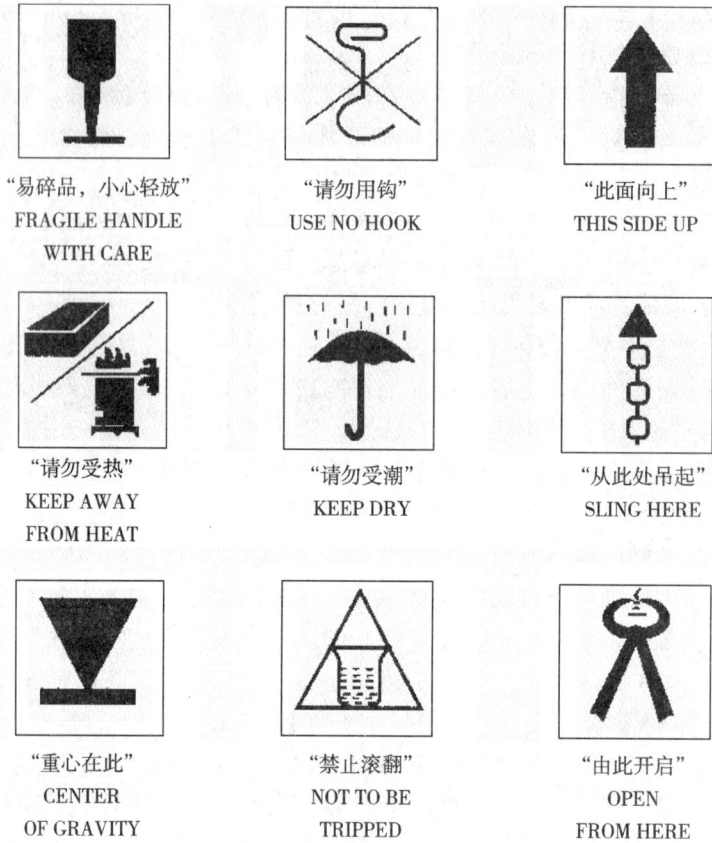

"易碎品，小心轻放"
FRAGILE HANDLE
WITH CARE

"请勿用钩"
USE NO HOOK

"此面向上"
THIS SIDE UP

"请勿受热"
KEEP AWAY
FROM HEAT

"请勿受潮"
KEEP DRY

"从此处吊起"
SLING HERE

"重心在此"
CENTER
OF GRAVITY

"禁止滚翻"
NOT TO BE
TRIPPED

"由此开启"
OPEN
FROM HERE

图 6-1 商品包装上的操作标识

6. 药品的商标

商标是指生产者、经营者为使自己的商品或服务与他人的商品或服务相区别，而使用在商品及其包装上或服务标记上的由文字、图形、字母、数字、三维标志和颜色组合，以及上述要素的组合所构成的一种可视性标志。世界知识产权组织（World Intellectnal Proporty Organization，WIPO）对商标的定义为：商标是用来区别某一工业或商业企业或这种企业集团的商品的标志（图 6-3）。

注册商标是指国家工商行政管理局商标局依照法定程序核准注册（即在商标局设置的《注册商标簿》上予以登记）的商标。按照法律的规定，商标一旦获准注册，注册人即享有该商标的专用权，任何人不经注册人同意，不得在相同或类似的商品上使用该商标或与该商标近似的商标。否则将构成商标侵权，要追究法律责任。注册商标有效期为10 年。

使用在商标右上角或者右下角的符号：通常有"TM"——商标符，指已经向商标局登记（申请注册）或持有人声明拥有权利的商品商标；®——注册符，指已经商标局核准注册的商标。

7. 条形码

条形码，又称商品代码，是一组规则的条、空及对应字符组成的用以表示一定信息

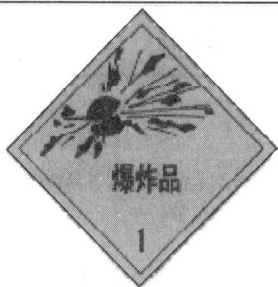	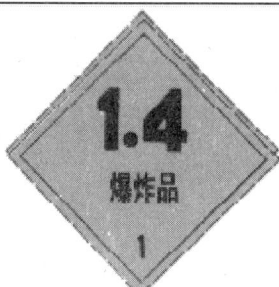	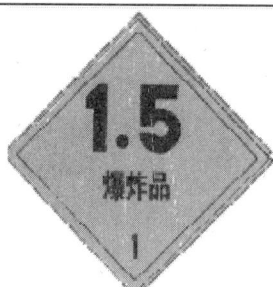
标志1 爆炸品	标志2 爆炸品	标志3 爆炸品
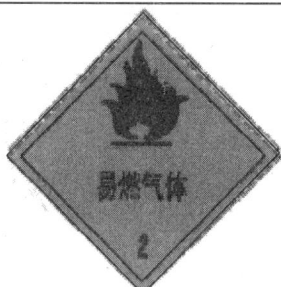	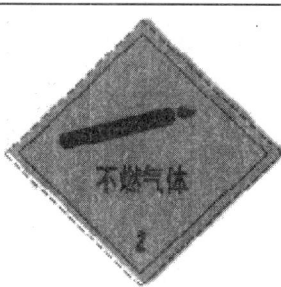	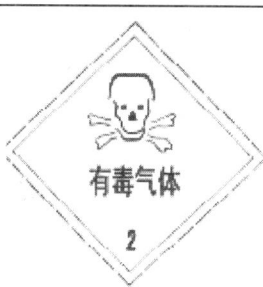
标志4 易燃气体	标志5 不燃气体	标志6 有毒气体
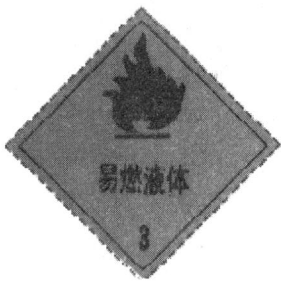		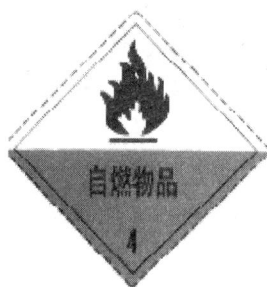
标志7 易燃液体	标志8 易燃固体	标志9 自燃物品
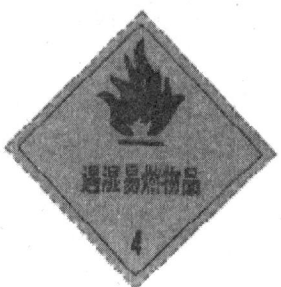	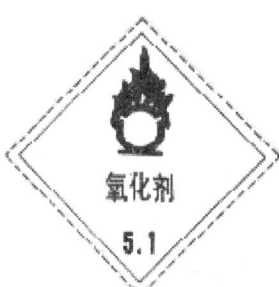	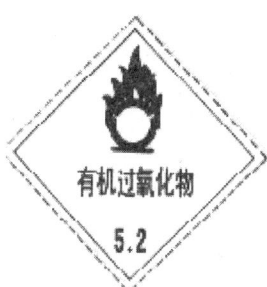
标志10 遇湿易燃物品	标志11 氧化剂	标志12 有机过氧化物

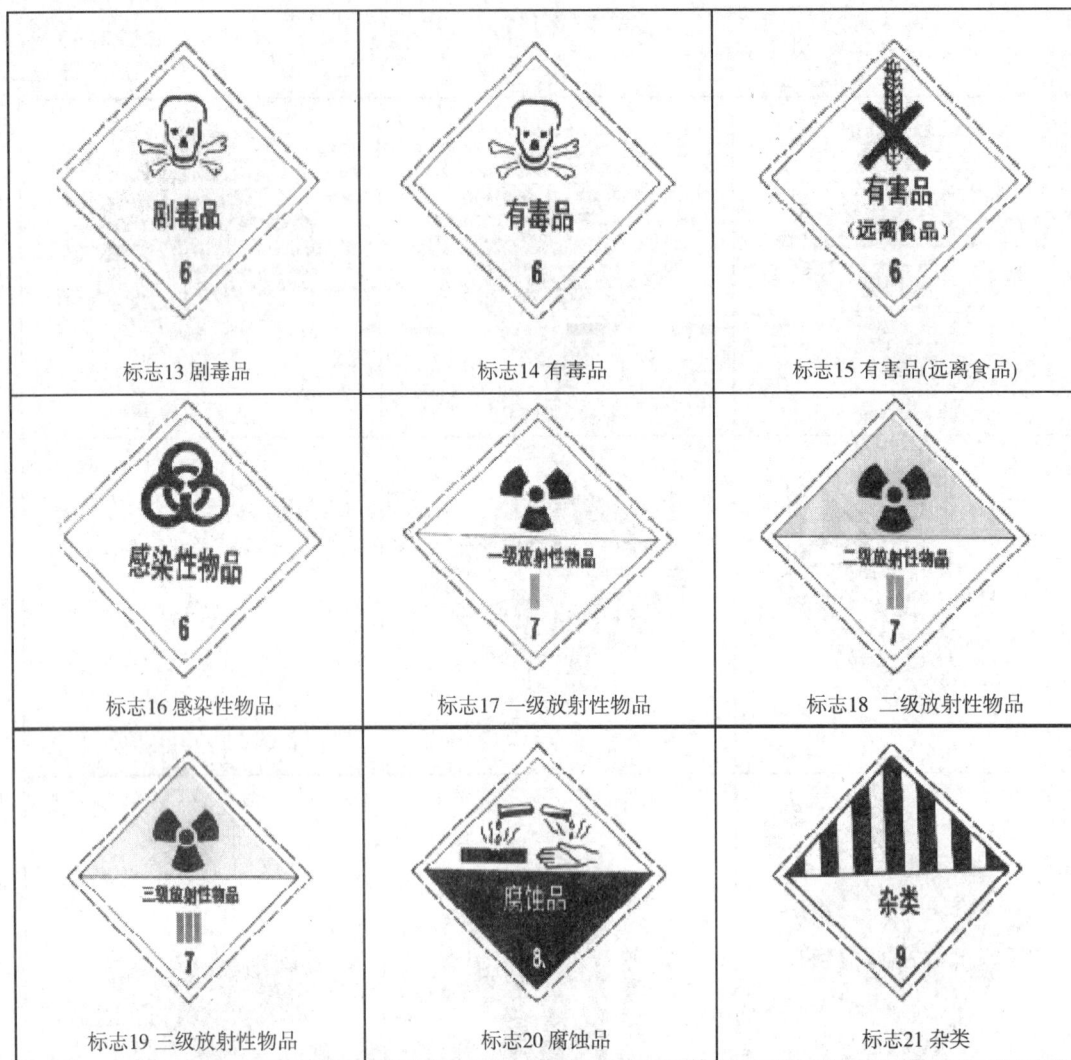

标志13 剧毒品	标志14 有毒品	标志15 有害品(远离食品)
标志16 感染性物品	标志17 一级放射性物品	标志18 二级放射性物品
标志19 三级放射性物品	标志20 腐蚀品	标志21 杂类

图6-2　　中国危险货物包装标志（GB-190）

的标志，是商品利用光电扫描阅读设备给计算机输入数据的特殊代码。它具有可靠性高、输入快、适用性广、简便易行的特点。凡是规则包装的商品都可以使用条形码标志，每一种产品的条形码是不同的。

国际物品编码协会规定国际通用商品代码格式成为 ENA 商品代码。我国于 1991 年 4月加入国际物品编码协会。标准形 ENA 代码由 13 位数字构成，第 1 ~ 12 位为产品代码，其中头 3 位是国别码（由国际物品编码协会分配）；中间 4 位为制造商号（由各国或各地分配给企业的惟一代码）；随后 5 位是实际产品代码（由企业自行编排）；第 13 位是校验码，用以校验编码的正确性，以提高条码的可靠性（图6-4）。

二、实践训练

1. 通过各教学实物品名的观察，要求学生讲述出各教学实物所属类别；

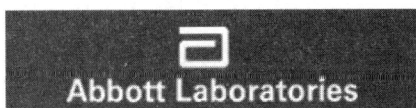

美国　雅培

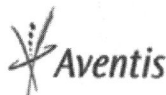

美国　美国家庭用品

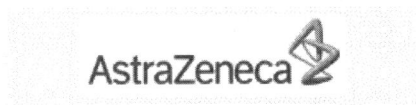

英国　阿斯特拉捷利康

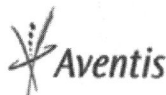

法国　安耐特

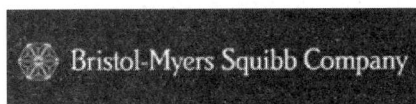

美国　百时美施贵宝

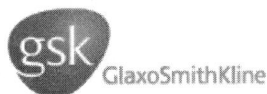

英国　葛兰素史克

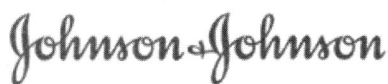

美国　强生

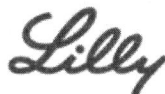

美国　礼来

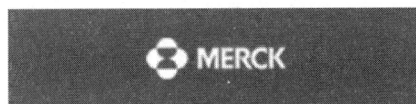

美国　默克

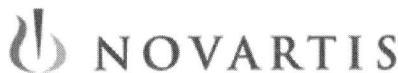

美国　诺华

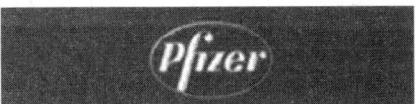

美国　辉瑞

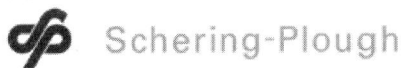

瑞士　罗氏

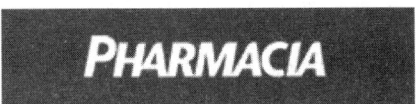

美国　法玛西亚

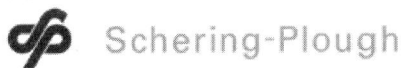

美国　先灵葆雅

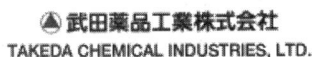

日本　武田药品工业

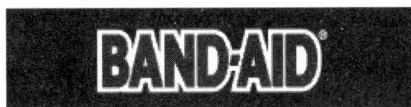

日本　三共制药

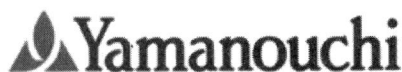

日本　山之内制药

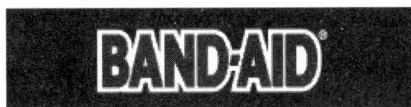

邦迪

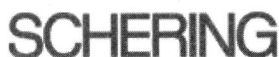

德国　先灵制药

图 6－3　世界著名企业商标

图6-4 某药物商品的条形码

2. 根据各教学实物的包装、标签、说明书等情况，要求学生讲述该教学实物的品名、成分和性状、作用与用途、用法与用量、规格、不良反应、注意事项、贮藏、包装、有效期、批准文号、生产企业等方面的内容；

3. 通过观察各教学实物的包装、标签及说明书，阐述药品包装、标签及说明书的相关规定，并解释各教学实物上的相关标识。

（杜　敏）

实训二 《中华人民共和国药典》查阅训练

【实训目的】

1. 掌握 2010 年版《中华人民共和国药典》的基本结构。
2. 熟练 2010 年版《中华人民共和国药典》的查阅技巧。

【实训准备】

2010 年版《中华人民共和国药典》二、三部各若干本。

【实训地点】

图书馆、网络中心、教室等。

【实训内容】

一、知识介绍

药典是记载药品标准的法典，由国家药典委员会主持编撰，政府颁布实施。药典和其他法令一样具有约束力。药典中收载药效确切、副作用小、质量较稳定的常用药物及制剂，规定其质量标准、制备要求、鉴别、杂质检查与含量测定等，作为药品生产、检验、使用与运输的依据。凡属药典的药品，其质量不符合规定标准的均不得出厂、不得销售、不得使用。

我国药典的全称为《中华人民共和国药典》——简称《中国药典》，其后以括号注明是哪一年版，可以简称为《中国药典》（2010 年版）。我国最早的药典是唐显庆 4 年（公元659 年）颁布的《新修本草》又称《唐本草》，是世界上最早的一部全国性药典。建国以来，我国已经出版了九版药典（1953、1963、1977、1985、1990、1995、2000 和 2005、2010年版）。药典每五年修订一次，2010 年 7 月开始执行 2010 年版药典。《中国药典》2010 年版分为三部（一部主要收载药材及饮片、植物油脂和提取物、成方制剂和单味制剂；二部主要收载化学药品、抗生素、生化药品、放射性药品及药用辅料；三部主要收载生物药品。

药典的内容一般分为凡例、正文、附录和索引四部分。凡例是解释和使用药典正确进行质量检查的基本原则，并且把与正文品种，附录及质量检查有关的共性问题加以规定，避免在全书中重复说明。正文是收载药品及其制剂的质量标准，按中文名称笔画顺序排列，原料药在前，制剂及生物制剂在后。附录包括制剂通则、通用检查方法和指导原则等。索引有中文索引和英文索引，用于查找药品。

二、实践训练

按照以下各项目要求，有目的地查阅 2010 年版《中华人民共和国药典》第二、三部，将各项查阅结果进行简要记录。

顺序	查阅项目	页码	查阅结果
1	青霉素 V 钾片（性状、规格）		
2	阿奇霉素胶囊（英文名、类别）		
3	氯霉素滴耳液（性状、贮藏条件）		
4	肌苷（类别、制剂）		
5	谷氨酸钾注射液（性状、类别）		
6	热原检查法（定义）		
7	凉暗处（定义）		
8	阴凉处（定义）		
9	密闭（定义）		
10	严封（定义）		
11	生物制品药品说明书（内容）		
12	生物制品（各种剂型）		
13	人用狂犬病疫苗（注意事项）		
14	制药用水（分类）		
15	冻干人免疫球蛋白（保存、运输）		
16	吸附百日咳白喉联合疫苗（接种对象、作用）		
17	皮内注射用卡介苗（生产菌种）		
18	乙型肝炎人免疫球蛋白（制造方法）		

续表

顺序	查阅项目	页码	查阅结果
19	胆盐乳糖发酵培养基（配方、制法）		
20	沙门菌菌落（形态特征）		
21	吸附白喉疫苗（用法、用量）		
22	破伤风抗毒素（检定项目）		
23	吸附百白破联合疫苗（成分、性状）		
24	生物制品分批规程（批号编码顺序、含义）		
25	垂体后叶粉（来源、性状）		

（杨群华）

实训三 抗生素合理使用调查

【实训目的】

1. 了解各种抗生素不合理使用的情况；

2. 掌握抗生素的合理使用原则。

【实训准备】

1. 将全班同学按每组 5～10 人进行分组，各组成员分工协作，收集资料，撰写调查报告；

2. 将各组资料情况进行总结，集体制作专题 PPT，推选各组代表进行课堂讲演。

【实训地点】

网络中心、图书馆、教室。

【实训内容】

1. 案例分析

（1）宝宝发热了，爸爸妈妈、爷爷奶奶都非常焦急，希望马上能好起来，家里有上次生病没用完的抗生素，赶快给宝宝服用。

（2）小王扁桃体发炎，用了某种抗生素二天，效果不明显，赶快更换另一种抗生素。

（3）小李生病发热，用了某种抗生素一天后，体温下降至正常，于是，小李马上停用该抗生素，没想到第二天体温却又升高了。

（4）小赵工作非常繁忙，生病后经常忘记吃药，本应该分三次服用的抗生素药物，干脆一次性服用完毕。

（5）幼儿园里与宝宝同一个班的小朋友生病了，妈妈回家赶紧给宝宝服用一点抗生素作为紧急预防。

（6）小丁认为很多抗生素都有各种各样的不良反应，对身体极为不利，于是决定就算发生了感染性疾病，也坚决不用抗生素治疗。

（7）小赵认为抗生素可以治疗一切炎症，日常生活中经常发生的局部软组织的淤血、红肿、疼痛、过敏反应引起的接触性皮炎、药物性皮炎以及病毒引起的炎症等，都用抗生素来进行治疗。

（8）广谱抗生素优于窄谱抗生素，对于一切感染均使用广谱抗生素。

（9）新研制的抗生素比传统抗生素效果好，贵的抗生素比便宜的抗生素效果好。

（10）一切感冒均用抗生素治疗。

2. 结合以上案例及课外实践调查结果，推选代表进行课堂讲演及讨论。

（李 平）

实训四 儿童计划免疫调查

【实训目的】

1. 了解儿童常见的传染病及危害；

2. 了解儿童计划免疫的内容、实施过程和社会意义；

3. 了解本地区儿童计划免疫的实施状况。

【实训准备】

1. 将全班同学按每组 5～10 人进行分组，各组成员分工协作，收集资料，撰写调查报告；

2. 将各组资料情况进行总结，集体制作专题 PPT，推选各组代表进行课堂讲演。

【实训地点】

各级妇幼保健院、各级卫生防疫站、网络中心、图书馆、教室。

【实训内容】

一、知识介绍

1. **危害儿童健康的常见传染病** 麻疹、小儿麻痹症、结核病、白喉、百日咳、破伤风、乙型肝炎、流行性乙型脑炎等。这些传染病都比较严重，一旦感染，则影响儿童的生长发育、留下后遗症、甚至威胁生命，这将给个人、家庭带来不幸，给社会造成负担。

2. **儿童计划免疫** 是利用安全有效的疫苗，按照规定的流程进行预防接种，提高儿童免疫力，以达到预防相应传染病的目的。儿童计划免疫是预防和控制并最终消灭相应传染病最方便、最有效、最经济的手段。

3. **儿童免疫接种证** 是证明儿童按国家规定的免疫程序进行了预防接种，对一些传染病已有了免疫力，即使这类传染病出现了，也不易被传染，因为形成了群体免疫屏障，不会造成传染病的流行。因此，孩子的免疫接种证应妥善保存。一般婴儿出生后，就应该立刻办理预防接种手续。国家规定儿童要凭有效的免疫接种证才能入托、入园和入学。这是因为托儿所、小学都是儿童集中的场所，儿童对疾病的抵抗力较差，为了防止传染病的发生和流行，保护儿童健康，必须有群体免疫力。

4. **疫苗类型**

（1）**第一类疫苗** 是指政府免费向公民提供，公民应当依照政府的规定受种的疫苗，包括国家免疫规划确定的疫苗，省、自治区、直辖市人民政府在执行国家免疫规划时增加的疫苗，以及县级以上人民政府或者其卫生主管部门组织的应急接种或者群体性预防接种所使用的疫苗。

（2）**第二类疫苗** 是指由公民自费并且自愿受种的其他疫苗。

二、实践调查项目

1. 儿童常见的传染病；

2. 儿童常见传染病的危害；

3. 儿童计划免疫程序；

4. 儿童计划免疫实施方法；

5. 儿童计划免疫的社会意义；

6. 本地区儿童计划免疫的实施状况。

（王玉亭）

实训五 疾病预防控制中心调查

【实训目的】

1. 了解疾病预防控制中心的职能；
2. 了解疾病预防控制中心对于严重传染病预防所采取的措施；
3. 了解传染病预防中生物药物的使用情况。

【实训准备】

1. 将全班同学按每组 5~10 人进行分组，各组成员分工协作，收集资料，撰写调查报告；
2. 将各组资料情况进行总结，集体制作专题 PPT，推选各组代表进行课堂讲演。

【实训地点】

网络中心、图书馆、教室。

【实训内容】

一、简要介绍某疾病预防控制中心部门职能

1. 综合防治管理科

（1）实施辖区内慢性非传染性疾病预防控制工作；

（2）负责公共卫生应急协调工作；

（3）承担预防医学门诊、皮肤病、性病门诊诊疗工作；

（4）承担预防性健康体检以及相关健康咨询工作。

2. 传染病预防控制科

（1）承担国家和地方对严重危害居民健康的法定传染病防控及其传播、致病因素的监测干预和相关质量控制和效果评价；

（2）指导疫源地和灾区消毒、病媒生物控制和除害杀虫工作；

（3）开展预防控制传播性医源性感染的技术指导和调查处理；

（4）承担应对突发公共卫生事件应急处置相关工作。

3. 免疫规划管理科

（1）实施辖区免疫规划，组织预防性接种的实施；

（2）开展疫苗应用效果的监测和评价，以及免疫预防活动相关突发事件的调查与处理。

4. 健康教育促进科

（1）制定实施辖区健康教育与健康促进规划、计划，根据辖区主要公共卫生问题开展一般人群、高危人群等分类健康传播和行为干预；

（2）开展健康传播材料的设计、制定与传播效果评价。

5. 卫生科

（1）负责工作、学习生存环境中营养、食品、水、职业、环境等健康因素监测干预；

（2）科研培训指导；

（3）质量控制及对相关污染事故、中毒事件开展流行病学调查、卫生学评价和采取现场干预控制措施；

（4）负责制剂室的相关工作。

6. 检验科

（1）负责辖区疾病及相关因素、环境危害健康因素、卫生监督、公共卫生突发事件等相关样品的微生物病原学、卫生学物理化学的检测；

（2）严格实验计量器皿、设备和检验室质量控制。

7. 行政管理科

综合协调管理党群工会、组织人事、财务后勤等工作和有关事务。

8. 药剂科

（1）负责临床用药品的计划、采购、管理；

（2）负责生物制品、消杀药品和其他药械以及制剂原料、成品药的管理工作。

9. 性病、艾滋病、麻风病防治科

（1）承担辖区内性病、艾滋病、麻风病的防控工作，监测干预其传播、致病因素；

（2）对相关工作进行质量控制和效果评价；

（3）负责麻风病康复村的相关工作。

10. 结核病防治科

（1）承担辖区内的结核病的防控工作，监测干预其传播、致病因素；

（2）对相关工作进行质量控制和效果评价；

（3）承担结核病治管工作。

二、实践调查项目

1. 疾病预防控制中心的职能；

2. 艾滋病、流感、结核病、伤寒、禽流感、痢疾、病毒性肝炎等传染病发生情况；

3. 疾病预防控制中心采取的传染病预防措施；

4. 生物药品在传染病预防、治疗、诊断等方面的使用情况；

5. 各地区其他疾病如糖尿病、高血压、肥胖等的发生情况。

（郭成栓）

实训六　糖尿病知识调查

【实训目的】

1. 了解糖尿病的病因、分型及并发症；

2. 了解糖尿病患者的日常饮食及运动方案；

3. 掌握各种类型糖尿病的用药原则及常用药物商品。

【实训准备】

1. 将全班同学按每组 5～10 人进行分组，各组成员选择专题，分工协作，开展调查，收集并整理资料，撰写调查报告；

2. 将各组资料情况进行总结，集体制作专题 PPT，推选各组代表进行课堂讲演。

【实训地点】

药店、医疗机构、糖尿病食品专柜、糖尿病患者家庭、网络中心、教室。

【实训内容】

1. 糖尿病的病因调查；

2. 糖尿病的分型调查；

3. 糖尿病的药物治疗方案调查；

4. 糖尿病的症状、危害及并发症调查；

5. 糖尿病患者的健康饮食调查；

6. 糖尿病患者的运动方案调查；

7. 糖尿病患者的血糖监测调查；

8. 糖尿病的预防方法调查；

9. 糖尿病患者的家庭护理调查；

10. 形形色色的糖尿病治疗药物调查；

11. 糖尿病的预防、治疗、用药、饮食等误区调查；

12. 糖尿病药物的最新研究进展调查；

13. 联合国世界糖尿病日活动调查。

（商　捷）

实训七　血液制品调查

【实训目的】

1. 了解《中华人民共和国血液制品管理条例》；

2. 了解《中华人民共和国献血法》；

3. 了解血液制品检验、使用等相关知识；

4. 掌握常用血液制品的基础知识。

【实训准备】

1. 将全班同学按每组 5 ~ 10 人进行分组，各组成员选择专题，分工协作，开展调查，收集并整理资料，撰写调查报告；

2. 将资料情况进行总结，制作专题 PPT，推选代表进行课堂讲演。

【实训地点】

各级医疗机构、血站、血库、网络中心、图书馆、教室。

【实训内容】

1. 《中华人民共和国血液制品管理条例》调查；

2. 《中华人民共和国献血法》调查；

3. 献血者健康检查要求调查；

4. 国内外献血概况调查；

5. 血液制品检测项目调查；

6. 采供血机构质量管理规范调查；

7. 全国艾滋病防治宣传教育工作调查；

8. 血液制品临床应用情况调查；

9. 血液制品使用的安全性调查；

10. 全血及成分血质量要求调查；

11. 血液制品行业现状与未来展望调查；

12. 输血感染案例调查；

13. 血液制品与人类生活关系的调查；

14. 艾滋病情况调查；

15. 血液制品的代用品研究情况调查。

（王增仙）

实训八 生物药品真伪鉴别

【实训目的】

1. 了解药物商品质量特征；
2. 了解国家药品标准；
3. 掌握伪劣药品简便鉴别方法。

【实训准备】

多种生物药品的正品及伪品实物。

【实训地点】

模拟药店、教室等。

【实训内容】

一、知识介绍

1. 药物商品质量

药物商品质量是指能满足规定要求和需要的特征总和。药物商品质量的特征表现在以下五个方面。

（1）有效性 是指在规定的适应证、用法和用量条件下，能达到药品使用功能。药品的有效性是人们使用药品的惟一目的，是评价药物商品质量最重要的指标之一。

（2）安全性 是指药物商品按规定的适应证、用法和用量使用的情况下，对使用者生命安全的影响程度。由于药品具有两重性，其不良反应是客观存在的，所以安全性也是评价药物商品质量最重要的指标之一。假如某物质对防治、诊断疾病有效，但对人体有致癌、致畸、致突变的严重损害，甚至致人死亡，则不能作为药物商品。

（3）稳定性 是指药物商品在规定的条件下保持其有效性和安全性的能力。规定的条件包括药物商品的有效期以及药物商品生产、储存、运输和使用的要求。假如某物质不稳定，极易变质，虽然具有防治、诊断疾病的有效性和安全性，但也不能作为药物商品。

（4）均一性 是指药物商品的每一单位产品（制剂的单位产品，如一片药、一支注射剂等；原料药的单位产品，如一箱药、一袋药等）都符合有效性、安全性的规定要求。由于人们用药剂量与药品的单位产品有密切关系，特别是有效成分在单位产品中含量很小的药品，若不均一，则可能因用量过小而无效，或因用量过大而导致中毒甚至死亡。

（5）经济性 是指药物商品生产、流通过程中形成的价格水平。药物商品的经济性对药物商品价值的实现有较大影响。若成本价格过高，超过人们的承受能力，则不能作为药品供普通患者使用，而只能供少数人使用。药物商品的经济性对药品生产企业十分重要，若成本低，则可提高企业的经济效益。

2. 国家药品标准

《药品注册管理办法》明确规定：国家药品标准，是指国家为保证药品质量所制定的质量指标、检验方法以及生产工艺等的技术要求，包括国家食品药品监督管理局颁布的《中华人民共和国药典》、药品注册标准和其他药品标准。

3. 伪劣药品简便鉴别方法

（1）"看"　观察药品内外包装，尤其注意观察药品外包装的色泽与细微之处。如最小的字字迹也应清晰可见、间距均匀，印刷套色精致、无错误、无粗糙，药品批号压制清楚，药片、胶囊颗粒大小一致、表面光洁等。另外，观察药粉颜色，可以分辨药品的真伪。

（2）"尝"　每一种药品的化学成分各异，味道也各不相同。如阿莫灵（羟氨苄青霉素）、利君沙（琥乙红霉素）、严迪（罗红霉素）正品味苦，伪品味甜中带咸，没有苦味；氯霉素味极苦，伪品味与正品之差别较大。

（3）"试"　一般地说，淀粉是最常见的假药制造原料，因此，可用家中或身边的一些小物品做"试验"，以之辨识。如鉴别安必仙，可将胶囊里的药粉倒入容器内加水溶化，然后加入两滴碘酊，如果是以淀粉为原料的假药，水溶液马上变成淡淡的蓝色，而正品安必仙不变颜色。

另外，还有不少药品可以其独特的性质进行鉴别，如利君沙易燃，烧后也存留迹等。有些药品的说明书有明显的特征：打开一盒未开封的外包装，正品说明书折叠方法为多次对折而成，且纸质较薄；假冒产品说明书大多折叠凌乱，少数虽折叠整齐，但说明书纸质较厚（表6-1）。

表6-1　生物药品真伪鉴别实践

项目	正品	伪品
品名	由通用名和商品名组成：通用名是符合国家药典的法定名称，下方标注着汉语拼音名，位于药品包装中央最明显的位置；商品名可以是注册药名或是注册商标，位于包装的右上角	通用名和商品名常常两者缺一，或者使用国家食品药品监督管理局明令禁止使用的药品习用名
包装	包装盒质地挺实，裁切整齐，无毛边，机器粘合，粘合处胶水均匀，盒底粘贴整齐、干净	包装盒质地软塌，裁切不齐，有毛边，盒底粘贴偶尔出现露胶
	图案颜色鲜亮，套色准确，颜色过渡自然，光泽度好，字迹清晰	图案色泽黯淡，套色粘连，色彩层次不清，光泽度差，字迹模糊
	防伪标识清晰，采用电话防伪	无防伪标识或特征不明显
	铝塑板背面的压痕较深	铝塑板边缘有毛边，压膜出现皱纹，没有压痕
	瓶底较平滑，不粗糙，药瓶封口铝箔平整、标签清晰	瓶底凹凸不平且粗糙，药瓶封口铝箔有皱纹、标签模糊
说明书	防伪水印纸印制	普通纸印制
	机器折叠，折痕清晰、笔直、整齐	手工折叠，折痕不明显、不整齐
	文字排版均匀，字迹清晰，内容准确齐全，适应证限定严格	字迹模糊，内容不全，排列有误，随意夸大疗效和适应范围

续表

项目	正品	伪品
外观	胶囊剂整洁，没有粘结、变形、渗漏、囊壳破裂或霉变生虫现象，无异臭，胶囊内颗粒圆整均匀，无药粉脱落	胶囊剂不整洁，有粘结、变形、渗漏、囊壳破裂或霉变生虫现象，有异臭，胶囊内颗粒不圆整，有药粉脱落
	片剂外观完整光洁、色泽均匀，硬度适宜，片面光滑、不毛糙，片面字母压痕清晰、不破损，药片质地紧密、细致，放入水中迅速溶散 包衣片片面光亮，没有花斑、颜色不纯正、裂片、片芯变色等情况	片剂外观不完整光洁、色泽不均匀，硬度不适宜，片面毛糙，片面字母有破损，药片质地疏松、粗糙，放入水中长时间不溶散 包衣片有花斑、颜色不纯正、裂片、片芯变色等情况
	颗粒剂干燥、颗粒均匀、色泽一致，无吸潮、结块、潮解等现象	颗粒剂有吸潮、结块、潮解等现象，颗粒不均匀，色泽不一致
	软膏剂均匀、细腻，黏稠性适当；乳膏涂抹手背上均匀细腻，吸收较快，反转瓶盖扎开铝管时，有药膏溢出，铝管表面字体清晰且无毛边	软膏剂不均匀、不细腻，黏稠性不适当；乳膏较粗有颗粒，涂抹手背上无均匀细腻感，吸收较慢，反转瓶盖扎开铝管时，无药膏溢出，铝管表面字体不清楚且有毛边
	溶液型注射剂澄明；乳剂型注射剂稳定，没有相分离现象；注射用粉剂的药粉疏松、色泽一致，无变色、严重粘瓶、结块等现象	溶液型注射剂不澄明；乳剂型注射剂不稳定，有相分离现象；注射用粉剂的药粉不疏松、色泽不一致，有变色、严重粘瓶、结块等现象
	液体制剂澄清，无变色、浑浊沉淀、生霉等现象；乳剂稳定，无酸败、异臭、分层等现象；滴眼剂、滴鼻剂澄明，没有玻屑、结晶、色块和其他不溶性异物；滴剂澄清，无浑浊、败油臭、异臭等变质现象	液体制剂不澄清，有变色、浑浊沉淀、生霉等现象；乳剂不稳定，有酸败、异臭、分层等现象；滴眼剂、滴鼻剂不澄明，有玻屑、结晶、色块和其他不溶性异物；滴剂不澄清，有浑浊、败油臭、异臭等变质现象
批准文号和生产日期	2003 年 6 月 30 日后生产的药品实施新的批准文号，废止原批准文号〔×卫药准字〕和〔×卫药健字〕 新批准文号格式是：国药准字 + 1 位拼音字母 + 8 位数字，字母用拼音字头表示药品类别，数字表示批准药品生产的部门、年份及顺序号 包装上应标明〔产品批号〕、〔生产日期〕、〔有效期至〕三项缺一不可	常使用废止的批准文号 常三项中缺一至两项
药品生产厂家	注明生产企业名称、地址、邮政编码、电话号码、传真号码、网址等，便于患者联系以辨真假	此类项目的内容往往不全

二、实践训练

1. 阿莫西林胶囊

正品：外包装盒上字迹清楚，并有光泽，铝塑板上批号清晰，胶囊内容物味微苦，用鼻嗅有青霉素味，火烧更浓。

伪品：外片僵硬，不易掰断，断面无亮晶，火烧无正品特征。

2. 强必林（阿莫西林干糖浆）

正品：包装盒上有特殊防伪标识，盒内装有解码器，将防伪解码器上的解码区贴近放在包装盒正面特殊防伪标志的密码区上，轻微移动解码器，能够看到"三叶制药"字样；颗粒为浅黄色，气芳香，味甜。

伪品：包装盒上无激光防伪标志，盒内无防伪解码器或虽有，但检验无"三叶制药"字样；颗粒为黄褐色，气微，味甜。

3. 复方头孢氨苄胶囊

正品：胶囊内容物为白色或乳黄色结晶状粉末，嗅一嗅有特臭味；胶囊内容物倒入水中，漂乳在水面上而不下沉。

伪品：胶囊内容物为白色、无结晶有滑腻感，无特臭味；胶囊内容物倒入水中，不能漂浮在水面而迅速下沉。

4. 欧意（头孢羟氨苄片，2001 年 10 月以后出厂）

正品：小包装盒覆盖一层全息防伪复合膜，上面印有"做好药，为中国"和"OE"字样、石药标徽以及防伪底纹图案，在灯光下转动可见五彩缤纷的色彩变化，膜上各种图案用水油擦拭不掉；说明书系防伪水印纸印制，对光透视可见"石药集团"字样及石药商标；药片白色或类白色，口尝味苦。

伪品：小包装盒无全息防伪复合膜或特征不明显，膜上各种图案用水或油可擦试掉；说明书系普通纸张印制，对光透视无"石药集团"字样及石药商标；药片灰白色，粗糙，口尝味不苦。

5. 红霉素片

正品：肠溶薄膜片外观似有小颗粒附着，手摸有凹凸不平感。

伪品：外观平整光滑，质疏松，断面粗糙，呈颗粒状。

6. 严迪（罗红霉素分散片）

正品：外包装盒字迹清楚，印刷套色准确，在日光下观察，背景图案清晰可见，在任何角度看都为一个个圆或椭圆，可见"严迪"字样和许多光环，色彩丰富；喷码字迹较小，生产日期、批号、有效期、序号齐全，不重复，用手不易擦去，铝塑板上批号压制清晰完整；药片光滑、质地紧密、细致；味极苦，火烧易燃，有大量油状物渗出；药片为白色，把药片放入一杯温水中轻摇，药片很快吸水膨胀，并且迅速浮散为细微颗粒。

伪品：包装盒字迹笔画较细，印刷套色不准，在日光下观察，背景图案淡暗无光，在转到某一角度看时，圆或椭圆变成一条直线；喷码字迹粗大，有的用手易擦去，铝塑板上批号模糊、不完整；药片质地疏松、粗糙，味微苦，火烧不易燃，无油状物渗出；药片吸水后不能迅速膨胀也不能迅速散在水中，用手压很硬。

7. 利君沙片（琥乙红霉素片）

正品：外包装盒上电话电码防伪标志不易揭开，揭开其表层可见一组 21 位数码，可通过电话查询真假；侧面商标防伪用钢笔涂抹后可见商标，包装内侧浅蓝色线状网组成的"利君集团"、"利君沙"，商标清晰有立体感；说明书所用纸张为专用水印纸、透光观察有水印"利君"二字；药片手摸无光滑感，火烧易燃，放入冷水中呈柱状膨大。

伪品：无此特征或不明显。

8. 润舒（氯霉素）滴眼液

正品：包装盒上"妙瑞"商标带有"润舒"字样的激光仿伪标志，为无色或儿乎无色的澄明液体。

伪品：包装盒上"妙瑞"商标无激光防伪标志，或虽有，但防伪标志上无"润舒"字样，虽为无色液体，但不澄明。

（杜　敏）

参 考 文 献

［1］齐香君. 现代生物制药工艺学 ［M］. 北京：化学工业出版社，2004.

［2］辛秀兰. 现代生物制药工艺学 ［M］. 北京：化学工业出版社，2006.

［3］周东坡，赵凯，马玺. 生物制品学 ［M］. 北京：化学工业出版社，2006.

［4］胡洪波，彭华松，张雪洪. 生物工程产品工艺学 ［M］. 北京：高等教育出版社，2006.

［5］李良铸，李明晔. 现代生化药物生产关键技术 ［M］. 北京：化学工业出版社，2006.

［6］赵铠，章以浩，李河民. 医学生物制品学 ［M］. 第2版. 北京：人民卫生出版社，2007.

［7］吴梧桐. 生物化学 ［M］. 北京：人民卫生出版社，2003.

［8］吴梧桐. 生物制药工艺学 ［M］. 北京：中国医药科技出版社，2006.

［9］李瑞. 药理学 ［M］. 北京：人民卫生出版社，1999.

［10］吴梧桐. 生物技术药物学 ［M］. 北京：高等教育出版社，2002.

［11］马大龙. 生物技术药物 ［M］. 北京：科学出版社，2001.

［12］陈新谦，金有豫，汤光. 新编药物学 ［M］. 第16版. 北京：人民卫生出版社，2007.

［13］李元. 基因工程药物 ［M］. 第2版. 北京：化学工业出版社，2007.

［14］姚泰. 生理学 ［M］. 北京：人民卫生出版社，2003.

［15］须建. 生物药品 ［M］. 北京：人民卫生出版社，2009.